孕产期营养·饮食·保健全程指导

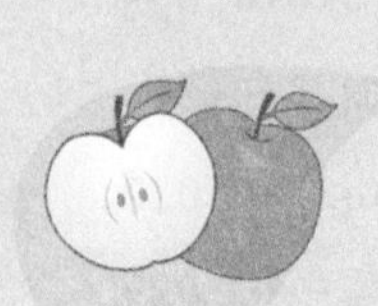

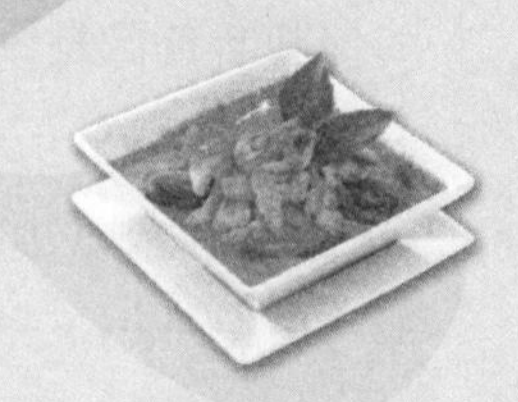

赵天卫/编著
妇产科首席专家

妇产科主任医师
原北京海淀妇幼保健院业务院长
北京玛丽妇婴医院业务院长
中华医学会围产学会北京分会委员

中国轻工业出版社 | 全国百佳图书出版单位

目录

contents

第1章 孕前：有备而来预约最棒一胎

第2章 孕1月：一颗小种子悄然萌芽

第3章 孕2月：妊娠反应来了

第4章　孕3月：胎宝宝“人模人样”

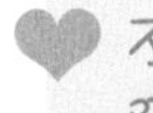

不可忽视的不适与疾病防治

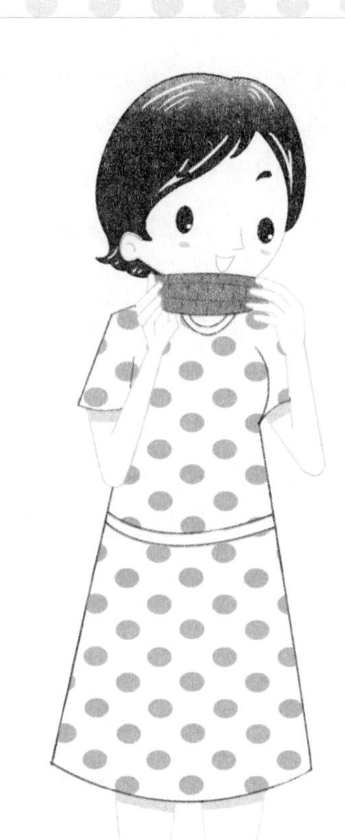

第5章 孕4月：身体变得轻松舒适

不知不觉的奇妙变化

不可或缺的营养知识

不可不知的饮食细节

第6章　孕5月：胎动像鱼儿游过

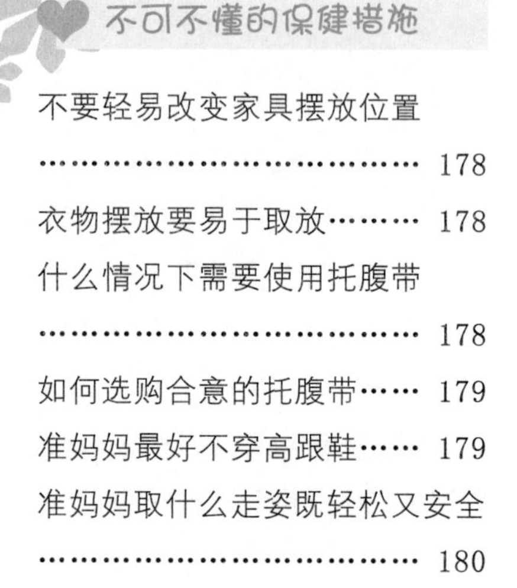

第7章　孕6月：越来越有孕味

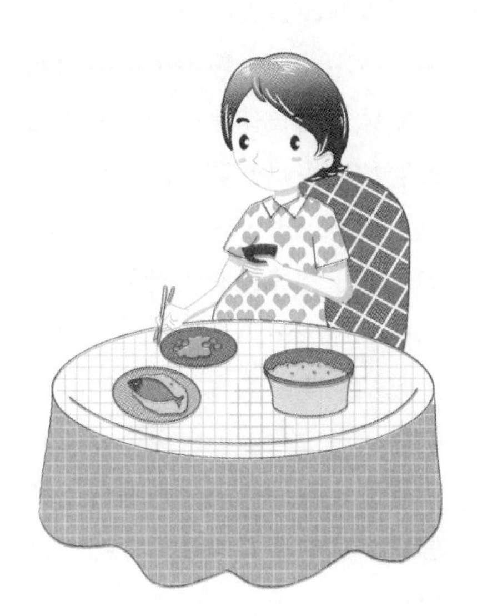

第9章　孕8月：带“球”运动的日子

第10章 孕9月：小家伙变得圆润起来

第11章　孕10月：终于要见面了

不可不懂的保健措施

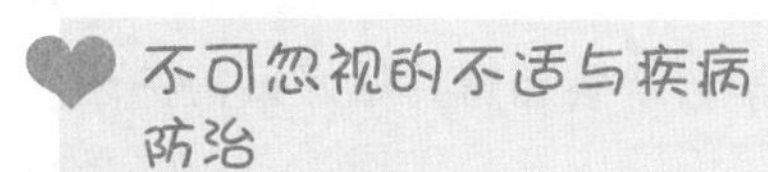

不可忽视的不适与疾病防治

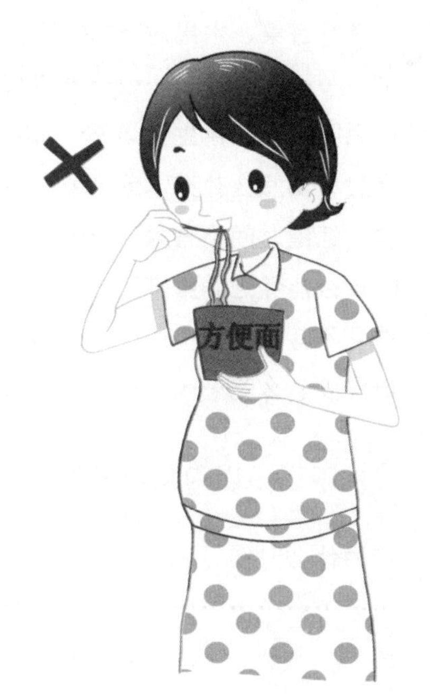

第12章　产后：身心恢复期

不知不觉的奇妙变化

不可或缺的营养知识

不可不知的饮食细节

不可不懂的保健措施

不可忽视的不适与疾病防治

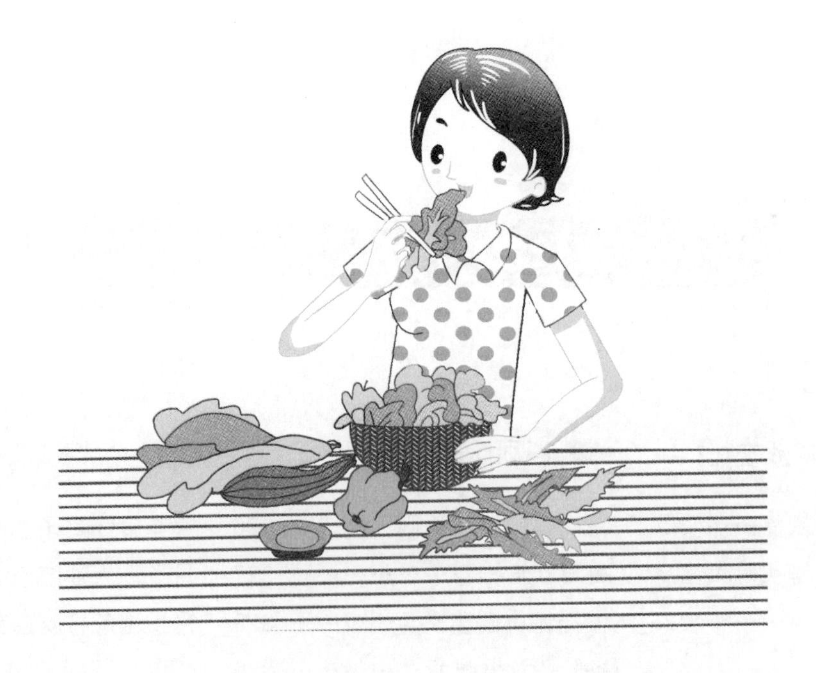

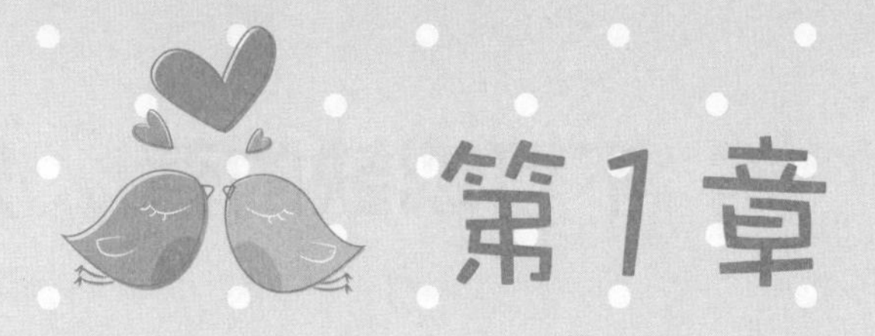

第1章

孕前：有备而来 预约最棒一胎

在准备怀孕前3个月甚至更早就开始调整饮食，有计划地进行营养储备，对顺利度过整个孕期、孕育一个健康聪明的宝宝有决定性意义。有备而来，预约这最棒的一胎吧。

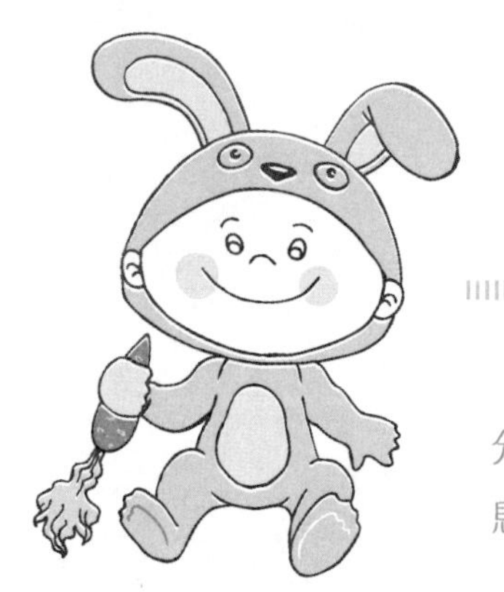

不可或缺的营养知识

在受精之前，你的“孩子”还只能以精子和卵子的“前体”状态，分别存在于你和你的伴侣体内。精子和卵子的质量与父母的营养状况息息相关。

饮食均衡保证营养

孕前补充营养并不是要进食大量名贵补品，而是要求夫妇饮食均衡，补充平时摄入较少的营养素。

准备怀孕的女性千万不可为了补充营养就大吃特吃，补过头没控制好体重反而容易给日后怀孕、生产带来负担，比如容易产生妊娠高血压或营养过剩使腹中胎宝宝巨大，造成生育困难。

孕前饮食要点

备孕女性在孕前如果身体不错，不缺乏营养，只需保持科学的饮食习惯，注意菜肴品种多样，主食中加入五谷杂粮，保持饮食均衡即可。

另外要多吃新鲜水果蔬菜，高蛋白的肉类、蛋类、奶类也是身体需要的，但不能过量。应以高蛋白类食物为辅，新鲜蔬果为主。

科学的孕前饮食标准

下面是中国营养学会妇幼分会建议的备孕期女性每天的食物摄入量。备孕女性只需要按照这个标准均衡进食各类食物即可。

油	25~30克
盐	6克
奶类及奶制品	300克
大豆类及坚果	30~50克
畜禽肉类	50~100克
鱼虾类	50~100克
蛋类	25~50克
蔬菜类	300~500克
水果类	200~400克
谷类、薯类及杂豆	250~400克
水	1500~2000毫升

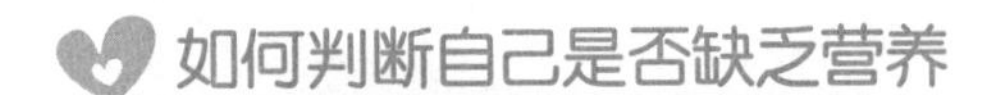

如何判断自己是否缺乏营养

备孕女性孕前最好去正规医院做个正规的体检，当然也可以通过一些简单的特征来粗略判断身体是否缺乏某种营养。下表列举了一些常见的营养缺乏“信号”。

外表特征	可能缺乏的营养素
头发干燥、变细、易断，脱发	蛋白质、碳水化合物、必需脂肪酸、微量元素锌
夜晚视力降低	维生素A
舌炎、舌裂、舌水肿	B族维生素
牙龈出血	维生素C
味觉减退	锌
嘴角干裂	维生素B_1和烟酸
经常便秘	膳食纤维
下蹲后起来会头晕	铁（缺铁性贫血）
腿容易抽筋	钙

如果身体出现了上表中列举的一些外表特征，备孕女性可以在孕前适量多补充一些含此种营养素的食物，下表列举了一些人体容易缺乏的营养素的食物来源。

营养素	推荐食材
蛋白质	牛奶、鸡蛋、鸡肉、牛肉、猪肉、羊肉、虾、鱼等
锌	牡蛎、鲜鱼、牛肉、羊肉、贝壳类海产品
维生素A	动物的肝脏、鱼肝油、奶类、蛋类等
B族维生素	豆类、家禽、牛奶、糙米中含有大量的维生素B_1；维生素B_2和维生素B_6在动物肝脏、肉、蛋、奶和绿叶蔬菜中含量比较多
膳食纤维	燕麦片、燕麦麸、大麦、糙米、胡萝卜、黄瓜、南瓜、芹菜、西红柿、苹果、柑橘、香蕉、草莓等
铁	动物肝脏、动物血、瘦肉、红糖、干果、蛋、豆类、桃、梨、葡萄以及小油菜等绿色蔬菜
钙	豆类、绿色蔬菜、坚果类、鱼干、虾皮、奶制品等

补充叶酸，预防胎宝宝神经管畸形

准备怀孕的女性最好在孕前3个月就开始科学地补充叶酸，一直补充至孕早期结束。

为什么要补叶酸

叶酸的主要作用是预防胎宝宝神经管畸形，同时，叶酸还是胎宝宝大脑神经发育必需的一种营养素，对胎宝宝大脑的细胞分裂、增殖和组织的生长也有着重要的作用。如果孕前没有补充叶酸，也不用过于忧虑，因为临床有很多女性在孕前没有服用叶酸片的情况下生下的宝宝也非常健康，这是因为我们日常摄入的食物中有很多是富含天然叶酸的。

怎样补充叶酸

根据世界卫生组织推荐，备孕女性应从孕前3个月开始直至怀孕后的前3个月，每天坚持补充400微克叶酸。如果备孕女性在孕前有过长期服用避孕药、抗惊厥药史，或是曾经生下过神经管缺陷宝宝，则需在医生指导下，适当调整每日的叶酸补充量。

备孕女性可以去药店购买叶酸片，只需每天服用，就能满足一天的叶酸需求，叶酸片必须天天服用，最好不要漏服，如果漏服了也不需要额外补服。因为叶酸在体内存留时间短，一天后体内水平就会降低，如果遗漏，补服无效。

需要注意的是，有不少专门针对备孕女性的营养素制剂以及孕妇奶粉等，也含有适量的叶酸。建议认真查看营养素制剂、孕妇奶粉中的叶酸含量，以避免重复补充叶酸，导致叶酸摄入过量。

另外，孕早期要注意经常摄入含叶酸丰富的食物，如动物肝脏、豆类、深绿叶蔬菜（比如西蓝花、菠菜、芦笋等）、坚果和花生酱、柑橘类水果和果汁、豆奶和牛奶等。

孕前饮食需侧重补充微量元素

如果有条件，备孕女性最好能去医院做一个微量元素检查。

微量元素对人体的作用

♣ 锌：锌可以提高机体的免疫能力，还可以使神经细胞正常发育，确保未来的宝宝健康并且聪明。

♣ 铁：人体缺铁就会出现缺铁性贫血。如果女性孕前贫血，孕后多容易导致所生的婴儿红细胞体积比正常婴儿小19%，血色素低20%。

♣ 碘：碘是合成甲状腺素的重要原料，碘缺乏必然导致甲状腺激素减少，造成胎宝宝发育期大脑皮质中主管语言、听觉和智力的部分不能得到完全分化和发育，增大呆小病的发病可能。

♣ 锰：缺锰可以造成显著的智力低下，母体缺锰能使后代产生多种畸变，尤其是对骨骼的影响最大，常出现关节严重变形，而且死亡率较高。

怎么补微量元素

♣ 补锌：在怀孕前后尤其孕后都不应偏食。只要不偏食一般都不容易缺锌。含锌较丰富的食物有瘦肉、肝、蛋、奶制品、莲子、花生、芝麻等。

♣ 补铁：可多食一些含铁丰富的食物，如木耳、小米、黄豆、红豆、动物肝脏、蛋黄、动物瘦肉等。

♣ 补碘：一些海产品，如海带、紫菜等都含碘丰富。

♣ 补锰：一般说来，以谷类和蔬菜为主食的人不会发生锰缺乏，但如果经常吃加工得过于精细的米面，或以乳品、肉类为主食时，往往会造成锰摄入不足。

专家指导

如果身体严重缺乏某种微量元素，食补可能来得比较慢，备孕女性可以遵照医生嘱咐，服用专门针对备孕期的特殊需要而研制的微量营养素补充剂，但不可自行滥补，微量元素补充过量同样会危害身体健康。

补充维生素E提高受孕几率

维生素E对怀孕有一定帮助，不过决定怀孕的因素有很多，并非光补充维生素E就能怀孕，孕前是否需要服用维生素E，应该根据个人的具体情况确定，不可自己随意滥用。

孕前补充维生素E的作用

维生素E能维持生殖器官正常机能，促进卵泡的成熟，使黄体增大，增加孕酮分泌，从而增加受孕率。不仅女性补充维生素E可帮助受孕，男性常吃含维生素E丰富的食物，或在医生的指导下服用维生素E制剂，也能提高精子活力，增加受孕几率。

孕前怎么补充维生素E

如果在孕前服用维生素E，最好咨询专业的医生，以免产生不良后果。

另外，食补其实是补充维生素E的最佳途径。备孕女性可通过适量多吃一些含维生素E丰富的食物来补充维生素E，无需特意服用维生素E丸。

植物油是维生素E最好的食物来源，如麦胚油、棉籽油、玉米油、花生油、芝麻油等，麦胚油含维生素E量最多。除此之外，含维生素E丰富的食物还有芝麻、核桃仁、瘦肉、乳类、蛋类、花生米、瓜子、动物肝、蛋黄、奶油以及玉米、黄绿色蔬菜等。

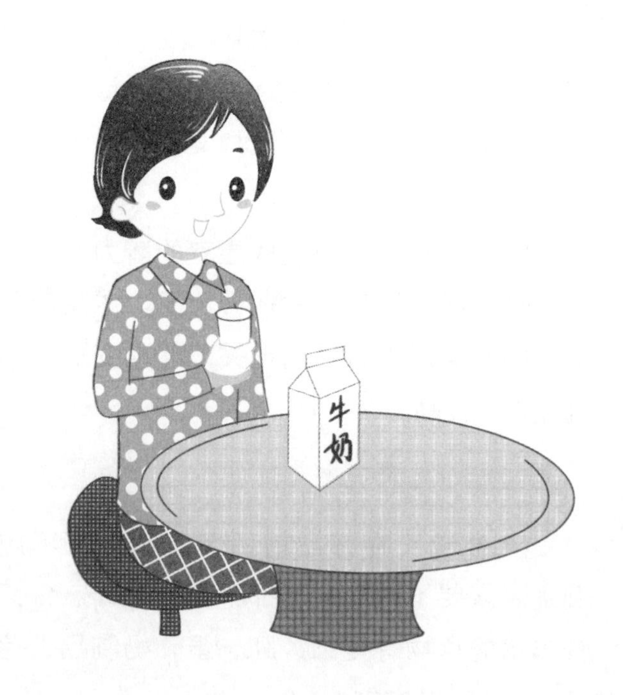

值得注意的是，因维生素E在食品加工中容易被破坏，所以在烹调食物时要注意温度不宜过高，时间不宜过久，以免造成维生素E的损失。

此外，维生素E虽然无毒，但当服用高剂量时（每天多于1200国际单位），可引起反胃、胃肠胀气、腹泻和心脏急速跳动等不良反应。因此，一定要遵照医生嘱咐，科学补充。

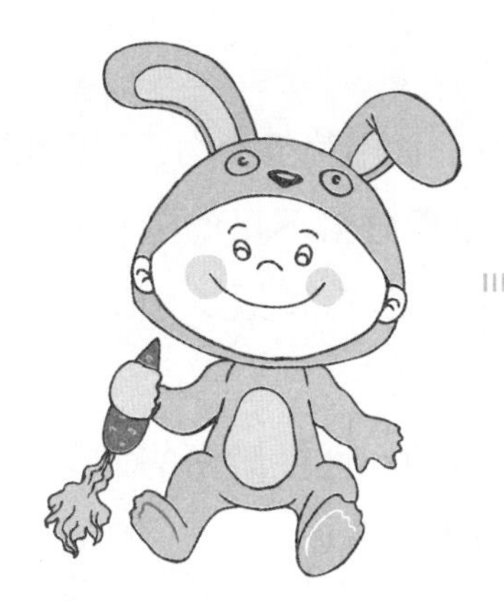

不可不知的饮食细节

饮食可以改变生命的品质，一个人的饮食习惯往往可以影响身体的各项机能，对于肩负着孕育责任的女性来说更是如此。

备孕女性多吃水果蔬菜有利排毒

因为人体内大多会累积一些毒素，而这些毒素会给怀孕及孕期的健康生活带来一定的影响，所以备孕女性在孕前最好多吃有助于排毒的食物（如水果蔬菜），给孕育胎宝宝创造一个良好的身体内环境。

在备孕期间，要经常适量食用新鲜的蔬菜水果，如芦笋、韭菜、西红柿、苹果、橘子、香蕉等，这些食物均含有丰富的膳食纤维，能够帮助排泄体内毒素。

此外，备孕女性平时要少吃会累积毒素的食物，如高蛋白、高油脂、少纤维、高钠(盐)、高糖的食物或是油炸食品、加工食品、快餐等。当身体毒素堆积过多时，容易出现腹泻、便秘、排便不顺、胀气、体力不足、头昏眼花、精神不好以及火气大、口角易破、口臭等症状。

备育男性多吃蔬菜水果可提高精子活力

蔬菜水果中含有的大量维生素，是男性生殖活动所必需的。备育男性适量多吃一些蔬菜水果，可以提高精子的成活质量。

男性如果长期缺乏各类维生素，就可能有碍于性腺正常的发育和精子的生成，从而使精子减少或影响精子的正常活动能力，甚至导致不育。

蔬菜水果要选应季的

吃水果蔬菜要注意选择应季的，反季节蔬菜水果要尽量少吃或不吃，因为反季节蔬菜水果需要更多的人工护理，包括除虫、催熟和保鲜，因此，不可避免地使用更多的化学药品，摄取过多反季蔬果对育龄男女以及未来的胎宝宝都是不利的。

备孕女性多吃黄色食物可促进激素分泌

黄色食物对促进女性激素分泌有更多的帮助，而怀孕不可缺少激素。所以准备怀孕的女性应该适量多吃一些黄色食物。

激素的作用

在所有的激素当中，对于女性影响最大的就是性激素。卵巢分泌的雌激素及黄体素统称性激素，它是孕育新生命及维持母体健康不可缺少的一种激素。

女性体内激素的分泌量随着年龄增长递减，因此30岁之前受孕，对女性更为有益。

另外科学证明，体内性激素水平高的女性比水平低的同龄女性看起来要年轻很多。

女性缺乏性激素的表现

♣ 失眠头痛：晚上催眠的方法皆用尽，还是睡不着。白天注意力不集中，困倦嗜睡。

♣ 月经不调：月经不是提前就是推后，并且经期过长。

♣ 皮肤衰老：皮肤松弛，日渐粗糙，毛孔也粗大起来，甚至还会长出色斑。

♣ 烦躁胸闷：心慌气短、易激动甚至狂躁，很难控制自己的情绪。

怎样补充激素

备孕女性经常适量食用黄色食物，可以健脾胃，缓解女性性激素分泌不足的症状。日常生活中常见的黄色食物有黄豆、南瓜、柑橘、柠檬、柿子、香蕉等。

♣ 黄豆：可以帮助女性性激素的调节，还可以预防与激素有关的癌症。

♣ 南瓜：提高精力，补充元气，提高代谢。

♣ 柑橘：具有驱风、芳香、滋补的作用，并能缓解精神紧张症状。

♣ 柠檬：消除疲劳，促进血液循环，增加免疫力，延缓皮肤衰老。

♣ 柿子：健脾开胃、润肺生津以及改善心血管功能。

♣ 香蕉：强化消化系统功能，清除血液中的毒素，并有抗忧郁及提高免疫力的功效。

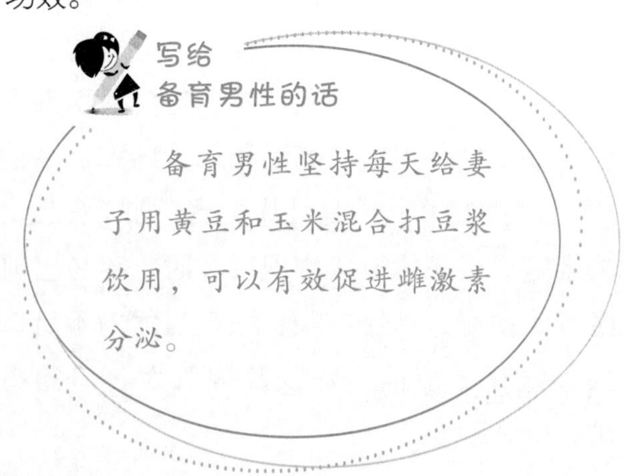

写给备育男性的话

备育男性坚持每天给妻子用黄豆和玉米混合打豆浆饮用，可以有效促进雌激素分泌。

备孕女性少吃辛辣和高糖食品

备孕女性在怀孕前调整饮食结构，主要是要停止食用辛辣和高糖食品，对未来胎宝宝的健康特别有好处。

辛辣食物对怀孕的影响

辛辣食物可以引起消化和排便功能紊乱，怀孕后随着胎宝宝的长大，本身就会影响准妈妈的消化功能和排便，如果准妈妈始终保持着进食辛辣食物的习惯，一方面会加重准妈妈的消化不良、便秘或痔疮的症状，另一方面也会影响准妈妈对胎宝宝营养的供给，因此在计划怀孕前3~6个月应逐渐减少吃辛辣食物。

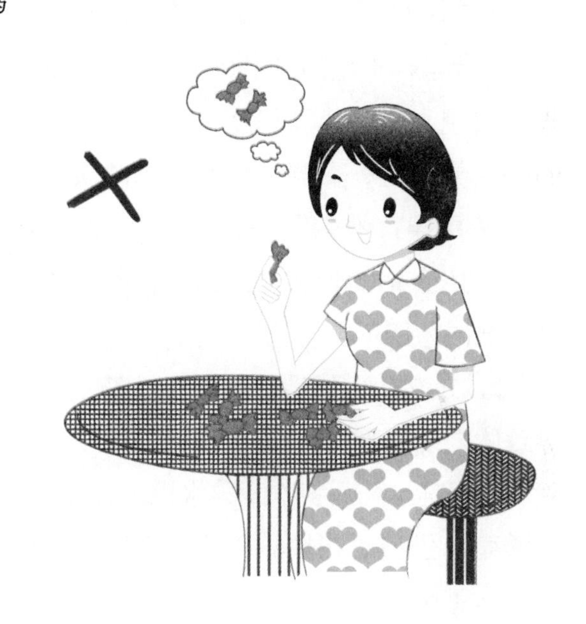

高糖食物对怀孕的影响

怀孕前，若经常食用高糖食物，常常可能引起糖代谢紊乱，甚至成为潜在的糖尿病患者，怀孕后，由于胎宝宝对营养的需求量比较大，准妈妈势必会增加营养的摄入量，如果孕前就有食用高糖食物的习惯，那么孕后极易出现妊娠糖尿病。孕期糖尿病不仅危害准妈妈本人的健康，还会危及胎宝宝的健康发育和成长，宝宝出生后，妈妈还可能成为典型的糖尿病患者。

吃南瓜子可提高备育男性精子质量

专家认为，造成暂时性的精子质量不高的原因有很多，其中包括性病、酗酒、抽烟、超负荷工作、高温环境、内裤过紧、失眠、工作和情绪压力等。患者完全可以通过健康的生活方式来提高精子质量。

研究发现，通过补充锌元素不但可以促进睾丸激素的分泌，还可以增加精子数量，所以，备育男性经常适量吃南瓜子可以提高精子质量，因为南瓜子中含有丰富的锌。

停服避孕药后要注意补钙

避孕药会影响钙质代谢吸收，长期用药的女性钙质流失要比普通女性快，也就增加了患骨质疏松的风险。因此服用避孕药的女性，不论是用药期间还是停药后都应主动补钙。

美国研究人员曾对57名服用避孕药和76名不服避孕药女性进行对比研究，结果显示含钙丰富的饮食可阻止女性髋部和脊柱骨密度流失。所以，研究人员建议，服用避孕药的女性每天饮食至少摄入1000毫克钙。可多食用牛奶、虾皮、山核桃、松子、杏仁等高钙食物。

停服避孕药后要多摄入维生素

因为各种类型的口服避孕药都是激素类药物，长期服用，会在不同程度上导致体内某些维生素的缺乏或不足，影响女性的身体健康。如口服避孕药最易导致维生素C的缺乏，不但影响铁质的吸收，还会影响骨骼正常钙化，出现伤口愈合不良、抵抗力低下。

另外，在停服避孕药而恢复生育的时候，容易导致体内维生素B_6、叶酸的缺乏。

停服避孕药后多吃蔬菜水果可补充维生素C，如酸枣、山楂、柑橘、草莓、猕猴桃、西红柿、辣椒、豆芽等。

此外，备孕女性还要常吃富含维生素B_6的食物，如大豆、花生、葵花子、香蕉、核桃、动物肝脏、蛋黄、鱼类等。

富含叶酸的有：动物肝脏、豆类、深绿叶蔬菜（比如西蓝花、菠菜、芦笋等）、坚果和花生酱、柑橘类水果、豆奶和牛奶等。

温馨提示

由于钙质吸收是有个体差异的，备孕女性最好做完骨密度、血钙等检测后，由医生给出适当的钙摄入量。

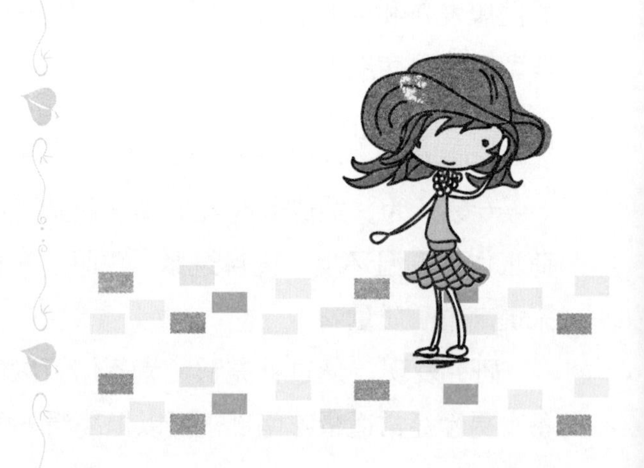

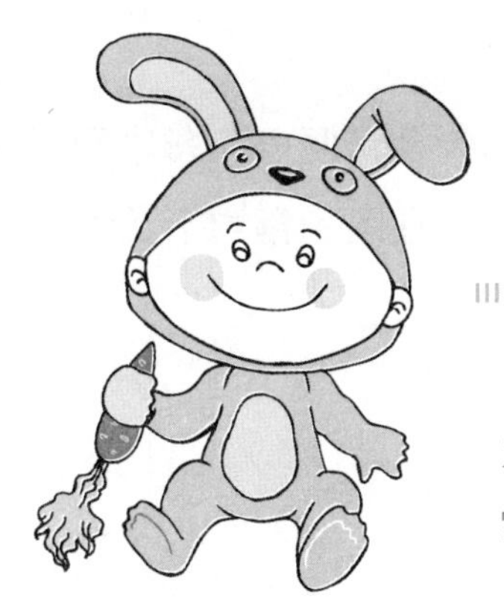

不可不懂的保健措施

想要孕育优质宝宝，有必要从孕前就开始调养身体，胎宝宝身体的发育和成长离不开准妈妈的供给，为了宝宝的健康，准妈妈必须注意日常保健。

太胖的备孕女性怎样减肥

肥胖的女性一旦怀孕后，孕期并发高血压、糖尿病等高危病的几率很大，同时也有生下缺陷宝宝的可能，对母婴的安全都带来威胁。所以，太胖的女性在孕前要进行适当的减肥。

饮食

早餐吃饱，不吃油炸、高热量食品；中午吃七分饱；晚餐尽量少吃。用餐时可先喝汤，吃蔬菜，再一小口一小口地慢慢吃饭和肉，这样比较会有饱足感，可避免吃进过多食物。

饮水

水分可以增加身体的代谢，想减重的人要多喝水，可在起床后早饭前30分钟喝500毫升25～30℃的新鲜开水或温开水，每天上午、下午各喝500毫升的温开水，晚上可少喝一些。注意，每天的饮水量保持在1600～2000毫升即可。

运动

每天爬楼梯20层，晚上原地跑步半小时或外出散散步，每天花15分钟的时间练练瑜伽，以及周末进行户外活动，如爬山、游泳、打球等，但不要过于疲劳。

上班

上班尽可能走路，不骑电动车，不坐公交车。

其他

有条件的女性可以根据营养师为自己制定的营养食谱，采用少食多餐、细嚼慢咽的方法，加上合理的运动，来达到健康减肥的目的。

太瘦的备孕女性怎样增肥

太瘦的女性在孕前保证吃好睡好，再加上适当运动，不挑食、不偏食，便可逐渐达到强壮身体的目的，如果还没来得及增重到正常范围就怀孕了，孕期就要注意在医生指导下及时补充各类营养素，满足胎宝宝的生长需求，也维护好自身健康。

保证充分的睡眠，减轻压力

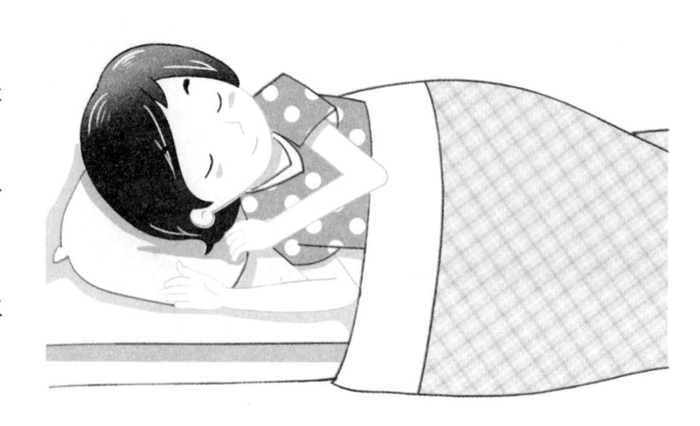

睡眠是人体能量形成的重要时期，也是促进肌肉生长的生长激素分泌活跃的时期，所以保证夜晚的睡眠品质对于瘦人来说非常重要。

神经质体质或压力超过负荷，常是孕期体重不增的原因，应针对压力来源给予降压，以促进体重提升。

适度的运动

适量的运动可增加食量。不妨先选用慢跑、打乒乓球、游泳、俯卧撑等小运动体育项目，使体重稳步增长。

三餐两点心

三餐营养均衡，食材品种及颜色越多样越好，如圆白菜可加胡萝卜、菌菇类一起炒，比单炒圆白菜增加更多营养素。点心可以选高蛋白及高营养的食物，如奶酪、三明治等。

巧妙增加营养

原本2片面包的早餐，夹1片奶酪，或抹上花生酱，再加1杯牛奶会更有营养；蒸蛋的食材以牛奶取代水；生菜沙拉加肉或蛋，并加入坚果类；以水果或果汁取代甜饮料可增加维生素C或β-胡萝卜素等抗氧化剂的吸收；摄入适量且好的油脂增加食物的美味及香味，刺激食欲、增加热量；餐中以浓汤取代清汤或白开水，例如熬排骨汤、鱼汤或鸡汤，如此可以增加热量及营养素的摄取。

受孕前半年停服避孕药

准备怀孕的女性最好在受孕前半年停服避孕药，改用避孕套来避孕。

避孕药成分可能会影响胎宝宝

避孕药是由小剂量的雌激素和孕激素合成，主要作用是抑制排卵；改变宫腔黏液的性状，阻止精子进入宫腔；妨碍受精卵着床等。避孕药中的雌激素和孕激素可能会引起胎宝宝生殖器异常，出现男性胎宝宝女性化或女性胎宝宝男性化的现象，并可发生腭裂及脊椎、肛门和心脏畸形等。

由于体内存留的避孕药成分在停服6个月后才能完全排出体外，因此，长期服用避孕药的备孕女性在怀孕半年前就应该停止服用避孕药，给药物成分完全排出体外留出足够的时间。

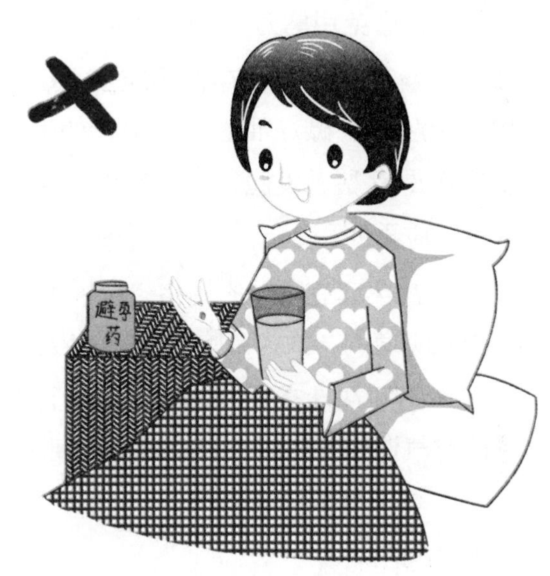

尽量避免服用紧急避孕药

紧急避孕药容易引起体内内分泌紊乱，对身体伤害较大，没有特殊情况，建议女性朋友不吃为好。如果服用了紧急避孕药，可以在停药 1 个月经周期后再怀孕。当然最好也能等半年后再怀孕。

服药期间怀孕，孩子能要吗

避孕药的避孕效果相当可靠，尤其是短效避孕药，只要按照规定正确服用，一般很少失败。但也有少数女性在使用避孕药期间，由于迟服或漏服等原因而造成怀孕。若真不小心怀上了，这个孩子应不应该要呢？

这个问题最好由医生检测后慎重决定。如果结束妊娠对下一次怀孕没有太大的影响，为了安全起见，最好选择做人工流产。长期服用避孕药的妇女，如需要生育时，应在停药半年后再怀孕为好。

安全使用避孕套避孕

一直服用避孕药避孕的女性，为避免药物对胎宝宝产生不利影响，最好在孕前六个月就要改变避孕方式，可采用安全套避孕法。

♣ 每次性行为前，必须用一个新的胶质安全套。小心撕开独立密封的包装袋，避免用剪刀一类的利器。

♣ 避孕套必须保存在阴凉、干燥和不接触酸、碱、油的环境中，如果发现变得发黏、发脆，即使在保质期内也不应再使用。

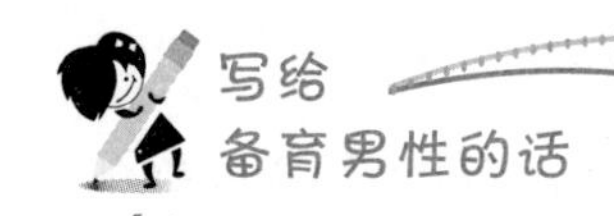

取下避孕套时一定要注意不可让精液流出，也不要让避孕套外面的阴道分泌物接触身体。取下避孕套的手指会同时接触精液和阴道分泌物，因此性行为后不能再用手抚摸女性器官。

♣ 避孕套有不同的规格，应根据阴茎勃起时的大小选择适当型号，如太小则易被挤破使精液流入阴道内，太大会脱落在阴道内。

♣ 必须在性交开始前戴上，套上前应捏瘪避孕套顶端供贮存精液用的小气囊，以防止气囊中的空气遇热膨胀促使射精时精液向阴茎根部溢出，保留安全套前端的空间。

♣ 避孕套不宜事先展开，而应在勃起的阴茎头上自龟头部分顺势向下展开，保证安全套套住整个阴茎。

♣ 避孕套只能使用水基润滑剂。液体石蜡、凡士林、食油、搽脸油等均可在短时间内增加避孕套的脆性，加速其破裂。

♣ 避孕套如在使用中发现裂孔或滑脱，只更换避孕套仍是不安全的，应该立刻停止性交，使用消毒剂清洗生殖器。

♣ 射精后应在阴茎疲软前以手指按住避孕套底部连同阴茎一起抽出，每个避孕套只能使用一次，用过的避孕套应装入塑料袋扔进垃圾筒。

做有氧运动需要注意哪些问题

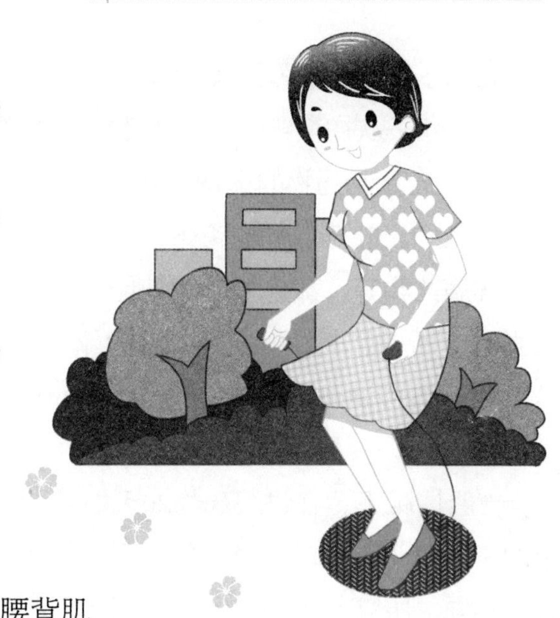

有氧运动是指在运动过程中，人体吸入的氧气与需求相等，达到生理上的平衡状态。常见的有氧运动项目有：步行、快走、慢跑、滑冰、游泳、骑自行车、打太极拳、跳健身舞、跳绳、做韵律操等。

有氧运动特点是强度低、有节奏、不中断和持续时间长，同举重、赛跑、跳高、跳远、投掷等具有爆发性的非有氧运动相比较，有氧运动是一种恒常运动，只有持续30分钟以上才会有效。

在进行有氧运动前要注意进行热身，拉伸四肢、腰背肌肉，这些都是准备活动，然后逐渐进入适当强度的运动状态，运动结束后也不要急着休息，还需要做一些伸展运动，使身体逐渐放松。

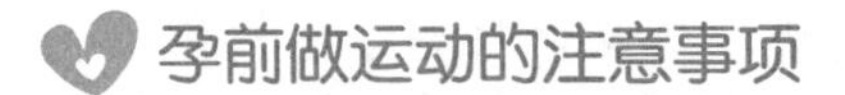

孕前做运动的注意事项

孕前做运动要注意量力而行，不要做可能伤害到肌肉和韧带的运动，要注意以下问题：

♣ 及时补充水分。人体每天所需的水分大约是2000毫升，在运动过程中，最好每隔15～20分钟注意补充一些水分，不要等有口渴感觉后再补充水分。

♣ 做运动时不要逞强，比如在做瑜伽的时候要量力而行，做不到的动作不要强行扭曲身体，以免伤害肌肉和韧带。

♣ 保证自己的运动姿势是正确的。运动姿势错误，会导致越运动越损害身体。

♣ 如果备孕女性平时缺乏锻炼，或者身体素质比较弱，要避免突然进行高强度的体能锻炼。因为高强度的运动会让身体里的一种叫乳酸的无氧代谢物迅速升高，可能导致头疼、头晕的现象。

备孕女性用药要注意什么

由于卵子从初期卵细胞到成熟卵子约需14天，在此期间卵子最易受药物的影响，如一些激素类药物、某些抗生素、止吐药、抗癫痫药、抗癌药、安眠药、治疗精神病药物等，都会对生殖细胞产生不同程度的不利影响。所以，长期服药后不要急于怀孕，最好还是去妇产科咨询一下，确定安全怀孕时间后再进行受孕。

一般情况下，在停服药物20天后受孕，对胎宝宝的影响较小，比较安全。但由于各种药物的药理作用不同，所以不能一概而论，20天只是个底线。

计划怀孕的女性，最好在计划受孕前6个月就咨询医生，按医嘱慎重服药。如果患有慢性疾病，长期服用某种药物，停药前需要征得医生的同意。

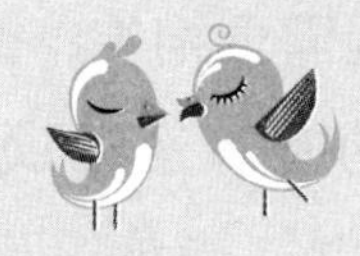

温馨提示

虽然很多药物对怀孕不利，但备孕女性患病应及时治疗，勿讳疾忌医。在就诊时向医生说明自己准备怀孕，请医生权衡利弊，尽量选择安全无副作用的药物。

备育男性用药要注意什么

计划要孩子的男性，如果有长期用药史，一定要等病愈或停药半年以上再让妻子受孕。因为很多药物会对男性的精子质量产生不良影响。

抗组胺药、抗癌药、咖啡因、吗啡、类固醇、利尿药、壮阳药等不仅可导致新生儿出生缺陷，还可导致婴儿发育迟缓、行为异常等。

在妻子怀孕前的2~3个月，备育男性用药一定要小心，可能的话，最好停用一切药物。

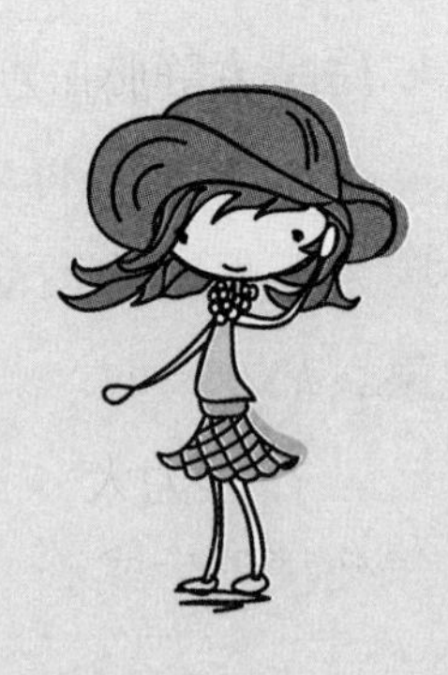

服药期间意外怀孕怎么办

备孕女性如果在不知孕情的情况下服了药，先不要急着终止妊娠。因为在怀孕期间也有相对服药安全期（停经前3周胚胎未形成以前危险相对较小），况且也有些药物对胚胎的影响非常小。

这里需要做的是，将服用药物的名称、数量、时间等情况详细地告诉医生。然后由医生根据药物的特性、用药时胚胎发育的情况、药物用量多少以及疗程的长短等来综合分析，并决定是否必须终止妊娠。

备育男性要改变的生活习惯

某些生活小习惯会影响男性精子质量，在备育前改变这些习惯对精子有益。

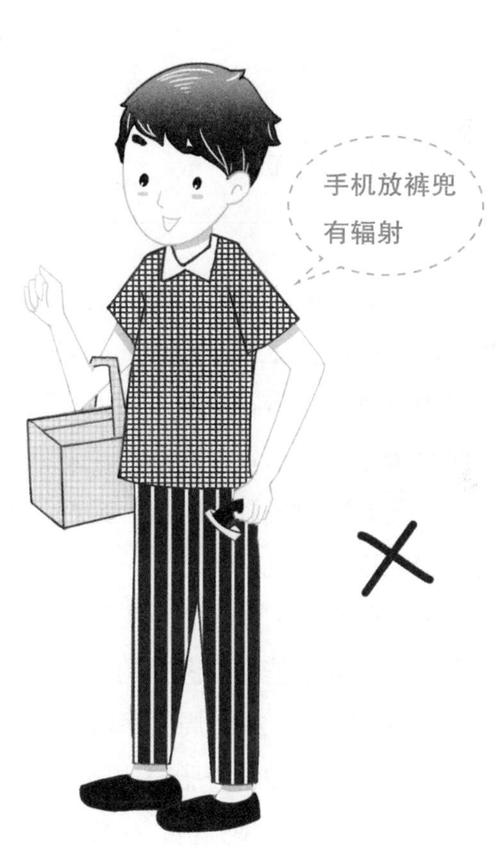

♣ 手机放裤兜。将手机长期放在裤兜容易使睾丸受到电磁波的辐射，影响精子的运动能力，从而会影响精子的数量。

♣ 开车久坐。对于备育男性来说，长期开车或者久坐不动会压迫盆腔，使盆腔供血不足、血氧量减少，导致能量、营养物质减少，造成精子能力下降。

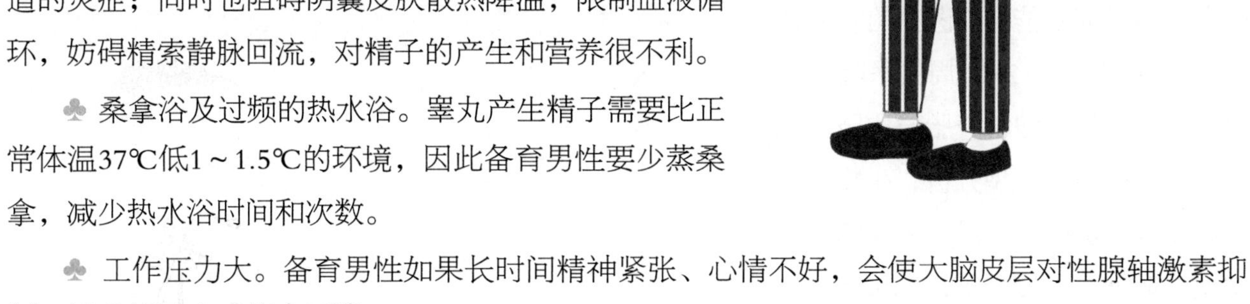

♣ 穿紧身牛仔裤。紧身牛仔裤包裹着阴囊，让阴囊处于密闭状态，空气不流通，使细菌滋生，引起生殖道的炎症；同时也阻碍阴囊皮肤散热降温，限制血液循环，妨碍精索静脉回流，对精子的产生和营养很不利。

♣ 桑拿浴及过频的热水浴。睾丸产生精子需要比正常体温37℃低1～1.5℃的环境，因此备育男性要少蒸桑拿，减少热水浴时间和次数。

♣ 工作压力大。备育男性如果长时间精神紧张、心情不好，会使大脑皮层对性腺轴激素抑制，导致精子生成能力下降。

需要提前离开的工作岗位

如果准备怀孕的女性的职业属于下表中的某一种，会经常接触其中的某种化学物质，那么一定要在怀孕之前3个月开始，一直到分娩结束都要调离工作。

工作性质	需远离的职业
放射线领域	放射科医护人员、核能发电站人员、抗癌药物研究人员、电器制造业、程控操作人员、石材加工基地
重金属领域	化妆品研究人员、美容师、理发师、电子装配工、印刷业操作员、照明灯生产者、摄影师以及胶卷制造工作者
化工污染领域	化工基地、化学实验员、加油站、造纸、印染、建材、皮革生产、汽车制造

如果实在没法离开工作岗位，也要想办法做好防护工作。比如，如果你是一名理发师，记得在洗发、烫发和染发的时候戴手套和口罩。同时要注意保持通风，尤其在喷发胶的时候，最好是准备一个风扇，将气雾吹走。

如果在危险工作岗位上工作时，怀孕了，孩子能不能要需医生检查后才能确定。建议在孕12~20周去医院做产前诊断，包括超声波检查胎宝宝肢体和脏器发育，染色体核型分析，生物化学分析和基因检测分析，没有异常情况的胎宝宝一般就可以接受了，如果胎宝宝发育有异常，需要中止妊娠。

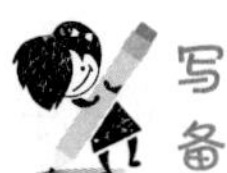

写给备育男性的话

备育男性如果从事上表中提到的某一种工作，为了在生育时尽量降低对精子的损伤，也要注意这些问题，尽量将工作时间降至最短，只要有空闲就要远离这些影响受孕受育的工作环境。

避开日常生活中的辐射源

除了电脑会产生辐射外，工作与生活中还有一些辐射源，备孕女性最好与它们保持安全距离，如手机、复印机、医疗器械、装修材料、家用电器等。

手机	最好减少使用手机的时间，并且长话短说，不使用时手机应放在离自己至少30厘米之外
复印机	使用时，身体距离机器30厘米为安全距离，不要用身体贴着或靠着复印机进行操作
医疗器械	怀孕初期最好不要曝露于X光之中，易造成重大伤害，愈接近预产期，影响越小
装修材料	购房或租房应注意查看是否为新装修的房子，如果是，最好先住在旧房子里，或将怀孕时间推迟半年到一年
家用电器	应该挑选正规厂家的名牌家电产品，保持一定的安全距离。同时，不要把家用电器摆放得过于集中。特别是电视机、电脑、冰箱等更不宜集中摆放在备孕女性卧室里

不要涂指甲油

研究表明，指甲油中所含的一些化学物质容易引起准妈妈流产及生出畸形儿，因此怀孕前和怀孕后的女性不要涂指甲油。

相比指甲油本身对人的影响，指甲油的气味对人的损害更大，一些化学成分挥发时，会变成气体进入人体，危害备孕女性的健康。所以备孕女性不仅要禁止涂指甲油，最好连美甲的小店都要避免光顾。

特别提示

孕前涂过多次指甲油，对于胎宝宝来说可能会造成影响，但不是绝对的，所以准妈妈不要盲目决定终止妊娠，可咨询医生后再做决定。若打算要这个孩子，建议准妈妈按时定期做好各个时期的产检，在孕19~28周可以做四维彩超，此时能清晰地看清宝宝是否有畸形，以便尽早发现异常，早期处理。

停止染发烫发

虽然有很多女性孕前或孕期染发烫发，最后也生出了健康的宝宝，但毕竟这些东西都含有一些有害的化学物质和重金属，它们能通过头皮吸收进入人的体内，从而对人的健康产生不良影响，残留在人体内可能对胎宝宝造成不良影响。

特别是烫发药水，还可能经皮肤吸收后进入血液循环，对卵子产生不良影响，影响正常的怀孕。所以准备怀孕的女性如果想在6个月内怀孕，则最好不要染发烫发。

如果备孕女性在烫发或染发后发现自己已经怀孕了，可去医院检查胎宝宝的健康状态。不要给自己施加太大的心理压力，也不用随便使用所谓的去毒素的护发素或其他去毒素的方法，只要保持心情愉快，定期进行孕检，随时观察胎宝宝发育情况即可。

不要擅自使用促排卵药物

有家族怀双胞胎史的夫妻怀双胞胎或多胞胎的几率较高。因为双胞胎与多胞胎有家庭遗传倾向。

很多女性为了能生双胞胎，擅自使用促排卵药物。经临床验证，女性使用促排卵的药物，确实会大大提高生双胞胎的几率，因为促进排卵的药物多是临床上用来治疗不孕不育症的药物，但是一般的健康女性每月排一个卵子，人为地使用促排卵药物，促使卵巢多排卵，其后果是出现卵巢过度刺激，可表现为头晕、恶心、肝肾功能损害等，对母胎都非常危险。

为生双胞胎而自己随便服用这类药物，不仅对女性的身体有害，即便真的生下双胞胎，孩子的健康也难以保证。

怎样预防宫外孕

宫外孕是因为受精卵在迁移的过程中出了岔子，没有到达子宫，而是在别的地方停留下来所形成的。最常见的宫外孕是输卵管妊娠，约占异位妊娠的90%。

宫外孕怎么预防

宫外孕高发于骨盆腔发炎、子宫内装有避孕器、做过输卵管手术的人。最好的避免方法就是注意经期、产期和产褥期的卫生，防止生殖系统的感染。杜绝了上述情况，基本是不会造成宫外孕的。

宫外孕的早期表现

♣ 停经：大部分患者停经6～8周，但也有的患者无明显的停经史，有的将阴道出血误认为是一次正常的月经。

♣ 腹痛：是因为输卵管破裂所致，常为一侧下腹撕裂样疼痛，还伴有恶心呕吐、肛门坠胀感，如果是内出血增多，会时时疼痛难忍。

♣ 阴道出血：常有不规则阴道出血，颜色深褐，量少，一般不超过月经量，总是不净。如果是大出血，则情况要严重很多，常伴有晕厥和休克。

宫外孕怎么办

宫外孕必须及早发现，如果出现以上症状，觉得自己已经怀孕了，要尽早去医院，B超能够鉴别是正常怀孕还是宫外孕。否则着床后的受精卵不断地发育生长，而狭长的输卵管根本不能提供足够的空间，于是发育到一定程度的受精卵就会撑爆输卵管，从而造成病人的大量出血，危及生命。

近年来临床出现一些现象：很多发生宫外孕的女性之前都吃了紧急避孕药。至于紧急避孕药会不会导致宫外孕，医学上还没有确切的说明，但为了安全起见，育龄夫妇最好引起重视，紧急避孕药能不吃就不吃。

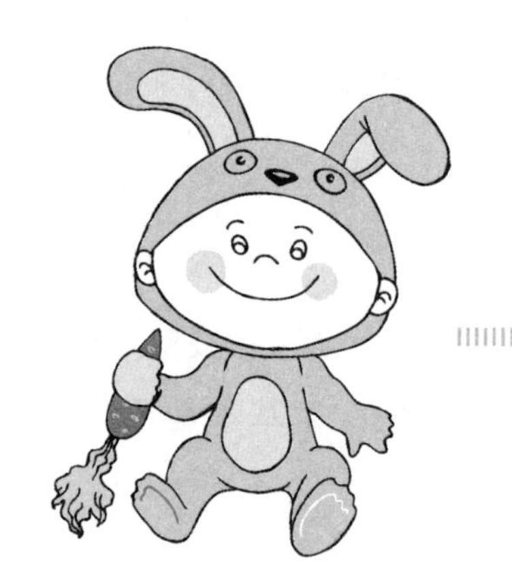

不可忽视的不适与疾病防治

育龄夫妇在孕前进行体检和疾病防治，可以帮助优生优育。

孕前需要注射的疫苗

孕前注射疫苗，可以让准妈妈更安心地度过孕期，减少疾病的困扰。最好先确定没有怀孕才注射。如果接种后发现怀孕，要向医生进行咨询。

在接种前，备孕女性应该向医生说明自己的情况，以及以往、目前的健康情况和过敏史等，让医生决定究竟该不该注射疫苗。如果不确定身体内是否有抗体，可先做抗体检测，再接种疫苗。注射疫苗期间应避孕。孕前可注射的疫苗有：

乙肝疫苗：孕前11个月开始注射

乙肝疫苗最好孕前11个月注射，即从第1针算起，在此后1个月时注射第2针，在6个月时注射第3针。三个月产生抗体。

风疹疫苗：孕前8个月注射

应该提前8个月注射风疹疫苗，并在2个月后确认体内是否有抗体产生。

流感疫苗：孕前3个月注射

接种流感疫苗以后可以提供长达一年的抗体保护，最好在怀孕前3个月预先接种。

水痘疫苗：至少在孕前3个月注射

孕早期感染水痘，可致胎宝宝先天性水痘或新生儿水痘；怀孕晚期感染水痘，可能导致准妈妈患严重肺炎甚至致命。没有接种水痘疫苗的备孕女性可接种疫苗。

虽然打了疫苗可以达到不错的保护成效，但防御力仍非百分之百，因此，备孕女性要减少出入公共场所、避免接触传染病患者、多运动、增强个人的抵抗力。

孕前备孕女性的体检项目

检查项目	检查内容	说 明
生殖系统	通过白带常规筛查滴虫、霉菌、支原体、衣原体、阴道炎症，以及淋病、梅毒等性传播疾病来检查是否有妇科疾病	如果发现患有性传播疾病，要先彻底治疗，然后再怀孕
肝功能检查	目前有大小功能两种，大肝功能除了乙肝全套外，还包括血糖、胆质酸等项目	如果肝炎未愈，必须治愈后妊娠
脱畸全套检测	准备怀孕前3个月要进行风疹、弓形虫、巨细胞病毒检测	感染上病毒的可能性很大，所以孕前体检必不可少
妇科内分泌检查	包括促卵泡生成激素、促黄体生成素等6个项目，了解内分泌状况	如果备孕女性患有卵巢肿瘤，即使为良性，也会给孕育带来危险，所以最好治愈后再怀孕
尿常规检查	有助于肾脏疾患的早期诊断	根据肾脏病的程度和症状不同，判断是否可以妊娠、分娩。在未取得医生许可之前应进行避孕
口腔检查	在孕前6个月应进行口腔检查，去除牙菌斑，消除牙龈炎症	避免孕期牙病治疗药物对胎宝宝的影响
染色体检查	有遗传病家族史、多次流产史的育龄夫妇都必须做	检查遗传性疾病，以免给宝宝带来危害
普通身体体检	包括检查血型，测量血压，贫血、血糖和心脏检测等基本身体健康状况评估	只有身体健康，才能让孕期无忧

备育男性的体检项目

下表是备育男性体检的一些项目：

检查项目	说明
生殖系统检查	生殖系统是否健全是孕育的前提，排除这些因素外，还要考虑传染病，特别是梅毒、艾滋病等
染色体异常检查	育龄夫妇应一起进行染色体异常检测，排除遗传病
精液检查	通过检查获知精子活力、质量等状况，以便对症治疗
肝功能检查	避免将肝炎传染给妻子，甚至通过母体传染给胎宝宝

精液检查是备育男性育前检查的重点，一般精液检查至少要进行3次以上，每隔一两周进行一次。

精液一般是通过手淫或戴避孕套的方法获取，它的收集方式直接影响到检查结果的准确性，在获取时要注意以下几个事项：

♣ 采取精液的前3～7天暂停性生活。

♣ 采集瓶应洁净、干燥。

♣ 采集的精液必须是全部精液，不可丢失一部分，并于采集后2小时内送检。转运的途中应维持于体温状态。

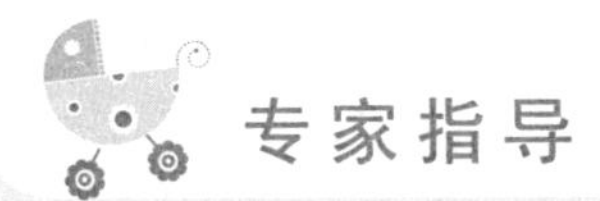

建议计划怀孕的夫妻在孕前6个月左右去医院做孕前检查，以便有足够的时间来调整自身的健康状态。

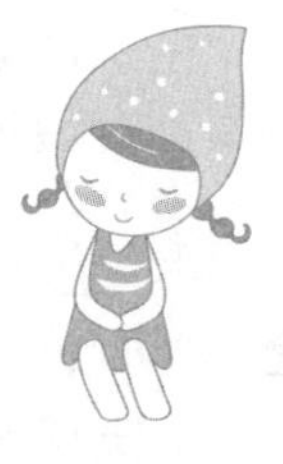

孕前牙病早治疗

治疗口腔疾病通常会经过X射线的检查、使用麻醉药和止痛药等，这些对胎宝宝健康不利，而怀孕会使准妈妈的口腔疾病增多，若孕前没有将牙病治好，孕期就不得不忍受牙齿疾病的困扰。

所以，为了怀孕后更轻松，也为了宝宝的健康，备孕女性最好在孕前去看牙医，并将牙病彻底治愈后再怀孕。

需要孕前治疗的牙病

♣ 牙龈炎、牙周炎：如果在孕前就患有牙龈炎或牙周炎，怀孕后炎症会更加严重。中、重度的牙周炎还会让早产儿和低体重儿的机会大大增加。所以，怀孕前应该进行牙龈炎和牙周炎的检查和系统治疗。

♣ 治愈蛀牙：母亲患有蛀牙，生出的小宝宝患蛀牙的可能性也大大增加。所以，怀孕以前治愈蛀牙无论对自己，还是对小宝宝都是有好处的。

♣ 拔除阻生智齿：智齿冠周炎最容易发生在20～35岁，这恰好是育龄女性选择怀孕的时间，所以要想防治这种病的发生，就应该在孕前将口腔中阻生智齿拔除。

没来得及看牙医就怀孕了，孕期多预防

如果没来得及看牙医就已经怀孕了，最好也去医院让牙医检查一下牙齿，并请求牙医根据你牙齿的情况提供一些有用的建议。

另外，要保证孕期牙齿的健康，平时要注意做好牙齿的清洁护理工作，每天早晚刷牙，餐后用清水漱口，刷牙要掌握正确的方法：上牙从上向下刷，下牙从下向上刷，牙齿内外都要刷到，各区牙齿应反复刷洗10～20次。

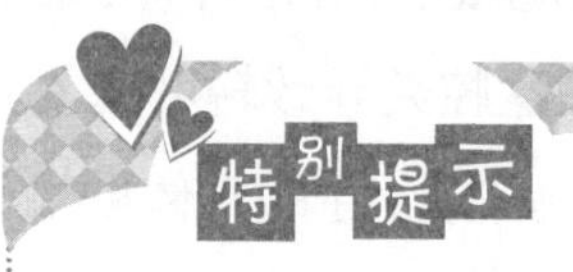

可使用不含蔗糖的口香糖清洁牙齿，如木糖醇口香糖，在餐后和睡觉前咀嚼一片，每次咀嚼至少5分钟，对于牙齿和牙龈健康是很有帮助的。

治愈妇科炎症有利受孕

备孕女性在怀孕之前，最好治愈阴道炎、盆腔炎、宫颈糜烂等妇科炎症。

此外，性病对人体伤害很大。它可以传染给配偶，造成流产、早产、死胎、新生儿先天梅毒等。最大的隐患是一些隐匿性梅毒患者本身对这一病情全然不知，因此，计划怀孕的女性一定要在孕前12个月去医院做相关检查，做到早发现、早治疗。

阴道炎

女性患阴道炎后大量的白细胞和泡沫状白带使精子的运动发生改变，不能到达输卵管与卵子结合导致不孕；同时，阴道炎常常引起新生儿的感染，因此在孕前、孕期应治疗阴道炎。

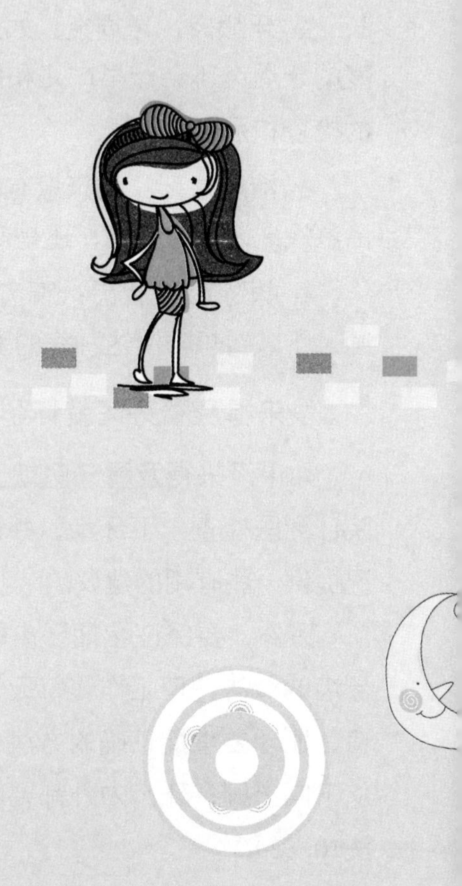

盆腔炎

盆腔炎既可局限于女性身体的某个部位，也可以波及整个生殖系统。如果盆腔炎导致输卵管黏连阻塞时可致不孕，还可能引起宫外孕，威胁女性的身体健康乃至生命安全。所以孕前应治愈盆腔炎。

宫颈糜烂

宫颈黏液的质地及分泌量直接关系着精子是否能通过宫颈进入宫腔，重度宫颈糜烂时，宫颈分泌物会明显增多，质地黏稠，并含有大量的白细胞，这对精子的活动度会产生不利影响，同时可妨碍精子进入宫腔，从而影响受孕。

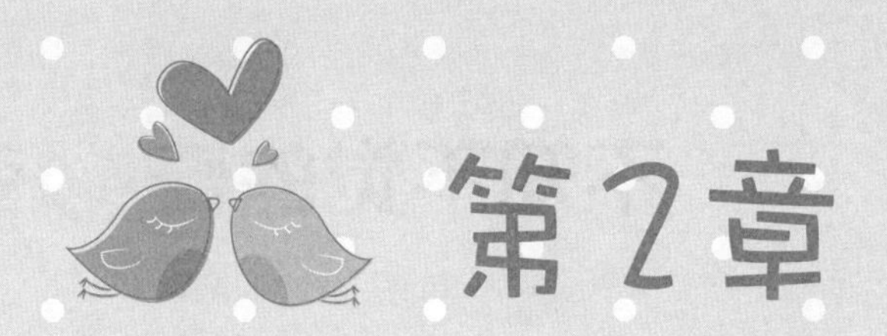

第2章

孕1月：一颗小种子悄然萌芽

生儿育女是人生的必经阶段，也是爱情生活开花结果的美丽结局。从现在开始，做好准备来接受这份生命的礼物，揭开孕育的神秘面纱，见证生命的奇迹。十月孕程过后，你会发现一个不一样的自己。

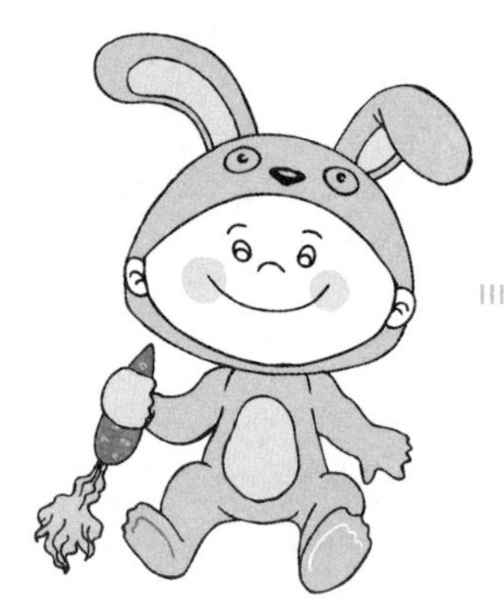

不知不觉的奇妙变化

怀孕是一件很神奇的事情，很可能准妈妈没有感觉身体有任何变化，但实际上，子宫里的变化已经是翻天覆地了。

准妈妈：可能全然不觉

在怀孕的第一个月里，准妈妈可能几乎没有任何感觉，也有些准妈妈出现像感冒一样的感觉，从而认为自己感冒了。

受精卵形成，开始着床

精子与卵子结合形成受精卵，受精卵形成后，开始快速分裂，并不断地向子宫移动，5天后，受精卵到达宫腔，形成胚泡，胚泡会选择妈妈的子宫前壁或后壁的中上部开始着床。

胚泡着床，出现类似感冒症状

胚泡着床后，准妈妈体内会分泌出一种叫作人绒毛膜促性腺激素的物质。这种激素的分泌同时也会带来一些类似于感冒的不适症状，随着这种激素持续急速分泌，准妈妈渐渐开始恶心呕吐。

小生命开始孕育，准妈妈要注意饮食

在这一个月里，子宫的外形和大小几乎没有任何变化，跟没有妊娠是一样的，所以此时的准妈妈在身材、外形上也没有任何变化，但是子宫内部已经发生了翻天覆地的变化，一个小生命开始孕育。准妈妈这时要让自己的饮食更合理，以便给宝宝更充足全面的营养。

胎宝宝：从受精卵长成小海马

在这个月里，受精卵的生长速度是惊人的。

最优秀的精子才能参与“造人”

能够突破层层障碍，最终与卵子结合的精子是从一场几亿个体竞争中获得优先权的最强大和最优秀的选手，所以准妈妈腹中的胎宝宝是最成功、最优秀的受精卵发育而来的。

胚泡需要约6天时间完成着床

受精卵形成后，开始以惊人的速度分裂成长，到第3天时，就已经从一个受精卵分裂成了12～16个细胞，形成桑葚胚，并开始向子宫腔进发，第5天到达子宫腔。这时候，桑葚胚变成了胚泡，拥有了约100个细胞。胚泡开始找地方安置自己，也就是着床，着床就是胚泡把自己埋入子宫内膜的过程，大约需要6天才能完成。

受精卵变成“小海马”，准妈妈反应不一

此时的宝宝被称作胎芽，身长和头部的比例为2:1，有长长的尾巴，整体形状像小海马。“小海马”的脑、脊髓等神经系统和血液循环器官的基础组织几乎都已经出现。

准妈妈身体内分泌的人绒毛膜促性腺激素就是这时候的“小海马”的大作，这是胎宝宝在通过这种方式向妈妈报到。这种方式如果效应不明显，或是准妈妈体质较好，反应就不强烈，几乎没什么感觉，或仅仅有一点轻微的不适，类似感冒症状。激素分泌过多或准妈妈较为敏感时，就会出现孕吐等不适。

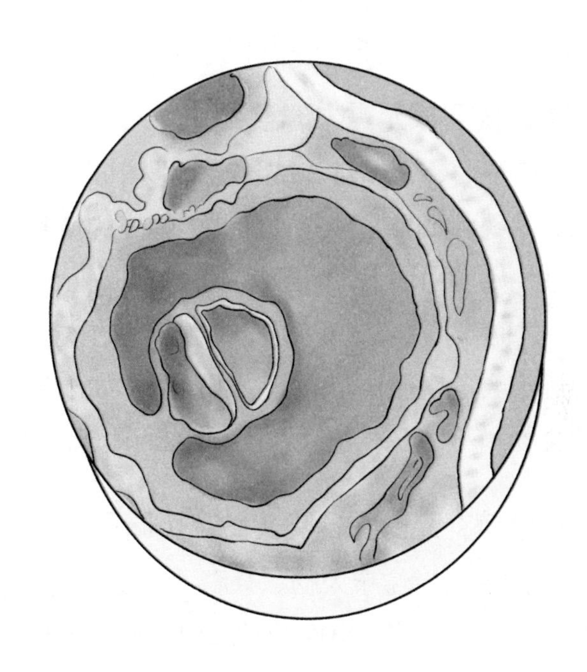

宝宝的性别、长相在此时决定

怀孕的前10周称为胚胎，是器官分化形成的时期，对胚胎来讲是个非常关键的时期，是创造新生命的质变时期。

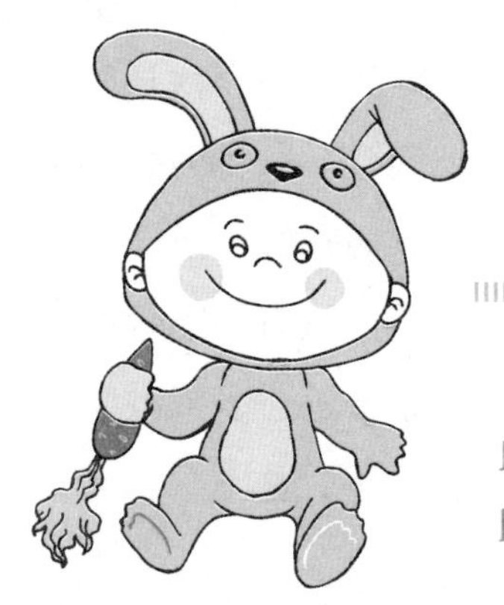

不可或缺的营养知识

智商的基础是神经系统，而神经系统在胚胎早期就开始发育了，因此，在整个孕期，准妈妈都可以多补充神经系统发育所需的营素养，帮助胎宝宝完善脑部发育，孕育一个聪明宝宝。

饮食习惯无需大调整

怀孕后，很多准妈妈都会搜罗相关知识，从头到脚地改变自己，衣着、护肤、护发、饮食，统统大调整。其实，如此大幅度的调整是没有必要的。大调整给准妈妈带来很多不便，也使准妈妈压力增大，容易忧郁烦恼，反而不利于孕育。

这时候的准妈妈只要能保证合理的饮食规律，每天定时定量进餐，营养搭配均衡合理，并且远离会危害胎宝宝的食物和药物，如浓茶、咖啡、烟酒等，然后识别和拒绝一些易导致堕胎的食物和药物，如大麦芽、薏苡仁和马齿苋等即可。

继续补充叶酸，防止胎宝宝畸形

孕1月，胎宝宝大脑、脊髓神经系统开始发育，这是一个质变的时期，是预防宝宝神经管畸形、降低宝宝将来出现精神障碍几率的关键时期。叶酸有很好的预防作用，因此，除了在孕前增补叶酸，此时还要适当摄入叶酸。

继续补充叶酸对妊娠早期尤为重要，因为妊娠早期正是胎宝宝神经器官发育的关键期。准妈妈应继续按照孕前的指导，坚持口服叶酸片来保证每日所需的叶酸。

适当摄入含叶酸丰富的食物

准妈妈多吃富含叶酸的食物也很重要，如深绿色蔬菜、新鲜水果、谷类食物、坚果类食品以及动物的肝脏等。

蔬　菜	莴笋、菠菜、西红柿、胡萝卜、菜花、油菜、小白菜、扁豆、豆荚、蘑菇等
水　果	橘子、草莓、樱桃、香蕉、柠檬、桃子、李子、杏子、杨梅、海棠、酸枣、石榴、葡萄、猕猴桃、梨等
谷　物	大麦、米糠、小麦胚芽、糙米、黄豆等
坚　果	核桃、腰果、板栗、杏仁、松子等
动物食品	动物肝脏、动物肾脏、禽肉、羊肉、牛肉、蛋类等

叶酸需补到什么时候

叶酸可以说是孕早期最重要的营养素之一。一般提倡从准妈妈计划怀孕开始补充，并一直补到怀孕第3个月。因为叶酸必须连续每天补充400～800微克，连续补充一个月，体内血里的浓度才能达到预防胎儿神经管疾病发生的目的。

当然，准妈妈最好是能整个孕期都摄入适量叶酸（以食补为主），因为叶酸参与血红蛋白的合成，防止准妈妈贫血，也是一个很重要的营养素。

留住食物中的叶酸

叶酸不稳定，遇热遇光容易失去活性，因此，可以生吃的食物最好生吃，不能生吃的，要讲究方法，蔬菜要趁新鲜吃，吃的时候最好急火快炒。但是，从食物中获得的叶酸仍然不算多，不能满足需要，所以还要服用叶酸增补剂，每天400～800微克，具体可以咨询医生。

经常适量食用含碘丰富的食物

孕期准妈妈对碘的需求量大，加上碘在地球上分布相当不均匀，内陆山区比较缺乏，沿海低洼地区则积碘过多，如果准妈妈有偏食、挑食的习惯便容易缺碘。

缺碘的危害

孕期缺碘，会造成死胎、流产、早产和先天性畸形。孩子出生后易出现智力低下，体格矮小，呆傻面容，以及瘫痪、又聋又哑等克汀病表现。所以，为了优生，准妈妈补碘很重要。

补碘的关键时间是在妊娠早期3个月，尤以妊娠前为好。若怀孕后5个月再补碘，作用甚微，起不到预防后代智力缺陷的作用了。

孕期对碘的需求量

成人摄取碘的日推荐量为150微克，孕期每日应相应再增加25微克，即175微克。因此准妈妈怀孕后要多吃含碘丰富的食物，包括海带、紫菜、海蜇、海虾等海产品。准妈妈每两三天吃一次海鱼，便可满足机体对碘的需求量。妊娠中、后期，建议准妈妈每周进食一次海带，以补充足够的碘。

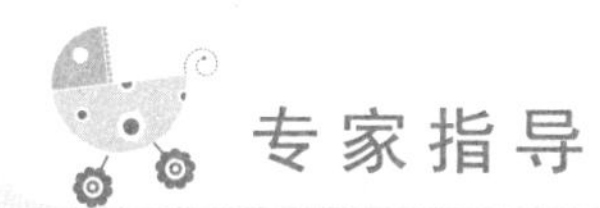

专家指导

如果准妈妈生活在缺碘地区，盐中加碘是一种经济、安全、方便、有效的补碘措施。也可口服碘化钾片或甲状腺片等。需要注意的是，服用碘化钾片或甲状腺片需经医生允许，以免碘摄入过多，对胎宝宝造成负面影响。

怎样留住食物中的碘

为了保证食物中碘不因存放及加工不当而丢失，在食物的贮存及加工中也应注意下列几方面：

♣ 碘遇热易升华，因而加碘食盐应存放在密闭容器中，且温度不宜过高。

♣ 菜熟后再加盐，可以减少碘盐中碘的损失。

♣ 海带要注意先洗后切，以减少碘及其他营养成分的丢失。

一日饮食搭配

均衡膳食，保证营养

孕1月准妈妈的饮食与孕前差别并不大，主要是注意营养要丰富全面，保证每天的饮食结构合理，配餐表中要尽量包括主食（米、面或其他杂粮），有色蔬菜（红、黄、绿色）与水果，鱼、肉、禽、蛋、奶及豆制品，食用油，调味品，坚果类食品等。这样才能均衡膳食，保证营养。

早餐

玉米面馒头1个（100克）	煮鸡蛋1个（70克）	牛奶1杯（250克）	新鲜蔬菜丝1碟（50克）
补充碳水化合物、膳食纤维、维生素	补充蛋白质、脂肪	补充水分、蛋白质、脂肪	补充维生素

午餐

大米饭1碗（150克）	香菇鸡片1碟（200克）	芝麻菠菜1碟（100克）
补充碳水化合物、B族维生素	补充钾、磷、镁	补充叶酸、膳食纤维

晚餐

韭菜鸡蛋煎饼1块（150克）	清蒸鱼1块（100克）	素炒白菜心1碟（100克）	虾皮紫菜汤1碗（100毫升）
补充蛋白质、维生素、膳食纤维	补充蛋白质、脂肪、磷、碘	补充维生素、碳水化合物	补充钙、叶酸、碘

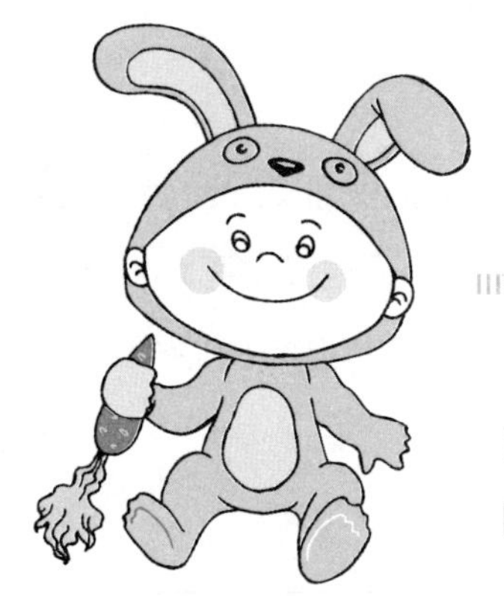

不可不知的饮食细节

孕1月准妈妈还不需要刻意地补充营养，但这并不是说不必注意饮食问题，合理而科学地摄入营养，保证饮食结构均衡，这样才能保证必要的营养，同时为接下来的孕期打好基础。

怀孕后每天摄入多少食物合适

怀孕期间，食物的摄入量取决于准妈妈的自身热量需求，而热量则随孕期变化而改变。一般女性每日的热量摄入为2100千卡，孕早期保持这种摄入量即可；到孕中期，准妈妈每日所需热量为2300千卡，孕晚期准妈妈的热量摄入为每日2600千卡。怀孕之后，准妈妈的每日所需热量并没有增加太多，所以，准妈妈在怀孕之后没必要大吃大喝。

每日所需的各类食物总量，准妈妈可以参考下表：

主食（米、面）	300～500克
蔬菜	500～800克
瘦肉、鱼、虾	200～250克
豆类食品	100～200克
鲜奶	250克左右
水果	200～250克
鸡蛋	1～2个
糖	20克左右（尽量少吃）

怀孕后尽量每天适量吃些肉

肉类含有丰富的优质蛋白质，同时肉类还是身体所需铁、铜、锌、镁等营养元素的良好来源。因此，孕期尽量每天食用肉类对准妈妈的身体健康和胎宝宝的生长发育都是必需的。

对于健康的准妈妈来说，孕早期每天肉类的摄取量在150～200克为最佳，孕中晚期要比孕早期每天多摄入蛋白质15～25克，相当于50～125克肉类。而每个星期所摄入的肉类中最好能包括200～300克的鱼肉。

哪些肉适合孕期吃

不同的肉类营养价值不同。所以，准妈妈应该注意选择那些营养价值高的肉类，如鱼肉、兔肉、鸡肉、牛肉等。

鱼肉

鱼肉不仅含有优质蛋白质，适量的脂肪，丰富的维生素、矿物质，还含有多不饱和脂肪酸。鱼类中所含的多不饱和脂肪酸能预防流产、早产和胎宝宝发育迟缓。另外，不饱和脂肪酸还能使血液黏稠度下降，帮助预防血栓的形成。这种多不饱和脂肪酸人体无法合成，只能通过食物获取，而最好的食物来源就是鱼类。因此，建议准妈妈每周最好能够吃两三次鱼。

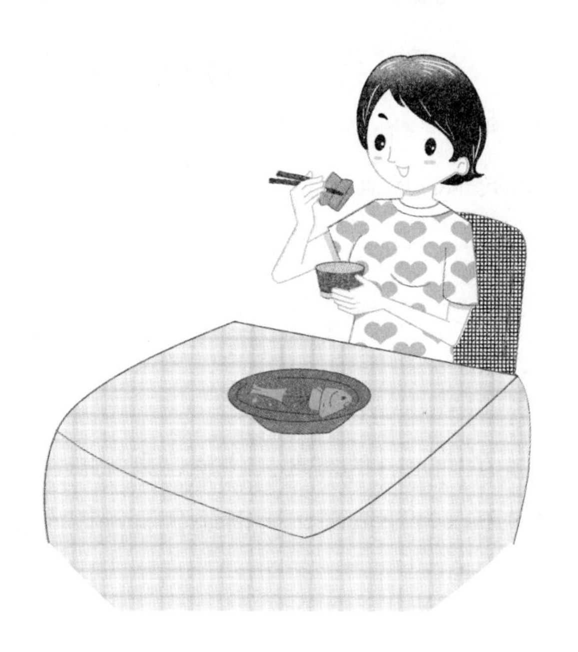

兔肉

兔肉的蛋白质含量高，而脂肪含量极低，不到0.4%，所以非常适合怀孕前就比较胖或者体重超标的准妈妈食用。

鸡肉

鸡肉比较嫩，脂肪分布均匀，容易消化和吸收，味道也很鲜美，蛋白质含量高而且脂肪含量较低，仅为2.5%，因此，准妈妈日常可以多选择鸡肉，熬汤、炒菜都可以。

牛肉

牛肉中不仅含有丰富的蛋白质、铁和铜，而且B族维生素含量也很高，脂肪含量相对较低，因此也是准妈妈餐桌上不错的选择。

猪肉

猪肉是餐桌上最为常见的肉类，准妈妈可以经常适量食用，但不要食用过多的猪肥肉。

如何吃肉更健康

准妈妈在吃肉的时候最好能和豆类及豆制品一起食用，这样能减少食用肉类后脂肪、胆固醇在肠道内的吸收，有降血脂的作用。

此外，准妈妈要注意少吃罐头肉、火腿等经过加工的肉类产品，这类食品对身体健康不利。

孕期怎样饮水更科学

准妈妈每天最少应喝6杯水（一杯约250毫升），再加上食物中含的水分，每日的水分摄入量控制在2000毫升即可。准妈妈在孕期喝水除了要注意饮用量，还要注意喝水的时间及其他注意事项。

定时饮水

不要等到口渴时再喝，口渴是大脑中枢发出要求补水的救援信号，感到口渴说明体内水分已经失衡。准妈妈每天起床后喝200毫升新鲜温开水，能很快被胃肠道吸收，加快血液循环，为身体细胞补充在夜间丢失的水分，还可刺激肠蠕动，防止便秘。其他时间建议准妈妈每隔2小时喝一次水。为预防水肿，准妈妈睡前2小时内最好不要饮水。

喝白开水为主

准妈妈在孕期应该以喝白开水为主，矿泉水、淡茶水可适当饮用。

白开水经过煮沸消毒，清洁卫生，是准妈妈水分补充的主要来源；矿泉水中有许多微量元素，品牌可靠的矿泉水卫生状况比较令人放心，也可以饮用。而适量的淡茶水，特别是淡绿茶，可帮助消化，改善心肾功能，促进血液循环，预防妊娠水肿，促进胎宝宝生长发育。

不要喝久沸或反复煮沸的开水，久沸的水中含有害物质，会给胎宝宝的健康带来危害。

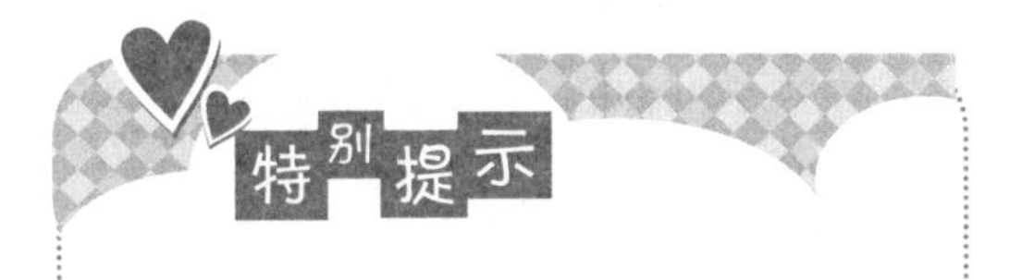

注意，如果准妈妈的肾脏功能有问题，一定要咨询医生有关饮水的详细指导。

饮用适量果汁补充身体所需水分

如果觉得喝水太单调，也可以饮用适量的果汁来补充体内水分的需要。注意，果汁的含糖量会比较高，不要多喝。尽量不喝饮料，因为这些饮料不仅含糖量高，可能还含有各种添加剂，对胎宝宝健康发育不利。

熏烤食物对准妈妈的危害

熏烤食物虽然味美，但多食对人体有害，为了准妈妈的健康及胎宝宝安全，准妈妈要少吃或不吃熏烤食物。

熏烤食物通常是用木材、煤炭作燃料熏烤而成的。在熏烤过程中燃料会发散出一种叫苯并芘的有毒物质污染被熏烤食物。苯并芘是目前已知的强致癌物质，进入人体后，会使细胞核的脱氧核糖核酸分子结构发生变异，从而导致癌变。

据测定，每千克烤羊肉含苯并芘1～20微克，每千克熏鱼和烤肉含苯并芘数十微克，每千克烤肉饼含苯并芘79微克，烧焦的鱼皮每千克含苯并芘50～70微克。

油炸食品对准妈妈的危害

油炸食品经过高温处理，食物中的维生素和其他营养素受到较大程度的破坏，含脂肪又太多，食物的营养价值大打折扣且难消化吸收。

一些反复加热、煮沸、炸制食品的食油内，可能含有致癌的有毒物质，用这种油炸的食品也会带有有毒物质。

此外，孕中晚期子宫增大，肠道受压，肠蠕动差，多食油炸食品很容易发生便秘。有些准妈妈消化能力本来就不好，油炸食品更不应该吃或少吃。即使消化能力好的准妈妈，如食后有饱胀感，导致下顿饮食量减少，也应停食。有便秘者更应停食。

如果准妈妈喜欢吃烧烤食物，准爸爸不妨在家里用微波炉或者烤箱做份健康的烧烤食物来慰劳下准妈妈，别忘了，配上蔬果沙拉或者鲜榨果汁。

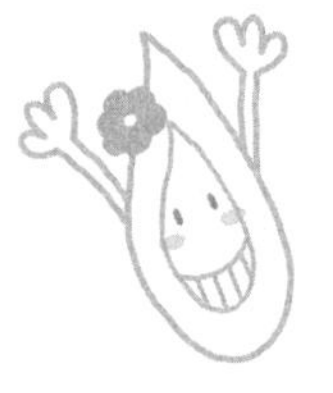

怀孕后经常吃鱼对身体好

鱼类含有丰富的蛋白质、卵磷脂、钾、钙、锌等营养素，这些都是胎宝宝发育的必要物质。准妈妈在怀孕期间应多吃鱼以满足胎宝宝生长发育的需要。

在孕期吃鱼时应注意以下几点：

多吃深海鱼类

包括人工饲养的鳟鱼及鲶鱼、虾、三文鱼、黄鱼、大西洋蓝蟹及黑丝蟹鱼等。

清蒸或者煮汤

烹调的时候尽量采用煮汤或清蒸的方式，清淡饮食对准妈妈比较好。

应注意搭配

豆腐煮鱼就是一种很好的搭配方式，可使豆腐和鱼两种高蛋白食物得以互补。另外，鱼与大蒜和醋搭配也值得提倡。

不要食用得过于频繁

一周至少应吃一次鱼或贝类。不过吃鱼也不是越多越好，每周吃鱼不宜超过3次。

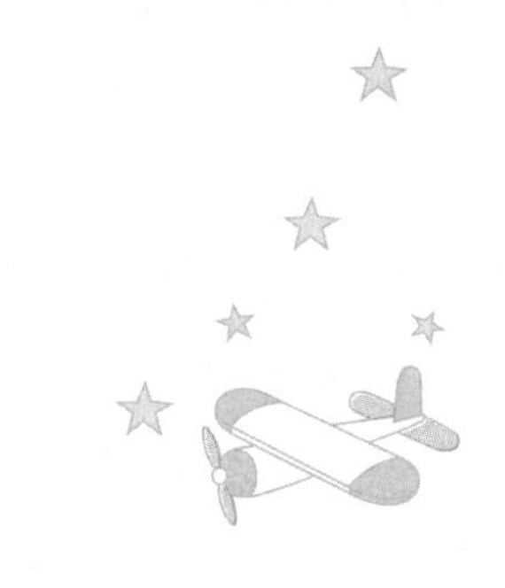

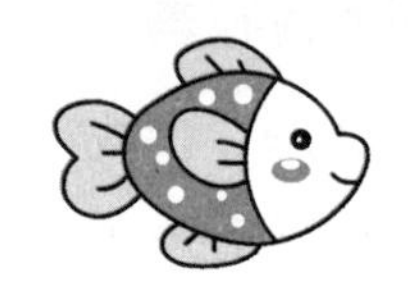

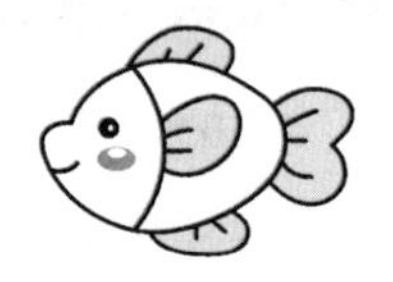

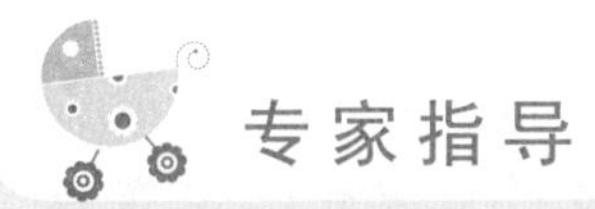

专家指导

如果准妈妈对鱼类过敏，不妨改吃准妈妈专用的营养配方食品，以减少过敏。千万不要勉强摄取鱼类，以免造成身体不适。

常吃玉米对母胎均有益

准妈妈怀孕后经常适量食用玉米，对胎宝宝的大脑发育特别有益，建议准妈妈在嫩玉米上市的季节常吃玉米。

孕期常吃玉米的好处

♣ 玉米中含蛋白质、脂肪、糖类、维生素和矿物质都比较丰富。由于黄玉米中含有维生素A，对人的智力、视力发育都有好处。

♣ 玉米脂肪中的脂溶性维生素较多，对防止细胞氧化、衰老有益处。此外，玉米中粗纤维多，有利于帮助肠蠕动，消除便秘，对肠道健康有益。

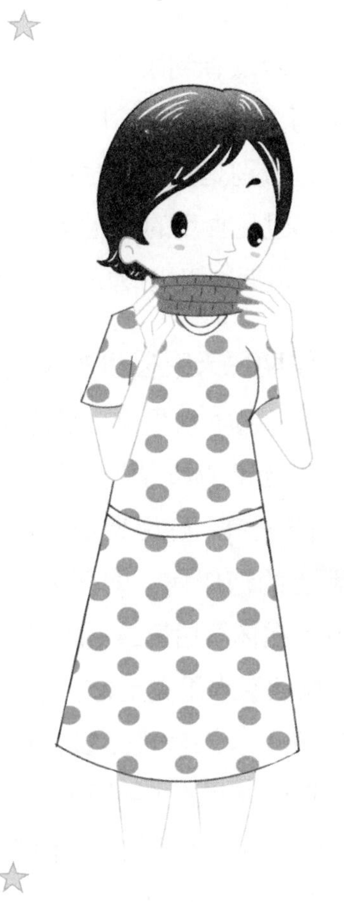

吃多少合适

建议准妈妈每周吃三四根玉米，每次以不超过两根为宜。此外，玉米粒也可以与豆类（黄豆、黑豆、绿豆等）一同放入豆浆机打成玉米豆浆饮用，营养丰富，且味道也很不错。

吃嫩玉米好还是老玉米好

不管是哪一种玉米都适合准妈妈食用，只在营养成分上有些许不同。例如，与普通玉米相比，糯玉米蛋白质含量较高，且糯玉米的淀粉分子量比普通玉米要小十几倍，更易被人体吸收和消化。所以，消化功能不好的准妈妈可多吃糯玉米。

而嫩玉米蛋白质的氨基酸组成中以健脑的天冬氨酸、谷氨酸含量较高，脂肪中的脂肪酸主要是亚油酸、油酸等多不饱和脂肪酸。为了胎宝宝健脑，准妈妈也应多吃嫩玉米。

哪些水果不宜孕早期吃

大部分准妈妈在怀孕后都会阴血偏虚，内热较重。正如中医所说的“产前宜凉，产后宜温”。因此，在孕初期的40～50天里，准妈妈最好不要吃大热的水果，比如像桂圆、荔枝或是热带的进口水果都是热性的，准妈妈若吃了很容易“火上加火”。

孕早期，不仅热性的水果要少吃，像西瓜、柚子、橙子等寒性水果，准妈妈也要有选择性地吃。西瓜有利尿的作用，有一些准妈妈就经常食用来预防水肿，却没有想到多吃了很容易引起腹泻，造成脱水。所以，如果准妈妈本身是热性体质的话，孕早期可以适量吃些西瓜来生津止渴，特别是夏天，对止吐也有较好的效果。但若有家族性糖尿病史就应禁食了，西瓜的糖量较高，过量食用的话就容易使妊娠糖尿病加重。

孕早期准妈妈最好选择多吃一些苹果、桃、菠萝、乌梅等中性水果。

孕期每天吃多少水果对身体有益

准妈妈吃水果每日最好不超300克，在两餐之间吃水果最佳，并且尽量选择含糖量低的水果。因为准妈妈孕期大量吃水果容易导致妊娠糖尿病。妊娠期糖尿病是指在怀孕期间发生的糖尿病，即怀孕前血糖正常，多数发生在怀孕后第24～28周。

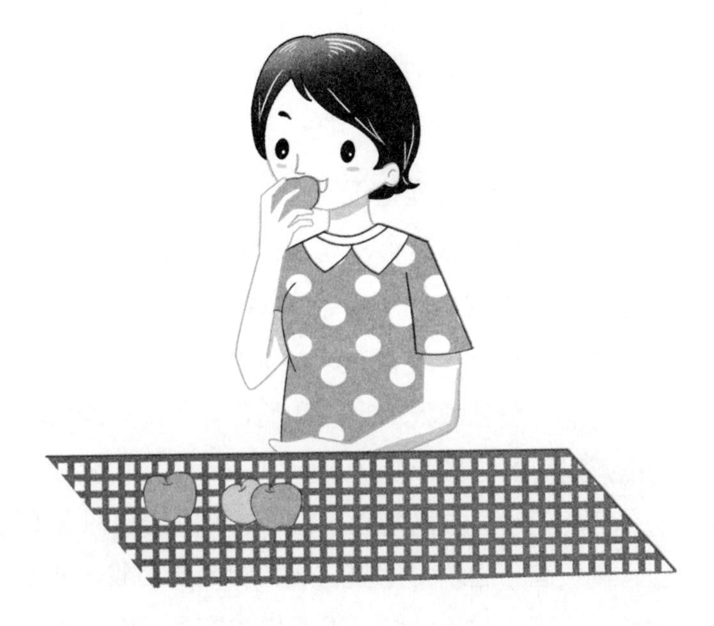

夏秋季水果充足，加之天气炎热，不少准妈妈用水果替代正餐，这是夏秋季高发妊娠期糖尿病的主要原因。

糖尿病不仅影响母体健康，还容易导致胎宝宝先天畸形、胎宝宝巨大、分娩困难等。所以，水果虽然富含维生素，有助于胎宝宝的发育，但是准妈妈也不能过量食用。

警惕食物中隐藏的致畸物

孕期开始后的3～6周，正是胚胎中枢神经系统生长发育的关键时期，也是最易受到致畸因素影响的时期。因此，准妈妈在这一段时间尤其要注意避免致畸物的影响。

特别提示

使用洗涤剂等日用洗化用品时，记着要戴上手套。同时要避免直接接触那些有浓烈气味或有严重警示标签的产品，比如某些炉灶清洁剂、卫生间瓷砖清洗剂等。

受铅污染的水

老旧的水管中含有的铅也可能会进入自来水里，所以从自来水中接饮用水之前，最好先打开水龙头放几分钟水，或者使用自来水过滤器。另外，如果准妈妈家中有热水管道，不要直接喝热水管道里的水或用热水来做饭，最好将水烧开。

含铅餐具盛的食物

如含铅的玻璃制品和含铅釉的瓷器，这些餐具中的铅会慢慢溶解到食物中，准妈妈长期误食的话，就会影响自身和胎宝宝的健康。

含汞的鱼

位于食物链终端的大型鱼体内的汞含量最高，比如剑鱼、金枪鱼，以及一些生活在被酸雨污染的湖泊里的淡水鱼（鳟鱼、梭子鱼等）。准妈妈要尽量避免食用以上鱼类。

食物中的弓形虫

弓形虫除了可能隐藏在小动物身上外，蔬菜、水果表面以及生肉类食物特别是猪肉、牛肉和羊肉也可能带有弓形虫。所以，准妈妈食用蔬菜、水果前一定要清洗干净；最好不要吃未熟的肉，加工生肉后、吃东西前都要洗手；切生肉和内脏的菜板、菜刀要与切熟肉和蔬菜水果的菜板、菜刀分开。

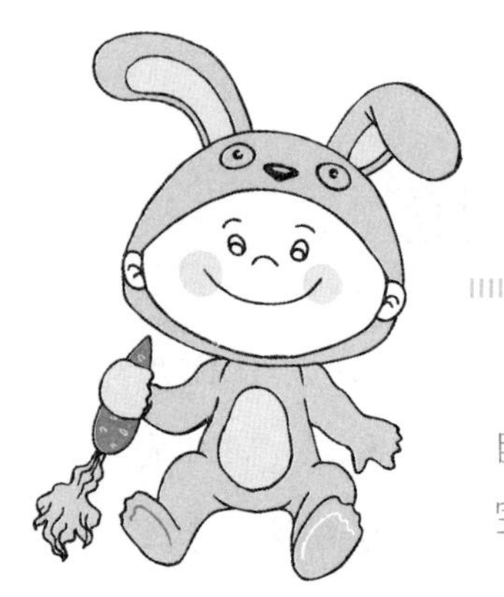

不可不懂的保健措施

在第一个孕月，怀孕与否还验不出来，为保险起见，准妈妈还是把自己当孕妇看待，对日常的生活习惯稍作调整，以免无意中做出伤害胎宝宝的事。

了解怀孕的早期信号

如果出现以下症状，准妈妈要怀疑自己是否已经怀孕。

“好朋友”没来

假如平时月经很准，而这个月月经都已经过期10天了还没来，就要怀疑是否怀孕了。如果平时月经不准，也要多留意一些身体的变化，比如乳房胀痛、乏力等，它们可能是怀孕的特征。

基础体温居高不下

正常的基础体温呈双向曲线，即排卵前较低，排卵后升高。受孕后除了表现为月经到期不来潮，身体还有一个明显的标志就是基础体温升高后不再下降。此后的整个孕期，基础体温会一直保持在较高的水平。

容易疲惫

由于激素分泌的影响，显得疲惫无力，对什么事都提不起兴趣。

早孕反应

早孕反应常发生在早晨起床后，表现为恶心、呕吐、反酸、食欲不振、挑食等现象，多在停经10天左右出现。

乳房变大，乳晕颜色变深

两侧乳房与乳头均会有所变大、不时发胀，伴以轻微的刺痛，乳晕的颜色加深。

尿频

怀孕初期，增大的子宫压迫膀胱引起尿频，有的甚至每小时一次。怀孕3个月后，子宫长大并超出骨盆，症状会自然消失。

怀孕后要不要穿防辐射服

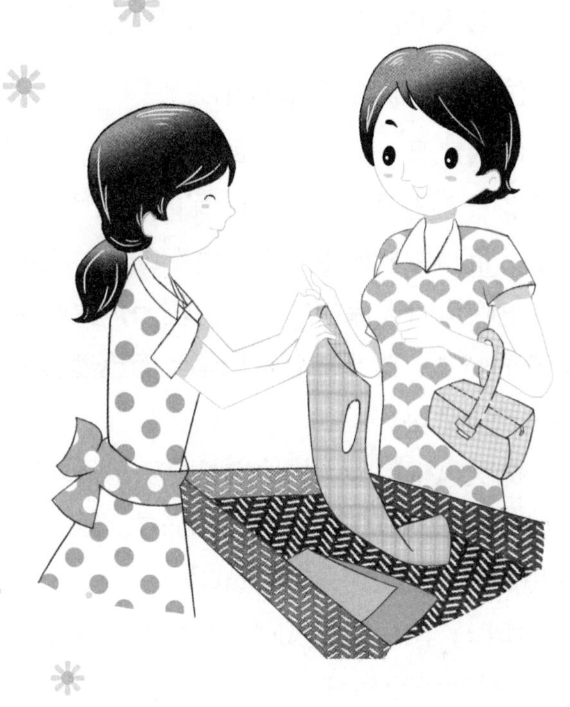

怀孕要不要穿防辐射服？这个问题是近年来争议较多的问题，没有一个绝对的答案。虽然国内电视台和报纸曾经报道过防辐射服是商家谋取暴利炒作概念，但防辐射服还是有着庞大的消费群。

如果准妈妈相信防辐射服的效果，且经济条件又允许，也无需纠结防辐射服究竟有没有用。穿上比不穿能让自己安心，就是对胎宝宝最大的保护。

普通的辐射对人体危害非常小

要告诉准妈妈的是，我们所指的对准妈妈和胎宝宝能造成极大危害的辐射称为电离辐射，也就是X光。其他的电磁辐射并没有这个问题，比如高压线、电脑、超声波（B超用的）、微波炉和收音机等。这些是非电离辐射，对人体的伤害非常小。一般只要不长时间近距离接触，没有太大危害。

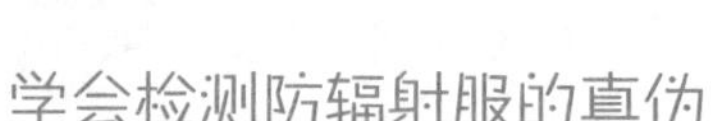

学会检测防辐射服的真伪

商场中促销人员用防辐射服包住手机检测屏蔽效果的方法是不科学的，不要随便相信促销人员的话。

一种简单的检测防辐射服优劣的方法是：用手机在电脑屏幕前拨打电话，手机所发出的电磁波会干扰电脑显示器，造成杂波和杂音，这时用防辐射服挡在手机与电脑屏幕之间，杂波和杂音立刻消失，表明防辐射服可以屏蔽掉手机发出的近区场辐射。

谨慎使用电吹风

沐浴或洗头后，为了让头发快些干，人们往往会使用电吹风，尤其是在天气阴冷或者睡前，一般人并没有问题，但准妈妈就不能不注意了。

注意电吹风的电磁辐射

电吹风是一种高辐射的家用电器，特别是在开启和关闭时辐射最大，且功率越大辐射也越大。一般普通家用的1000瓦的电吹风，辐射值达350mG左右（mG：毫高斯，磁感应强度单位），而电视机的辐射值大约为45mG，远远低于电吹风。

电吹风对人体的辐射威胁较大，主要原因是使用时离身体的距离相对更近。辐射有一个很重要的特点，就是随着距离增大而迅速衰减，所以一般只要和辐射源保持安全距离，就不会对身体产生危害。

电吹风辐射最大的地方是电吹风后端，而电吹风的出风口安全系数高出很多，在距离出风口3厘米处，低频辐射量为42.8mG，再远一点，8～10厘米处，也就是我们平时吹头发的距离，这里的辐射量大约只有5.5mG了。

所以，使用电吹风时，准妈妈要牢记离身体远一点，或者请亲友帮助自己，距离头皮10厘米以上是比较安全的。

特别提示

生活中洗头不便时，准妈妈不必担心到理发店洗头不安全，通常邻座的电吹风距离自己在1米左右，辐射可以忽略，不妨要求理发师吹头发时距离远一点，也可以自备洗发水、护发素。

孕期怎样使用手机更安全

当人们使用手机时，手机会向发射基站传送无线电波，而无线电波或多或少地会被人体吸收，这些电波就是手机辐射。

有人做了一个实验：将手机用保鲜膜包好后放入水中，其通讯会受到阻碍，可见水可以起到阻挡信号的效果。胎宝宝在母亲子宫里是生活在羊水中的，既然水可以阻挡信号，那么手机在使用时就不会对羊水包围着的胎宝宝造成任何影响。因此，准妈妈使用手机，尤其是孕中晚期（羊水越来越充足）是不会导致胎宝宝畸形的。

使用手机的危害

虽然医学上并没有手机引起胎宝宝异常的说法，但准妈妈在孕期使用手机时还是应该注意，不要离自己太近，不要长时间煲电话粥，因为手机有一定的辐射，对准妈妈自己身体也不好。

再加上孕早期是胚胎组织分化、发育的重要时期，也是流产高峰期，准妈妈容易受内外环境的影响。

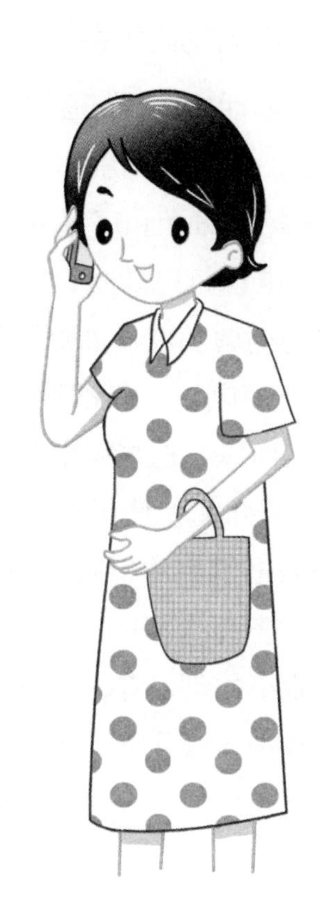

怎样安全使用手机

♣ 为了防止意外，准妈妈最好减少手机的使用时间。

♣ 测试显示：手机在接通时，产生的辐射比通话时产生的辐射高20倍。手机在接通阶段，应避免将其贴近耳朵，这样将减少80%～90%的辐射量。所以准妈妈可等手机接通后再放置耳边通话或使用耳机听电话。

♣ 晚上睡觉时手机最好关机，如若开机，不可放在枕头边；外出时，不要将手机挂在胸前或者放在口袋里，可以放在包里。

经常给电话机消毒

很多准妈妈怀孕后害怕手机的辐射会对胎宝宝造成伤害，就尽量不用手机，改用座机。其实，虽然座机没有辐射，看似更加安全，但座机也隐藏了其他的健康隐患，如卫生状况不好等。所以，准妈妈在使用座机前一定要注意先将座机消毒。

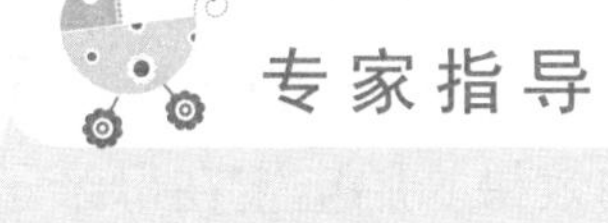

专家指导

如果因为不得已的原因，要使用公用电话时，应尽量与话筒保持远一点的距离，只要对方能听见即可，并在使用后马上洗手。尽量不要使用路边公话亭中的公用电话。

座机上容易粘附细菌

粘附在电话机上的细菌和病毒有480种以上，尤其是使用率高的公用电话，所粘附的细菌和病毒更多。

用公用电话打电话时，说话者口腔中潜藏的病菌随着唾液喷到了话筒上。并且公用电话一般都没有做什么消毒措施，所以，这些积累在电话机上的病毒就会在准妈妈使用它的时候，浩浩荡荡地进入准妈妈的口腔和鼻孔中，并在此进行生长繁殖。然后，再通过这些部位的黏膜和一些微小的创口等，大摇大摆地进入体内，从而引起多种不良反应，如上呼吸道感染、胎宝宝生长发育不良等。

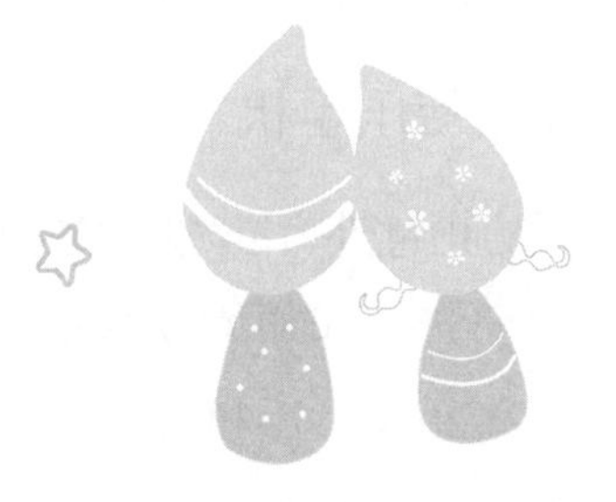

座机应经常消毒

对于固定使用的办公电话及家庭电话，准妈妈可以用市售的电话消毒膜来进行消毒的处理。也可用75%的酒精棉球来擦拭电话机的外壳部分。但由于酒精容易挥发，消毒效果比较短暂，所以应当经常进行擦拭。

应该每天更换内裤

准妈妈不管是孕前还是怀孕后，尤其是怀孕后，一定要养成勤洗勤换内裤的习惯，建议每天更换。

内裤容易携带细菌

即使正确清洗、晾晒，内裤上面的细菌也不可能被完全杀死。尽管有的细菌对人体有利，但大多数细菌和病毒对人是有害的。尤其是当粪便污染水源、食物、餐具和衣物之后，大多数有害微生物都会进入人体，对人造成伤害。

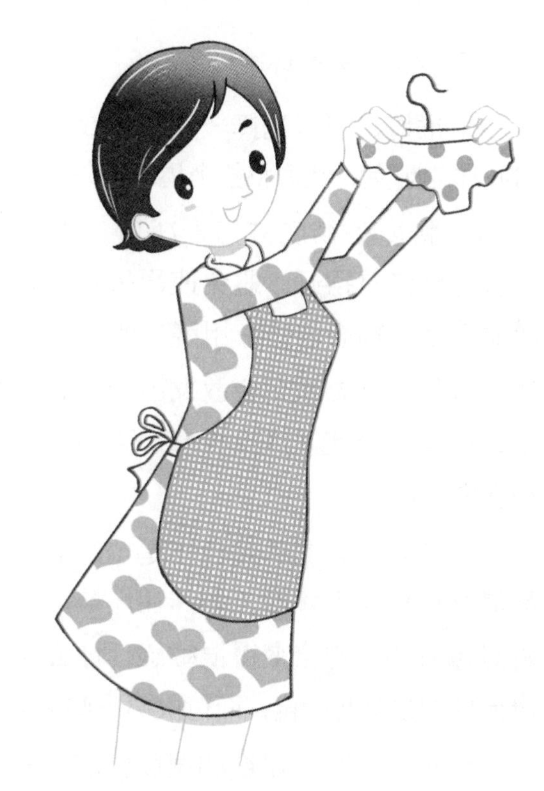

孕期怎样选购并清洗内裤

怀孕后准妈妈可购买几条纯棉透气的内裤，并做到每天晚上用清水清洗下身，然后换上干净的内裤。

换下的内裤要单独用肥皂手洗，洗完后放在阳光下晒干。另外，内裤最好单独放置，可以买一些专门的收纳袋，或者装进干净的塑料袋中，以勉沾上灰尘和细菌，影响健康。

另外，准妈妈怀孕期间很容易患上霉菌性阴道炎，这时准妈妈要将穿过的内裤清洗干净或拿开水煮沸。建议在发作期间穿一次性内裤，可随时丢掉。

避免卫生巾背后的粘胶危害身体

卫生巾背后的粘胶，可以让卫生巾牢牢地粘在内裤上，但是这个胶不会因为洗涤完全从内裤清除。而目前无法判定这种胶是不是有害的化学物质。所以准妈妈要注意，孕期最好少用小护垫，实在要用，可准备专门的内裤。

打造良好的居住环境

卧室的气氛、通风效果、房间装修等，都会影响到准妈妈的健康，而且更重要的是关系到体内胎宝宝的健康和生长发育、智力发育。所以，准妈妈一定要保持良好的居住环境。

怎样布置居家环境

♣ 准妈妈可以选择一间通风效果最好的房间作为卧室，然后将整个屋子清理干净。

♣ 将屋子彻底打扫干净后，再按自己的喜好将家具摆好，避免使用劣质家具，劣质家具中一般含有苯、甲醛、铅、汞等对人体有害的化学物质，会散发出一种刺鼻的味道，严重时会使人产生头晕、恶心、流泪、流涕等症状。

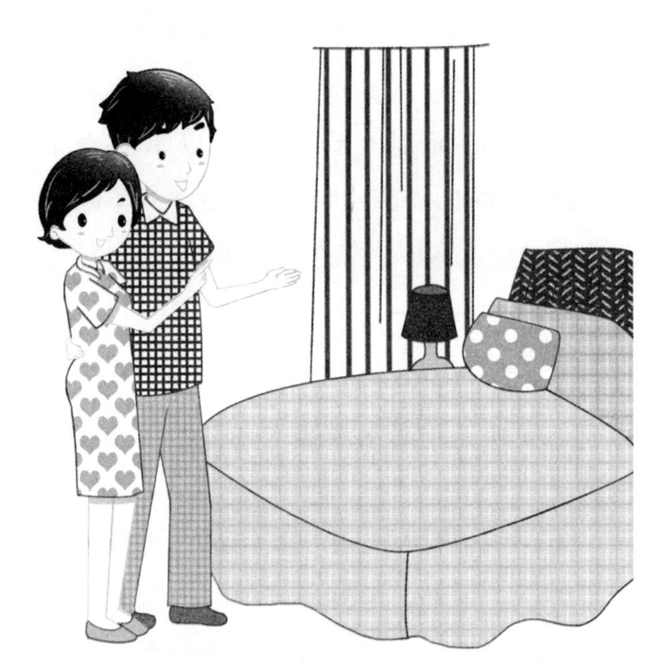

♣ 不管是家具的颜色还是墙纸的颜色，都最好选择淡而暖的色调。在怀孕后，准妈妈对色彩的反应会变得很敏感，你会发现自己尤其偏爱某些颜色，而讨厌另一些颜色。

♣ 要注意居家温度和湿度。居室的温度最好控制在20～22℃，居室最适宜的湿度为50%左右。在空气干燥的秋冬季节，可在室内放一盆水或不时地在地上洒点水，也可使用空气加湿器。

新装修的房子要多久才可以入住

装修材料中的有害物质，如甲醛、苯、甲苯、乙苯、氨等，无法在短时间内完全散发掉，不但有害于母体健康，还会增加胎宝宝先天性畸形、白血病的发病率。所以，怀孕前后如果打算装修房子的话，一定要选择环保、无污染的装修材料。装修之后至少要闲置通风3个月再入住。为了确保安全，在装修好后请卫生防疫部门进行甲醛检测。

准妈妈夏天如何使用空调、电扇

准妈妈怀孕期间因为新陈代谢比平时旺盛，皮肤散发的热量也增多，加上基础体温也比常人高，所以夏天会比较怕热。但就算是普通人长时间吹电扇或者空调，都可能引起头痛头晕、疲倦无力等症状，何况是孕期女性。所以准妈妈在使用空调、电扇这些制冷电器的时候要注意。

孕期安全使用空调和电扇

♣ 为了防止感冒，准妈妈一定要注意出汗多时不要吹风扇或者空调，而要等到汗收了之后再吹。因为身体出汗多时，全身皮肤的毛孔会打开，汗腺大张，如果此时马上吹电扇或者空调，就会使得邪风进入人体内，轻者伤风感冒，重者高烧不退。

准妈妈在怀孕期间一定要注意避免感冒发烧，一般人感冒发烧可以通过打针吃药来治疗，可准妈妈此时不能轻易打针吃药，因为用药不慎会给胎宝宝的健康带来危害。

♣ 使用电扇时，准妈妈最好将电扇调成摇头旋转，并且放在离你较远的地方，风量也不宜太大；吹空调时应该穿上长衣裤，晚上则要盖上空调被，不能将肚子裸露在外面对着吹。

♣ 晚上如果不是很热就不要开空调了，用小电扇吹吹就好。

♣ 无论是空调还是电风扇，都不宜整晚使用。

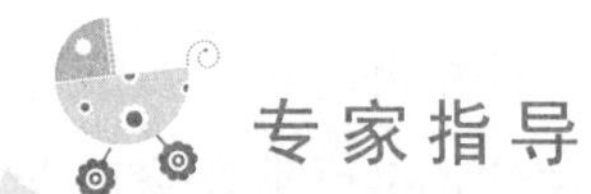

空调使用一段时间后，会积聚大量灰尘、污垢，产生细菌、病毒，这些有害物质随着空气在室内循环，传播疾病，危害人体健康。因此，空调在使用一段时间后或换季停机时必须清洗。

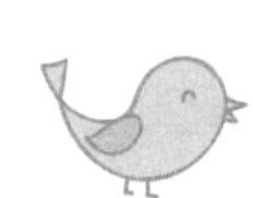

孕期不宜使用蚊香和花露水

准妈妈怀孕之后最好不要再使用普通的蚊香来驱蚊，也不要使用花露水来止痒。

蚊香和花露水会影响胎宝宝发育

普通蚊香里含有超细微粒，据研究，一盘蚊香燃烧释放出的微粒相当于4～6包香烟的量。超细微粒一旦被吸进肺里，短期内可能引发哮喘，出现呼吸困难、头痛、眼睛痛、窒息、反胃等现象，因此准妈妈最好不要用普通蚊香。

至于花露水，准妈妈孕期要少用，最好是不用。因为花露水属芳香疗法，樟脑、薄荷脑、桉叶油、冰片、丁香油是其主要成分。这些成分进入到准妈妈体内不容易排出，且可能穿过胎盘屏障，影响胎宝宝的正常发育。花露水中的有些成分如冰片，也对准妈妈不利。所以，准妈妈最好不要使用这类具有止痒功效的液体。

怎样驱蚊最健康

夏天要驱蚊最好使用蚊帐，或选用专门适用于准妈妈的蚊香片（一般超市有出售）。同时可在卧室摆放一些可驱蚊虫的植物，如茉莉花、米兰等。容易招蚊虫的准妈妈还需在医生指导下口服维生素B_1，或用其水溶液搽皮肤，均可减少蚊虫叮咬。

如果准妈妈不小心被蚊虫叮咬了觉得痒得难受，可抹一点肥皂水或牙膏，一般第二天就消肿了。

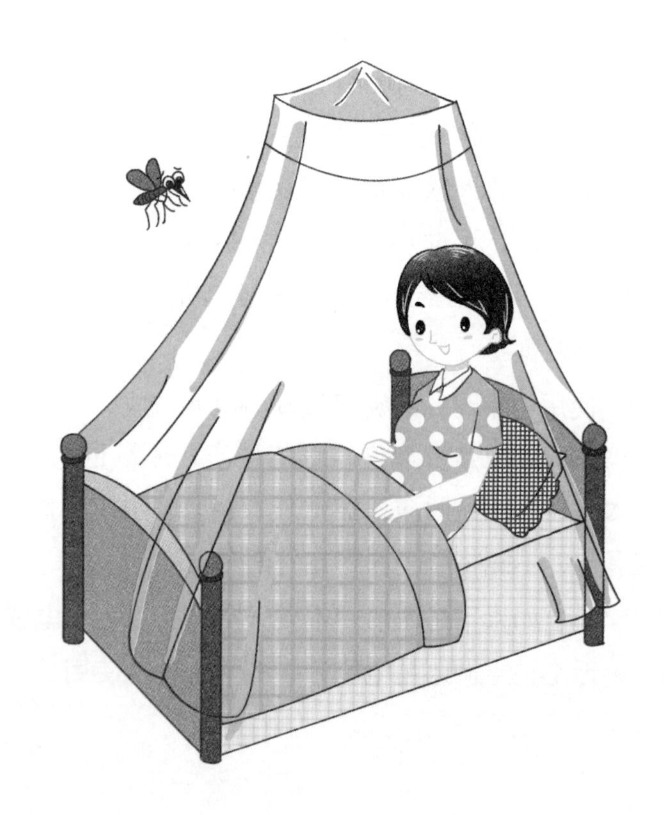

孕期避免使用风油精、樟脑丸

风油精、樟脑丸一类的东西，其挥发的气体分子很容易透过鼻孔、嘴巴、皮肤等进入体内，与人体内的葡萄糖磷酸脱氢酶结合，变成无毒物质，然后随小便一起排出体外，一般情况下不会给人带来危害。可是在妊娠的前3个月内使用可就不安全了，这些分子会通过胎盘屏障进入羊膜腔内作用于胎宝宝，对胎宝宝产生不利影响。

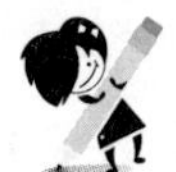

写给准爸爸的话

准爸爸要注意，从妻子妊娠前就开始清除家里所有的风油精、樟脑丸之类的东西，并要规劝准妈妈少接触这些东西。

孕期不要盲目使用精油

精油的渗透力很强，能迅速进入人体循环系统，会对胎宝宝造成一定影响，这跟准妈妈不能随便吃药一样。

有些精油有通经的作用，怀孕时使用很可能导致流产；有些精油准妈妈应该避免，因为其中含有具有毒性的酮，而酮是准妈妈以及胎宝宝禁用的，不宜长期、高剂量使用。例如，鼠尾草中的侧柏酮，会导致流产；穗花薰衣草、欧薄荷、牛膝草中的酮成分，也可能导致早产。

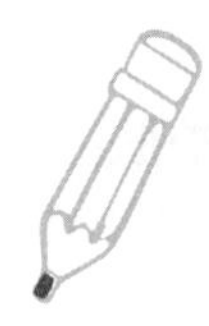

但是精油对准妈妈来说也并不是绝对禁止，因为有的精油只是怀孕早期要避免的，例如薰衣草，怀孕中期以后的准妈妈可以用它来按摩以抗妊娠纹，还有温和的橘子精油，婴幼儿、孕期女性及老人都能使用。所以，如果对精油功效不了解，准妈妈还是谨慎使用精油为好，或者干脆不用。

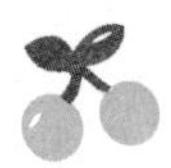

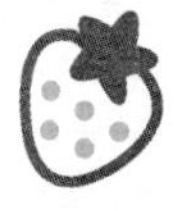

怀孕后怎样使用护肤品

怀孕后皮肤变得敏感，容易长痘、干燥或出油，要避免这些问题，最重要的是清洁和保湿，一定要针对自己的皮肤状态选择护肤品，而且要缩短护肤流程，护肤品用得越少越好，多让皮肤处在自然呼吸的状态。

下面推荐一些适合孕期使用的护肤品，准妈妈在怀孕期间可以暂时停止使用以前的那些含化学成分较多的美白祛斑类的美容产品。

护肤品名称	推荐理由
婴儿油、婴儿霜	婴儿护肤品一般含化学添加剂少，性质温和，刺激性低，具有基础的保湿润肤效果
纯植物护肤品	植物护肤品用料比较天然，很少有过敏的情况发生。但市售此类护肤品鱼龙混杂，在购买时一定要用心辨别，选择正规厂家的正规品牌
药妆	药妆一般不含防腐剂和香料，比较温和，但洁面类的清洁力不强，不太适合油性和混合型的肌肤
准妈妈专用护肤品	这类护肤品是专门针对准妈妈设计的，专业性强，安全无刺激，整个孕期你基本上都可以安心使用

此外，比起昂贵的品牌护肤产品，孕期准妈妈也可以选择一些性质温和的自制面膜、手膜、唇膜等来护理肌肤，效果可能更突出。

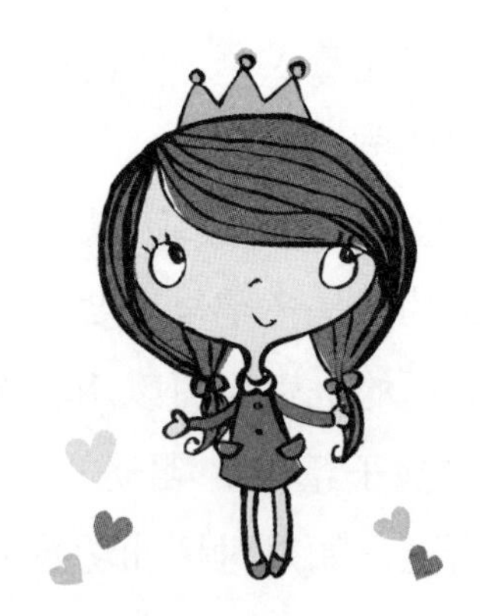

蜂蜜、香蕉、冬瓜、胡萝卜、橄榄油、维生素E等是准妈妈可以放心使用的保湿护肤品，蜂蜜+香蕉+维生素E或橄榄油、蜂蜜+冬瓜+维生素E或橄榄油、胡萝卜+橄榄油等都是最佳搭配，准妈妈可以将这些材料搭配好后用榨汁机搅拌成泥状即可使用。

孕期禁止使用的美容产品

准妈妈怀孕后要慎用下表中的美容产品：

护肤品名称	禁用理由
美白祛斑霜	这类美容产品中一般都含有铅和汞，长期使用会严重危害人体的神经、消化道及泌尿系统
口红、唇彩	口红和唇彩中的羊毛脂具有很强的吸附力，能将空气中的尘埃、重金属离子及大肠杆菌之类的病菌吸附在嘴唇上。准妈妈在喝水、吃东西时容易将这些有害物质带入体内，危害胎宝宝的健康
指甲油	指甲油中含有高浓度的甲醛、苯二甲酸酯及化学染料等有害的化学物质，很容易穿透你的甲层，进入皮肤及血液，对胎宝宝不利
染发、烫发剂	染发剂大多含有硝基苯、苯胺、铅等有毒的化学物质；冷烫精容易对胎宝宝的大脑神经系统造成不良影响
脱毛剂	脱毛剂是化学制品，会影响胎宝宝健康

冬天可以用润唇膏吗

一般建议准妈妈少用润唇膏。润唇膏本质上是外用药品，各个厂家的选料、配方、制作技术都不同，虽然有些产品标明适合孕期使用，但实际上大部分唇膏是合剂，成分多样，较难判断能否使用该种物品。所以，准妈妈应该尽量少用润唇膏。

特别提示

如果冬天嘴唇干裂，可以选用天然的维生素E或蜂蜜来滋润嘴唇，准妈妈还可以通过补充花生油或者是天然植物油来改善嘴唇干裂的症状。

孕期怎样化妆更健康

胎宝宝是通过脐带从母体吸收营养的，因此准妈妈化妆得当，有害成分不会渗透进血液而对胎宝宝产生不良影响。但是从安全出发，孕期准妈妈化妆要以淡妆为主，尽量不要浓妆艳抹。

孕期化妆的害处

化妆品的配方是否真的天然安全是难以说清的。因为化妆品抽查中经常发现部分化妆品有害物质超标。所以，为了确保孕期安全，尤其是敏感关键的孕早期，还是尽量少化妆的好。

必须化妆时怎么办

孕期不建议化妆，如果有某些场合必须化妆，准妈妈可以参考以下建议：

♣ 最好使用熟悉的品牌。像高科技生化产品、祛痘祛斑的特殊保养品、含激素及磨砂类产品，不要使用。

♣ 选择透气性好、油性适中、安全性强、含铅少、不含激素且品质优良的产品，否则天气热时不利于排汗，影响代谢功能。

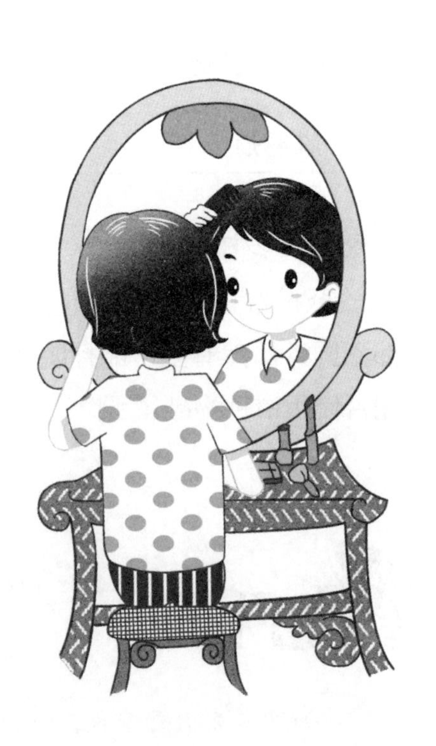

♣ 妊娠期不纹眼线、眉毛，不绣红唇，不拔眉毛，改用修眉刀修眉。尽量不要涂抹口红，如果使用，喝水时、进餐前应先抹去，防止有害物质通过口腔进入体内。

♣ 避免使用眼影和着色力较好的口红，因为这些产品可能含铅等重金属，长期使用容易经血液吸收。

♣ 传统的胭脂或者鹅蛋粉之类的化妆产品准妈妈不要使用。因为这些产品中含有麝香和冰片，接触后可能导致准妈妈产生宫缩，甚至流产。

♣ 尽量缩短带妆时间，每次妆容的清洗一定要彻底，防止色素沉着。

上班族准妈妈怎样照顾好自己的孕期

上班族女性在怀孕后，有很多的不得已，因此，照护好自己的孕期尤为重要。

上下班路上注意避开交通高峰时间

最好比别人早一些出门，这样可避开上班的高峰人群。下班后，如果不方便提前离开单位，最好在办公室逗留一会儿，避开下班的高峰人群。

让上司和同事知道你怀孕的事

只要自己把分内的工作做好，老板和同事就不会质疑你的能力。况且国家对怀孕的职业女性都有政策性的保护，上司和同事得知你怀孕，还会在工作上给予更多的照料和帮助。

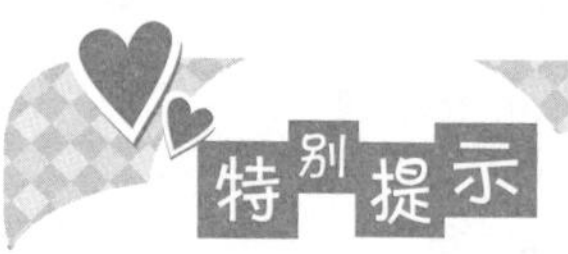

职场准妈妈要特别注意劳逸结合，让自己的精神放松，避免对胎宝宝生长发育极不利的紧张情绪。

选择舒适得体的准妈妈职业装

千万不能因为爱美，穿一些压迫肚子的紧身衣服，这样容易让你的身体感到疲劳，还会影响腹中胎宝宝的发育。现在，有很多品牌的准妈妈职业服装，上班族准妈妈穿上既符合职业身份，又不妨碍工作，还很方便舒适，也不会显得身材很臃肿。

在外就餐必须摄取必需的营养素

如果本单位有餐厅应该选择配菜种类较多的套餐，如一份套餐里米饭、鱼、肉、蔬菜都有，并且不同类食物有好几种，这样的套餐营养配比较均衡；也可以到较熟悉的、卫生条件较好的餐厅自由点菜，同样要注意各种营养素的均衡。通常，外餐的汤类、面汤或菜里含盐较多，要尽量少吃。

工作时不能长时间保持一种姿势

如果准妈妈从事办公室工作，切忌整天让身体保持一个姿势对着电脑。最好工作半小时到一小时就站起身来活动活动，做做孕妇保健操将会对你大有益处。

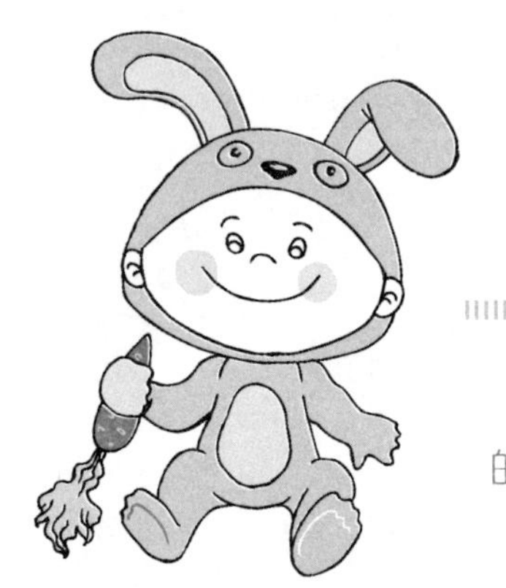

不可忽视的不适与疾病防治

因为孕早期是胎宝宝器官形成的关键时期，为了避免影响胎宝宝的发育，建议准妈妈在孕早期尤其要重视疾病的安全防治。

孕早期感冒怎么办

感冒是孕期很可能会遇到的，引发感冒的可能是病毒也可能细菌，或是受寒、受热等。

如果是非病毒引起的一般感冒，症状较轻，只是流鼻涕、打喷嚏，对胎宝宝不会有影响，也不用服药，休息几天就会好转；但如果是病毒、细菌感染引起的感冒，准妈妈就需要及时就医，在医生的指导下用药治疗。

区分感冒症状

风寒感冒（发热、怕冷，甚至打寒战、无汗、周身酸痛、鼻塞）宜多吃发汗散寒食品，如辣椒、葱、生姜、大蒜等。

风热感冒（发热、咽部肿胀、鼻塞、口渴、大便干燥）宜多吃有助于散风热、清热的食品，如绿豆、萝卜、白菜等。

可以通过饮食调理缓解感冒症状

♣ 选择容易消化的流质饮食，如菜汤、稀粥、蛋汤、蛋羹、牛奶等。

♣ 饮食宜清淡少油腻，既满足营养的需要，又能增进食欲，如白米粥、小米粥、小豆粥。

♣ 保证水分的供给，可多喝酸性果汁，如猕猴桃汁、红枣汁、鲜橙汁、西瓜汁等，以促进胃液分泌，增进食欲。

♣ 多吃含维生素C、维生素E及红色的食物，如西红柿、苹果、葡萄、枣、草莓、甜菜、橘子、西瓜及牛奶、鸡蛋等，维生素 C能抑制病毒合成，有抗病毒作用。

♣ 不宜进补，滋补食物不但无益于提高抵抗力，反而会将病毒困于体内，加重病情。

怀孕初期阴道出血、下腹疼痛怎么办

孕早期出现腹痛、阴道流血，可能是流产、宫外孕、葡萄胎的表现，应及时去医院确诊。

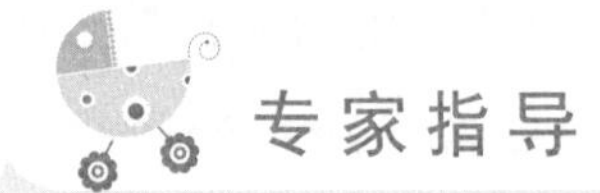

在孕早期有15%～20%的受精卵发生自然流产，大多不是人为的外界因素造成的，而是胚胎本身的问题。所以，如果发生了自然流产，无需太难过，这是人类繁衍遵循优胜劣汰的自然规律。

流产

孕早期的流产特点是先阴道出血后腹痛。出鲜红色的血液对于准妈妈而言是比较不好的，必须立刻到医院做处理；若阴道分泌物呈咖啡色，则建议卧床休息。

不论血液颜色，只要一天出现一次不正常出血现象，一定要绝对卧床休息3天，避免仰卧起坐等会运用到腹部的运动，同时避免憋尿、便秘等会造成腹内压增加的情况。

宫外孕

如果准妈妈怀孕后常有不规则阴道出血，颜色深褐、量少，一般不超过月经量，总是不净，还常出现一侧下腹撕裂样疼痛，这种情况可能是宫外孕，准妈妈要引起重视，赶紧去医院诊断。

葡萄胎

怀葡萄胎的准妈妈首先会有停经、恶心、呕吐等类似早孕的反应，但在停经后发生不规则阴道流血，出出停停，最初出血量少，为暗红色，后逐渐增多或继续出血，如仔细检查，有时可在出血中发现水泡状物。可伴有阵发性下腹痛，腹部呈胀痛或钝痛，一般能忍受，常发生于阴道流血前。另外，子宫会比正常妊娠的子宫大但无胎动感，听不到胎心音，通过妇科及B超检查可确诊。

一旦确诊为葡萄胎，应立即刮宫。有葡萄胎孕产史的女性，2年内应采取切实可靠的避孕措施，不能再次怀孕。

孕早期疲劳如何缓解

在怀孕期间，有些准妈妈特别容易感到疲倦，不但经常出现昏昏欲睡的感觉，还经常感到头晕乏力。这种疲倦感在孕早期和晚期尤为明显，这就是孕期疲劳。

孕期疲劳的原因

怀孕早期，由于受恶心、呕吐等早孕反应的影响，很多准妈妈经常出现睡眠中断的情况，于是在白天就会出现强烈的疲倦感。

到了孕中期，随着宝宝的进一步发育，新陈代谢增快，需要消耗更多的能量，也使准妈妈很容易感到疲劳。有些准妈妈在这个阶段还坚持上班，就更加容易出现疲倦感。

随着生产时间的临近，很多准妈妈会对分娩疼痛、胎宝宝的健康状况等问题感到担忧，导致自己的心理压力增大，再加上越来越严重的尿频、肌肉酸痛、下肢水肿等妊娠现象，更使准妈妈容易感到疲劳。

消除孕期疲劳的方法

充足的营养、足够的休息和适当的运动是消除孕期疲劳的好方法。

♣ 多吃蛋类、全谷类、豆类、海产类、瘦猪肉、乳类、酵母粉、绿色蔬菜、坚果类等富含营养的食物，不吃煎炸类食物，及时补充可以缓解孕期疲劳的B族维生素。

♣ 保持轻松、愉快的心情，充分休息，如果条件允许最好每天午睡，晚上早点就寝并保证充足的睡眠时间。

♣ 适当参加一些缓和、轻松、具有加强骨盆和背部肌肉韧性的运动，有助于缓解疲劳。每天晚饭后，夫妻一起出门散步，同时说说悄悄话，除能解除疲劳外，也是调节和保持准妈妈良好精神状态的妙方，对准妈妈和胎宝宝的身心健康均有益。但行程要适中，还应避免着凉，否则效果就大打折扣了。

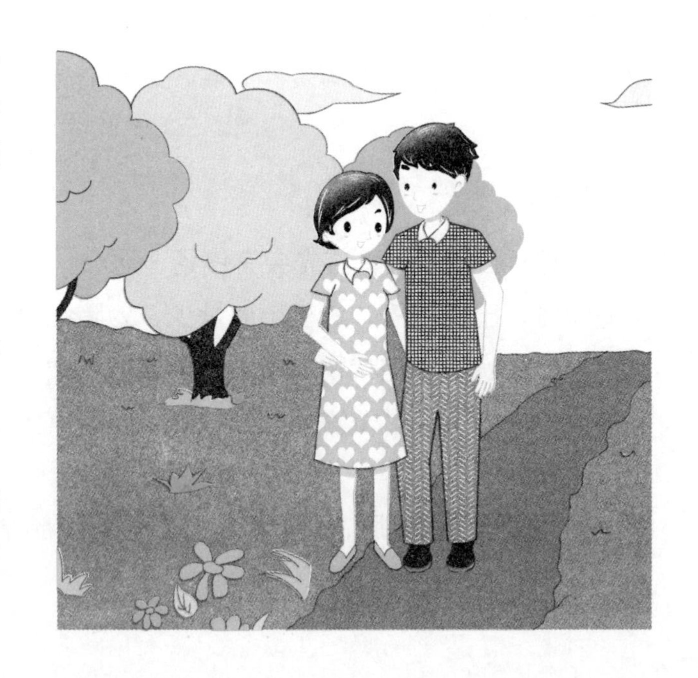

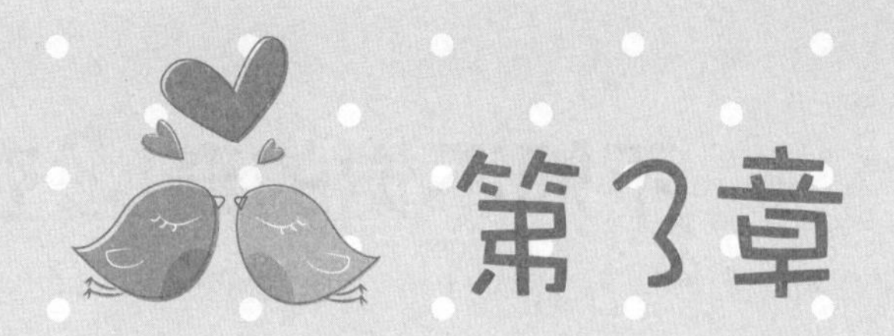

第3章

孕2月：妊娠反应来了

该阶段是腹中小宝宝器官分化、成形的关键时期，此外，准妈妈在本月可能正在经历难受的早孕反应，出现恶心、呕吐、烧心、倦怠等症状。这个阶段，除了要确保摄入充足的营养素，满足小胚胎的健康发育外，还需要适当调整饮食，帮助适应早孕反应带来的身体变化。

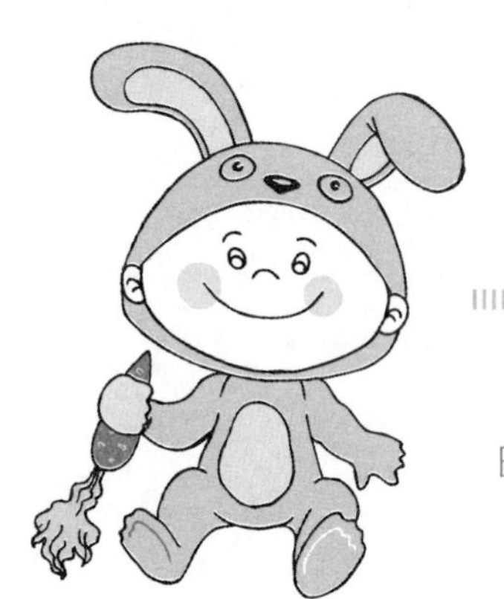

不知不觉的奇妙变化

现在准妈妈的子宫正在孕育一个新的小生命，所以一定要保持良好的情绪，为胎宝宝发育提供优质的内环境。

准妈妈：早孕反应来袭

进入孕2月，大部分准妈妈已经知道自己怀孕了。

子宫增大，早孕反应与尿频明显

这时期，准妈妈子宫增大，大小如鹅蛋，小腹部尚看不出有什么变化，早孕反应开始明显。

除此之外，由于子宫增大后压迫和刺激膀胱，在这一时期，大部分准妈妈会有尿频症状。

乳房开始出现变化

在雌激素和孕激素的共同刺激下，乳房逐渐长大，乳头和乳晕部颜色加深，乳头周围有深褐色结节等现象。大多数的准妈妈还会出现乳房胀痛等症状。

孕吐是本月最明显的妊娠标志

从妊娠后6周或更早的时间开始，准妈妈会经常恶心、呕吐，不能闻油烟或异味，早晨尤其严重。这就是孕吐，一般会持续一个多月，同时还会出现食欲不振、头晕、头痛、疲倦等现象。

对于孕吐原因有一种比较有意思的解释，说是胎宝宝发出的本能自我保护的信息。这时，胎宝宝分泌出大量激素，增强准妈妈嗅觉和呕吐中枢的敏感性，以便最大限度地将毒素拒之门外，确保自身安全。虽然这种说法还没有被证实，但也可以提醒准妈妈注意饮食，保护好腹中的小生命。

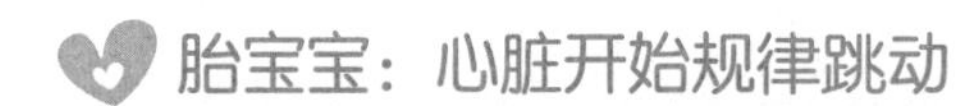

胎宝宝：心脏开始规律跳动

从第5周到第8周，胚胎的90%器官系统都陆续长出来。

胚胎的器官已经开始有明显特征

胚胎的上面和下面长出的幼芽，看上去就像划船的桨，将来会形成宝宝的手和腿；面部前方的两个小黑点，将来就是宝宝明亮的眼睛，而两侧深凹下去的地方，将来会发育成宝宝的耳朵；嘴巴的下方出现的些微小褶皱，将来会发育成宝宝的脖子和下巴。此时，宝宝的心脏也已经长好了，每分钟可以跳动150次，相当于大人心跳的2倍，准妈妈再也不用担心宝宝的心脏会受到外界因素的干扰了。到了孕8周，胚胎的脑干也已经清晰可辨。从现在开始，胚胎开始进入迅速成长时期。

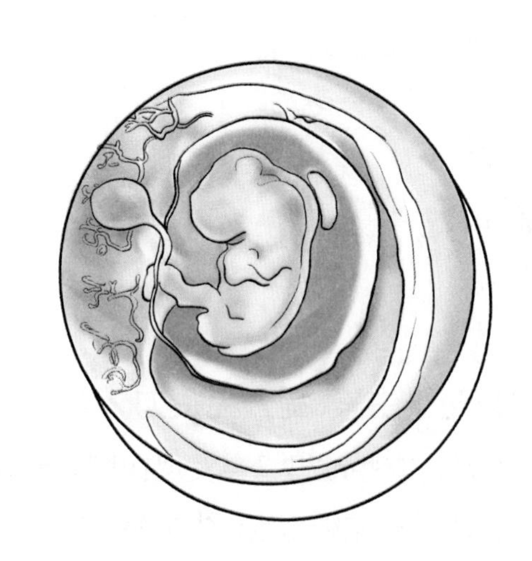

告别“小海马”，有点“人样”了

进入孕5周，胚泡在子宫内着床后，就会向四周扩展，慢慢形成三胚层：胚胎原始内胚层、胚胎原始外胚层、胚内中胚层，在三胚层中，每一个胚层又分化为不同的组织。这个时期，神经系统和循环系统的基础组织最先开始分化。

孕6周后，胚胎开始迅速地成长，此时胚胎的长度有0.6厘米，像一颗小苹果子。主要器官包括初级的肾和心脏的雏形都已发育，神经管开始连接大脑和脊髓，原肠也开始发育。

孕7周，胚胎的头、躯体、手脚开始有了区别，大体有人形了。此时，宝宝心脏已经开始划分心室和心房，并进行有规律的跳动及供血。也是这个时期，胎盘形成、脐带出现。

到了第2个月末，胚胎各种复杂的器官都开始成长，即使用肉眼也可以分辨出头、身体和手足。

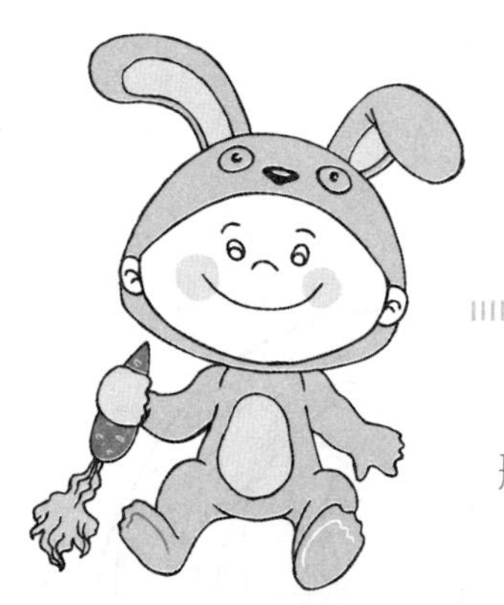

不可或缺的营养知识

胎宝宝的神经系统、内脏、五官、四肢等，都在这个月内形成雏形，所以准妈妈在这个月要通过食物摄取丰富多样的维生素。

补充维生素C提升免疫力

本月，有些准妈妈会发现在刷牙时牙龈会出血，适量补充维生素C能缓解牙龈出血的现象，同时，可以帮助提高机体抵抗力，预防牙齿疾病。

每天吃适量新鲜的水果蔬菜，可以补充足够的维生素C。注意，维生素C是水溶性的，容易流失，因此，烹煮食物的时间不宜过长。

补充维生素B_6抑制孕吐

维生素B_6能增进γ-氨基丁酸的生成，而后者是大脑内一种重要的抑制性神经传导物质，可以抑制呕吐。

怎样补充维生素B_6

怀孕的前2个月，可多吃一些动物肝脏、鱼、蛋、豆类、谷物、葵花子、花生仁、核桃等食物，这些食物中均含有较多的维生素B_6。

维生素B_6在麦芽糖中含量很高，每天吃一两勺麦芽糖不仅可以防治妊娠呕吐，而且可使准妈妈精力充沛。

如果妊娠反应较重，则可以在医生的指导下加大维生素B_6的剂量，不应自己随意加大剂量。

维生素B_6要在酸性环境中才能比较稳定，叶酸则需要碱性的环境。如果吃含叶酸的食物或叶酸补充剂时服用维生素B_6，由于稳定环境相抵触，二者的吸收率都会受影响。所以，维生素B_6和叶酸的服用时间最好间隔半个小时以上。

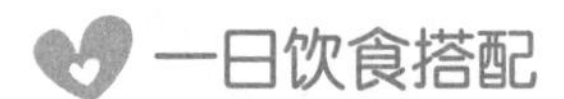

一日饮食搭配

这个月准妈妈会有早孕反应，胃口不佳，应该多吃些开胃饮食，选择易消化、易吸收的食物，也不必再拘泥于一日三餐，可以一天多餐，想吃就吃，恶心时吃干的，不恶心时吃稀汤。

早餐

全麦面包1个（100克）	煮鸡蛋1个（70克）	牛奶1杯（250克）	新鲜蔬菜丝1碟（50克）
补充碳水化合物、膳食纤维、维生素	补充蛋白质、脂肪	补充水分、蛋白质、脂肪	补充维生素

加餐

早餐后或午餐前一两个小时	橘子1个	补充水分、维生素、膳食纤维

午餐

大米饭1碗（150克）	里脊肉炒芦笋1碟（200克）	糖醋胡萝卜1碟（100克）
补充碳水化合物、B族维生素	补充蛋白质、膳食纤维	补充各种维生素

加餐

午餐后或晚餐前一两个小时	榛子5个（50克）	补充蛋白质、脂肪

晚餐

小米粥1碗（150克）	韭菜豆芽1碟（100克）	素炒白菜心1碟（100克）	西红柿鸡蛋1碗（100毫升）
补充碳水化合物、B族维生素	补充维生素、膳食纤维、钙、铁	补充维生素	补充维生素C、锌、铁

加餐

晚餐后1小时	全麦面包1片（25克）	补充B族维生素、膳食纤维
临睡前1小时	牛奶1杯（100克）	补充蛋白质、钙

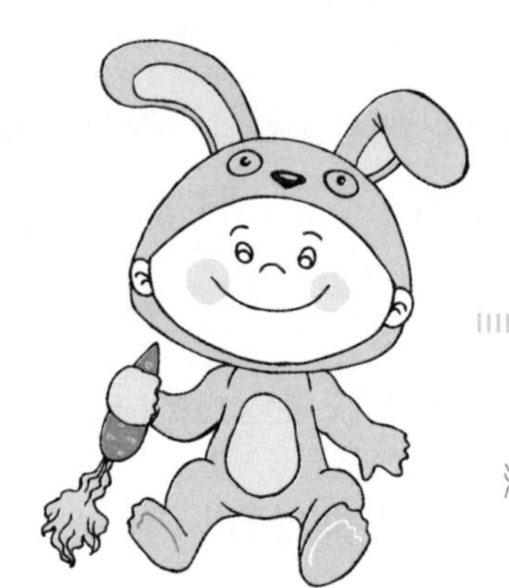

不可不知的饮食细节

怀孕后6周或更早的时间开始，准妈妈会经常恶心、呕吐，不能闻油烟或异味，早晨尤其严重，要注意少食多餐以保证营养。

孕期怎样吃酸味食物更健康

酸味能刺激胃液分泌，提高消化酶的活性，促进胃蠕动，有利于食物的消化和各种营养素的吸收。所以怀孕后爱吃酸有利于胎宝宝和母体的健康。但孕期一定要选择健康的酸味食物。

带酸味的新鲜瓜果

这类食物含有丰富的维生素C，可以增强身体的抵抗力，促进胎宝宝发育。如西红柿、青苹果、橘子、草莓、酸枣、话梅、葡萄、樱桃、杨梅、石榴等都是不错的选择。

可以经常喝一些酸奶

酸奶富含钙、优质蛋白质、多种维生素和碳水化合物，还能帮助人体吸收营养，排出有毒物质，不但营养价值高，而且对厌食有一定的治疗作用。

孕期可以吃辣味食物吗

在怀孕早期由于妊娠反应，大部分准妈妈食欲不佳，尽量不吃辛辣食物。

吃多了辣味食物容易上火，引起便秘，严重的还会引发痔疮。再加上怀孕时准妈妈体质会改变，如果怀孕期间吃辣有肠胃不适的现象，要尽量避免。

另外，一些辣制品含有高盐分，盐分摄取过多容易造成准妈妈水肿。在怀孕初期胚胎着床尚未十分稳定前（即怀孕 12 周之前），准妈妈食用辣椒的话一定要控制量。

为什么有的准妈妈喝牛奶就腹泻

牛奶是孕期准妈妈的营养好选择，但是有的准妈妈喝牛奶会引发一系列不适，排除疾病的原因，很可能是准妈妈不适宜喝牛奶，此时可用酸奶来代替牛奶。

以下情况，建议准妈妈不要喝牛奶：

♣ 乳糖不耐受体质的准妈妈不要喝牛奶。牛奶中乳糖含量较高，但必须在消化道乳糖酶作用下分解为半乳糖和葡萄糖后才能被人体吸收，而乳糖不耐受的准妈妈无法消化吸收乳糖。

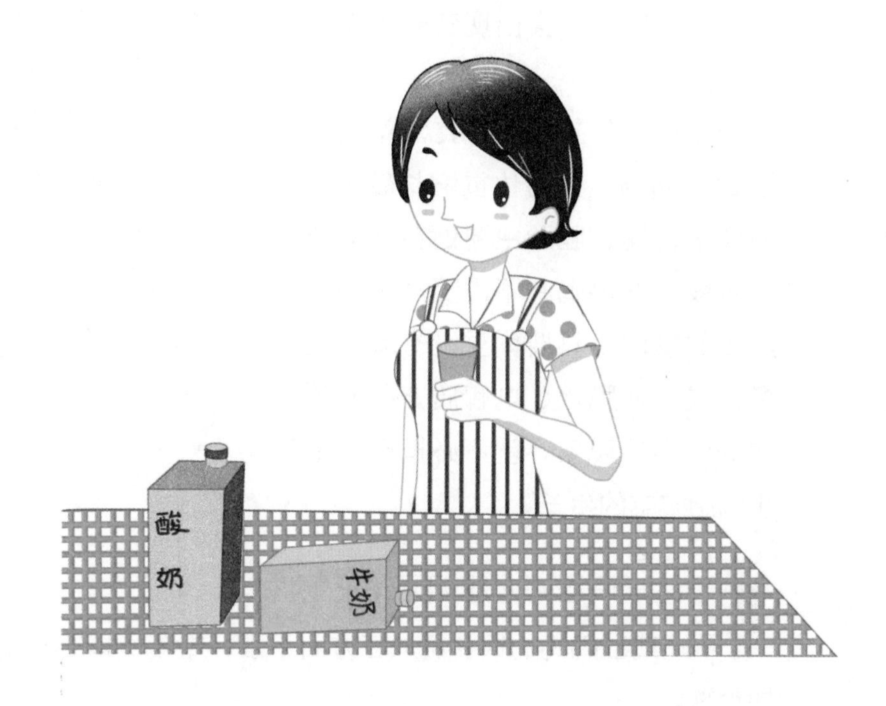

♣ 患有反流性食道炎的准妈妈。含有脂肪的牛奶会影响食道括约肌的收缩，从而增加胃液或肠液的反流，加重食道炎症状。

♣ 患有消化道溃疡的准妈妈。牛奶虽可缓解胃酸对溃疡面的刺激，但因其能刺激胃肠黏膜分泌大量胃酸，会使准妈妈的病情加重。

♣ 患有胆囊炎和胰腺炎的准妈妈。牛奶中脂肪的消化需要胆汁和胰脂酶的参与，饮用牛奶将加重胆囊和胰腺的负担，进而加重病情。

可以用中药缓解孕吐吗

一般情况下，轻度孕吐用生姜即可有效缓解，孕吐多由胃寒引起，生姜性温，因此可以熬姜汤服用。中度孕吐可喝中药治疗。当孕吐明显影响食欲时，身体会渐渐虚弱，难以进食，有些医生会建议准妈妈喝中药来缓解孕吐带来的不适。

孕吐会影响胎宝宝吸收营养吗

对绝大多数的准妈妈和胎宝宝来说，孕吐都不会产生什么后遗症。除非孕吐太严重，否则准妈妈不必太担心胎宝宝会出现营养不良的问题。

因为胎宝宝大量需要营养是在孕28～36周，此时体重增长最快。而怀孕初期，胚胎主要处在细胞分化阶段，准妈妈并不需要额外增加热量的摄取，只要体重没有减轻太多，或出现脱水、电解质紊乱或酮症酸中毒的现象，就不必担心会影响到胎宝宝的生长。

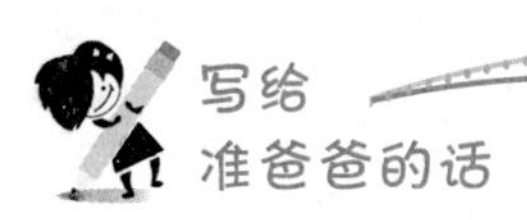

呕吐剧烈时可以尝试用水果入菜，如利用柠檬、脐橙、菠萝等作材料来烹煮食物的方法来增加食欲；也可用少量的醋来增味。还可以动手做酸梅汤、橙汁、甘蔗汁等。

孕吐期间准妈妈应如何保证营养

孕吐期准妈妈的饮食可从三方面下手：早餐不能少；少食多餐，干稀搭配；水果入菜，增加食欲。

早餐一定不能少

孕吐期的准妈妈大部分都会有晨起恶心的症状，这是由于很长一段时间没有吃东西导致体内血糖含量降低造成的，因此，准妈妈早晨起床之前应该先吃点东西，再去洗漱，可缓解症状。

少食多餐，干稀搭配

准妈妈的进食方法以少食多餐为好。每隔2～3小时进食一次，一天五六餐，甚至可以想吃就吃。恶心时吃干的，不恶心时吃稀汤。进食后万一呕吐，可做做深呼吸，或听听音乐、散散步，再继续进食。晚上反应较轻时，食量宜增加，食物要多样化，必要时睡前可适量加餐。

孕吐期间需要补充营养素制剂吗

除了一些孕吐现象比较严重的准妈妈需要补充营养制剂外，一般情况的孕吐是不需要补充营养制剂的。

孕早期胎宝宝对营养需求不大

准妈妈一旦发生孕吐现象，应该顺其自然，因为孕期呕吐症状一般都较轻微，而且多数在妊娠12周左右自行消失。虽然孕吐暂时影响了营养的均衡吸收，但在怀孕初期，胎宝宝主要是处于器官形成阶段，对营养的需求相对孕中晚期要少。真正解决孕吐最好的办法是消除思想顾虑，适当调整饮食。

补充营养素要遵医嘱

如果呕吐现象比较严重，为了保证你及胎宝宝营养健康的需求，可以在医院进行检查后咨询医生，如果补充营养剂，一定要在医生的指导下适当地补充。

防治孕吐的蔬菜

有几种蔬菜，孕吐严重的准妈妈不妨经常食用。

苦瓜——提高食欲

虽然很多准妈妈平时就受不了苦瓜的苦味，但是苦瓜能刺激唾液及胃液分泌、促进胃肠道蠕动，对于改善消化吸收、促进食欲等有好处，同时其含有的维生素C比一般瓜类蔬菜高出许多，可提高准妈妈的免疫力。

海带——助胎宝宝脑发育

海带含有丰富的碘元素，准妈妈每周吃一两次即可。准妈妈如果缺碘会造成腹中宝宝脑部发育不良，而海带是最理想的补碘食物。

土豆——缓解孕吐

土豆含丰富的维生素B_6，可止吐。同时，土豆富含蛋白质、微量元素。烹炒土豆时口味尽量清淡点。不少准妈妈在孕早期只要闻见一点儿油烟味就会呕吐不止。此时，别忽视了身边最为家常的一道菜——醋熘土豆丝。

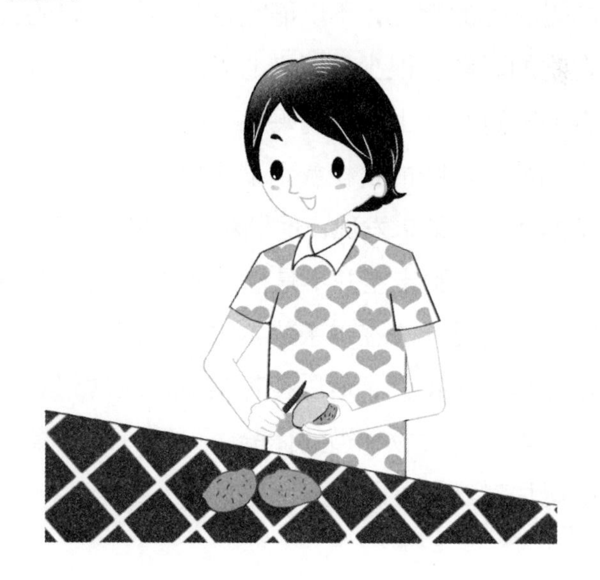

准妈妈挑食会影响将来宝宝的饮食习惯

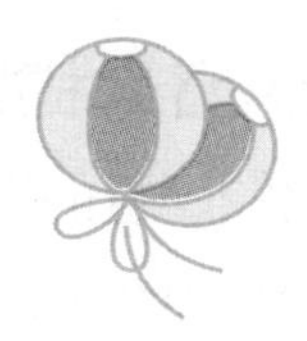

要想自己的孩子将来营养均衡，准妈妈在孕期要尽量不挑食、偏食，要保证饮食均衡、全面。因为准妈妈孕期的饮食习惯会影响将来孩子的口味。

饮食习惯“遗传”的原因

准妈妈的饮食习惯之所以会影响孩子的口味，主要原因是胎宝宝可通过子宫“品尝”到食物的味道，出生后会熟悉母亲孕期所吃食物的味道。

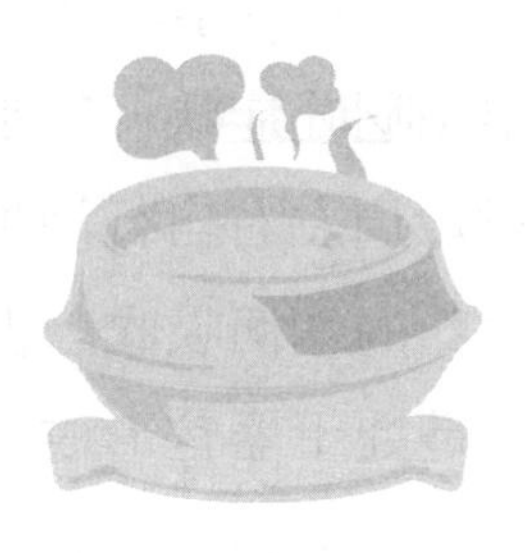

研究者对45位准妈妈进行了实验，让一些准妈妈在孕期的最后3个月，定时服用胡萝卜汁，还有一些女性是育后服用胡萝卜汁，其他女性没有服用胡萝卜汁。

在孩子准备断奶时，研究人员对婴儿进行了对胡萝卜喜好程度的测试，发现：在孕期喝胡萝卜汁的妈妈生的婴儿，不仅能吃不少类似口味的食品，在吃的时候，很少有拒绝的表情。但是，对那些没有接触过胡萝卜汁的妈妈生下的婴儿来说，当父母把胡萝卜口味的食物拿到婴儿嘴边，想检验一下孩子的味觉，结果发现，他们对这种东西不敏感。

可见，胎宝宝并不是出生后首次品尝胡萝卜的味道，而是起先在母亲的羊水中获得这种味道，而后在母乳中得到，最后在餐桌前首次食用。在羊水或母乳中对食物味道的体验，可能有助于提高孩子断奶后对这种食品的接受程度。

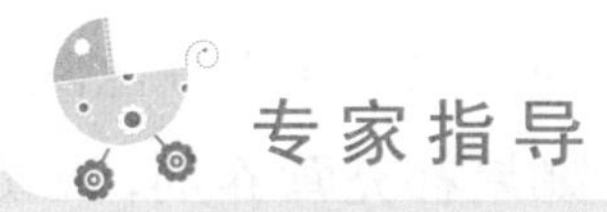

如果准妈妈希望将来的孩子不偏食，爱吃蔬菜、水果，那么在孕期，一定要养成每天适量进食蔬菜水果的好习惯。

准妈妈应保证食物的多样性

准妈妈无论是在怀孕前还是在怀孕后，都不能靠营养药和补养剂，食物是最主要的营养来源。

健康饮食金字塔

第一层（塔尖）：应尽量少吃高脂肪、高糖、高盐类食物。

第二层：适量进食一些肉类、禽蛋类、鱼类、乳类食物。

第三层：可稍微多吃水果蔬菜类食物。

第四层（塔底）：可以多吃些吃五谷杂粮类食物。

如何保持饮食多样性

准妈妈怀孕后一定要保持食物的多样性，这才是保证营养均衡的最佳途经。再好吃的食物、再有营养的食物都不能提供准妈妈和胎宝宝生长发育所需要的全部营养。

无论是孕前还是孕后，只要是正常的食物，没有不能吃的，只是要根据不同时期的营养需要，少吃些或多吃些。没有哪一种营养素能够单独承担起胎宝宝的生长发育，切莫以为吃了所谓最好的营养补充剂，就不需要正常的食物营养了。

准妈妈轻微营养不足不会影响胎宝宝

胎宝宝需要从准妈妈的身体里吸取他所需要的一切营养素，因此准妈妈摄取营养素是否充足将直接影响宝宝的发育，不过如果准妈妈只是轻微的营养不足，则影响不大，无需担心。

宝宝在胎里的时候，会尽他所能从准妈妈身上吸取营养，即使准妈妈没有摄入足够供给的营养，也会动用自身身体储备的营养供给宝宝，例如准妈妈摄入的钙不足，就会动用自身骨骼中的钙来满足宝宝的需要。但是准妈妈如果出现不适，情况就比较严重了，需要马上补充相应的营养素。

准妈妈有必要喝孕妇奶粉吗

孕妇奶粉是专门为准妈妈准备的一种奶粉，它在牛奶的基础上特别添加了叶酸、钙、铁、DHA等各种孕期所需要的营养成分。

孕早期不用喝，中后期适量喝

准妈妈孕早期可以不用喝孕妇奶粉，到了妊娠中、晚期可以将牛奶换成孕妇奶粉，以保障充足的营养。

孕早期胚胎较小，生长比较缓慢，准妈妈所需热能和营养素基本上与孕前相同。并且怀孕后，准妈妈会比较注意饮食营养，而早期所需的营养又和普通人一样，所以在孕早期不需要马上食用孕妇奶粉，再加上早孕反应，准妈妈可能也喝不下孕妇奶粉。

怎样喝对身体更好

如果准妈妈孕早期孕吐不严重，能喝下孕妇奶粉，可以适当饮用。喝不下就不要勉强喝了。

到了妊娠中期，随着恶心、呕吐等不适感慢慢减退、消失，准妈妈的胃口越来越好，胎宝宝所需的营养也越来越多，即便均衡饮食，也有相当一部分准妈妈由于食量、习惯等，仍难以获得满足胎宝宝生长及自身健康的诸多营养素，尤其是钙、铁等。

建议有条件的准妈妈在孕中、晚期，把孕期所需的牛奶换成孕妇奶粉，来弥补营养不足。

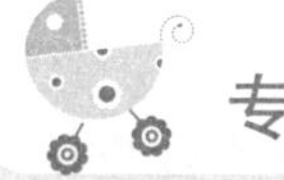

专家指导

准妈妈最好不要将孕妇奶粉和牛奶一起喝。因为孕妇奶粉是在牛奶的基础上，进一步添加孕期所需要的营养成分，如果准妈妈又喝牛奶又喝孕妇奶粉，这样反而会增加肾脏的负担，对健康不利。

怎样补钙效果好

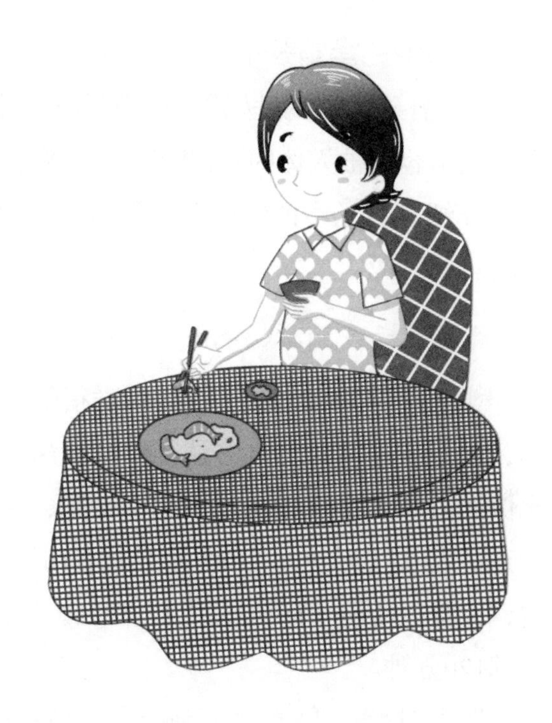

胎宝宝的骨骼和牙齿在胎宝宝期的第2个月就开始钙化了，到第8个月后突然加速。所以，准妈妈需在怀孕第2个月时就要开始加强摄入补钙食物，并注意整个孕期都要补充大量的钙质。

孕期身体对钙的需求量

孕早期准妈妈每天需要800毫克的钙，孕中期每天需要1000毫克，孕晚期及哺乳期每天需要1200毫克钙才能满足需要。

饮食补钙是此期最好的方式

喝牛奶是最简便的补钙方法。准妈妈孕早期最好每天喝250毫升奶,孕中期每天喝250～500毫升牛奶，孕晚期每天喝500毫升奶。在一天24小时中，血钙水平会变动，半夜2～3点钟是最低的。所以，准妈妈临睡前要喝一次奶，保证夜间血钙稳定，预防抽筋。

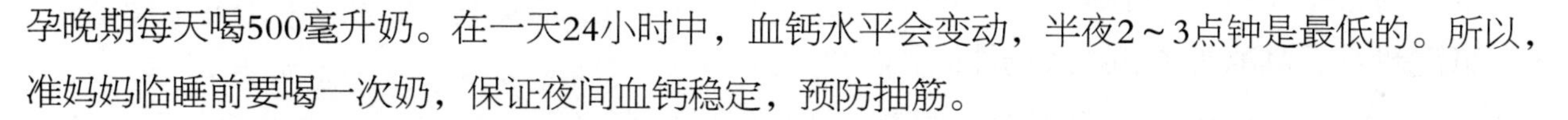

另外，我们常吃的食品也是准妈妈补钙的好帮手。

- 鸡蛋、豆腐含钙丰富，口感又软又嫩。
- 鱼肉、虾皮、虾肉等含钙丰富，还可促进胎宝宝大脑的发育。
- 鲜奶、酸奶、奶酪等奶制品含钙丰富，易于吸收。
- 菜花、甘蓝、西蓝花、荠菜等蔬菜含钙较多。
- 大豆、菜豆、芸豆等豆类可以同时补充钙和蛋白质。
- 海带、木耳、紫菜、芝麻等含钙量远高于一般食品。

补钙的同时，准妈妈还应多做户外活动、多晒太阳，以利于钙的吸收利用。妊娠晚期和哺乳期应适量补充钙片，同时每天补充维生素D800国际单位。不要过度补钙，多余的钙可能会从肠道排出，还有可能增加肾结石的危险。

骨汤中钙含量并不多

为了补钙，有的准妈妈便按照老人的指点猛喝骨头汤。其实，骨头中的钙不容易溶解在汤中，也不容易被人体的肠胃吸收，而喝了过多骨头汤，反而可能因为油腻引起不适。如果单纯为了补钙，骨汤中的钙的确有限，但是骨汤中含有丰富的营养元素，还是比较适合准妈妈食用的。

骨汤补钙仅为牛奶的0.4%

科学家们使用除去肌肉的新鲜猪股骨500克，敲碎，采用家庭常规烹制方法，根据骨骼重量，按比例加入适量去离子水和陈醋、食盐、料酒、大葱、生姜等作料，加水量在1500毫升左右，以覆盖骨骼为标准。加热至沸腾，保持微沸120分钟。

为了对照，科学家们制备了无醋骨汤、低醋骨汤、高醋骨汤和本底汤汁(不放猪骨头的原料汤汁)四种汤，各组食物原料的比例和加热时间一致。低醋组加入75克醋，高醋组加入150克醋。

实验结果表明，无醋组骨汤钙含量与本底组几乎相等。这说明，不加醋的话，基本没有钙从骨中游离出来。这是因为钙主要以羟基磷灰石形式存在于骨骼中，溶解度极低，所以用传统方法烹制的骨头汤难以发挥补钙功效。

特别提示

建议烹制骨汤时加适量醋，既可改善骨汤风味，又可从中获得更多的钙等矿物质，经常食用方可达到促进身体健康的目的。

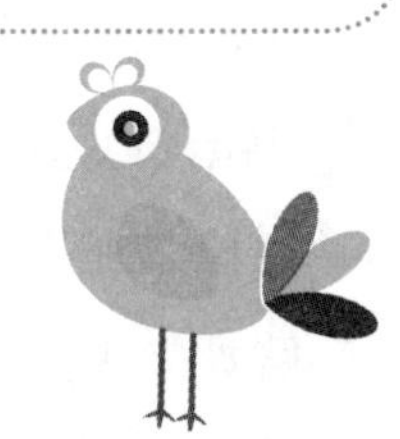

从骨头游离出来的钙，不加醋的组含量有4毫克/千克，低醋组为13毫克/千克，高醋组为35毫克/千克。普通牛奶钙含量约为1000毫克/千克。高醋组的骨汤口味很差，一般人不会这么去做。由此可见，骨汤补钙仅为牛奶的0.4%～3.5%。

准妈妈怎样喝蜂蜜水对身体最有益

蜂蜜水的好处

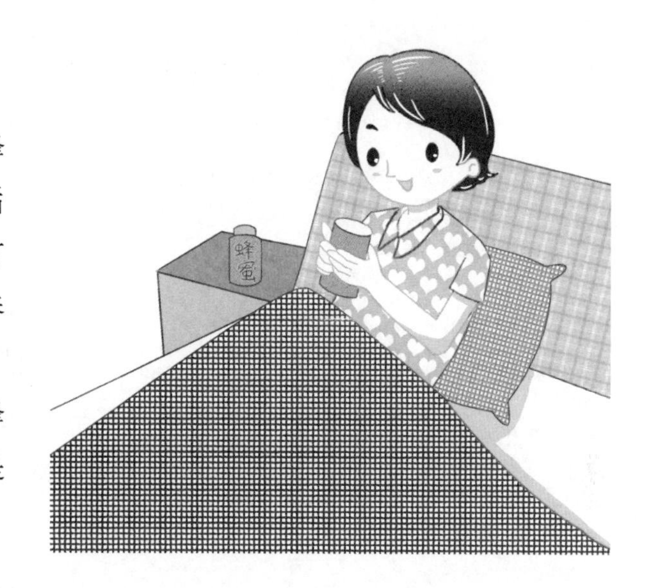

患有高血压的准妈妈，每天早晚各饮1杯蜂蜜水是非常有益的，因为蜂蜜中的钾进入人体后有排钠的作用，可维持血中电解质平衡；对于有胃肠道溃疡的准妈妈来说，蜂蜜是良好的营养品，能增强体质。此外，在所有的天然食品中，大脑神经元所需要的能量在蜂蜜中含量很高。蜂蜜中富含锌、镁等多种矿物质及多种维生素，是益脑增智、美发护肤的佳品。

怎样健康饮用

蜂蜜虽好，准妈妈需注意健康的喝法：

准妈妈可以喝适量的蜂蜜水，但每天不宜超过一大勺。准妈妈可以在睡前喝一杯蜂蜜水，这样能够辅助治疗多梦易醒、睡眠不香，可以帮助准妈妈更好安睡。一定要选择蜂蜜表面有微小气泡的蜂蜜，因为那是活性生物酶不断运动所产生的，吃这种蜜对人体才最好。

还有，蜂蜜之所以能改善便秘是因为其中的活性生物酶成分起的作用。所以，准妈妈喝蜂蜜时要用45℃以下的温水冲，这样可以保持蜂蜜中的营养和活性不被破坏。还要强调一点，准妈妈不能吃蜂王浆。因为蜂王浆中的激素会刺激子宫，引起宫缩，干扰胎宝宝在子宫内的正常发育。

怎样挑选蜂蜜

真假蜂蜜比较难区分，为了保险起见，建议准妈妈在购置蜂蜜时一定要去正规的大型超市或养殖处购买，市面上有很多假的蜂蜜，有的是用白糖加色素熬制而成的，吃了这种假冒的蜂蜜对健康非常不利。

孕期可以喝茶吗

准妈妈每天喝点淡绿茶，对自身健康以及胎宝宝发育都颇有好处，但不宜饮浓茶。

孕期喝茶的好处

茶叶含有茶多酚、芳香油、矿物质、蛋白质、维生素等营养成分，适当饮用，可以加强心肾功能、促进血液循环、帮助消化、预防妊娠水肿、促进胎宝宝生长发育。

喝茶要有选择性

浓茶里含有过量的咖啡因，会使准妈妈更加兴奋，对胎宝宝会带来过分的刺激，特别是饮用浓红茶（每500毫升浓红茶大约含咖啡因0.06毫克）。而绿茶、清茶、花茶等，这些茶有清热降火、疏肝解郁、理气调经的功效。如果准妈妈的体质比较虚弱，可以适当喝一点温性茶，比如铁观音、普洱茶，既能增加能量，又能补充营养。

怎样喝茶更健康

由于茶叶中的鞣酸可与食物中的铁元素结合成为一种不能被机体吸收的复合物，从而影响人体对铁的吸收率。因此，建议准妈妈在饭后1小时再饮用淡绿茶。另外，准妈妈每天喝茶的量应控制在2～5克为宜。

特别提示

许多花茶与其他中药一样，都有一定的适应人群，须在医生的指导下使用。因此，饮用某种不明确性质的花茶前，最好先咨询相关的专家或医生。

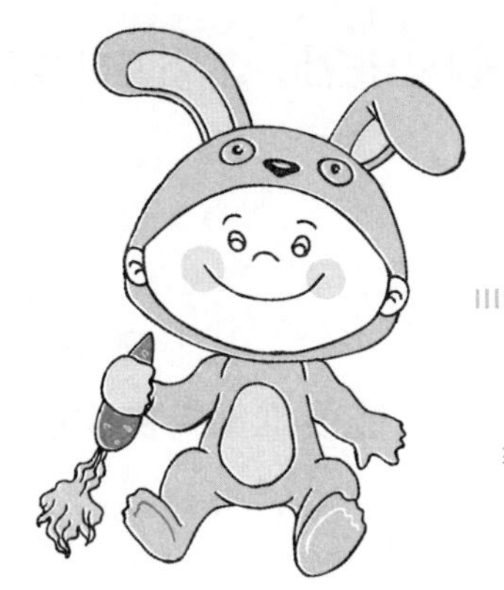

不可不懂的保健措施

怀孕之后，准妈妈的身体会发生一系列的变化，如停经、早孕反应等，确定怀孕后，要以准妈妈的标准来要求自己。

如何缓解早晨起床后的恶心感

以下几种小方法可以帮助准妈妈缓解孕早期的晨吐：

♣ 早晨起床时动作要慢。

♣ 在床边放一些小零食，如饼干、全麦面包等，每天在睡前以及起床前都吃一点，可以减轻晨吐。

♣ 吃姜也可以缓解恶心的症状。不过每天吃姜的次数不可超过3次。香蕉也有不错的镇定功效，可以减轻恶心、晨吐。

♣ 喝水时加些苹果汁和蜂蜜，或者吃些苹果酱，可以起到保护胃的作用。

♣ 清晨刷牙经常会因刺激引发呕吐，准妈妈起床后不妨先吃点东西再刷牙。

如何减轻孕吐的症状

准妈妈在饮食和生活习惯上做一点小小的调整，就可减轻孕吐的难受感觉。

♣ 少食多餐，避免空腹。可以将一日三餐改为每天吃上五六次，每次少吃一点。或者每隔2～3个小时就吃点东西。

♣ 饮食要清淡，避免吃太油腻或辛辣的食物。

♣ 疲劳、剧烈运动、嘈杂的环境等都会加剧孕吐情况。准妈妈一定要注意休息，运动要适量，环境也要安静。

♣ 室内最好保持空气清新，温度也要适宜。气温过高也会加重恶心、呕吐。

♣ 心情的变化也起着很大的作用，压力会加剧孕吐情况。准妈妈要让自己保持心境平和，不要太紧张、焦虑。

孕期如何护理干性皮肤

进入孕期之后，由于体内激素水平的变化，准妈妈的皮肤可能这个月很油，下个月就变得很干燥。

皮肤干燥的原因

随着胎宝宝的生长发育，可能需要从准妈妈的体内吸收更多的血液和水分，其中的来源就是准妈妈的皮肤，因此准妈妈身体内所需要的水分会大量增加，所以可能很难保持皮肤的水润，特别是手和脚。

怎样护理干燥皮肤

首先，准妈妈需要保持房间湿度适宜，并且不要频繁洗澡。其次，应每天使用温和的洗面乳清洁皮肤，使用具有保湿作用的润肤霜，并且外出时一定要涂防晒霜。如果准妈妈的皮肤出现脱皮等现象，一定要使用专业的磨砂膏将死皮去除。并且每周使用一次保湿滋润的面膜。

孕期如何护理油性皮肤

在怀孕的前三个月，由于身体内的性激素水平激增，许多准妈妈都会经历一个痘痘爆发的阶段，特别是怀孕前就属于油性皮肤的准妈妈。

油性皮肤的准妈妈要避免使用一些滋润型的产品，因为所含有的润肤剂可能会使毛孔堵塞。

怎样护理油性皮肤

在这个阶段，准妈妈要避免选用含有水杨酸等磨砂作用的洗面乳、化妆品和润肤霜。

由于怀孕的前三个月是胚胎发育的重要阶段，所以对付这个时期的皮肤问题不能使用一般的祛痘产品。但如果怀孕三个月后仍然出油很多，就可以使用一些比较温和的产品了，因为这时胎宝宝已经进入正常的发育阶段了。

准妈妈可以使用温和的洗面乳清洁面部，一天两次，另外，要加强保湿，每周使用一次面膜导出毛孔油脂，尽量避免阳光的照射，外出时一定要使用防晒霜。

怎么去除口腔中的异味

孕期很多准妈妈经常感觉口腔里有一股怪味，孕期的口腔异味也有可能是牙龈问题引起的，所以准妈妈在怀孕之前检查一下牙齿也是非常必要的。

同时很多疾病也会引发味觉改变或口臭，如上呼吸道、喉咙、鼻孔、支气管、肺部发生感染的时候都会有此现象，而患有糖尿病、肝或肾有问题的准妈妈，也会有口味改变的问题。

如果准妈妈有特殊疾病史，或发生口气及味觉显著改变的情形，应由医生诊治以做诊断鉴别。

一般情况下，口腔出现异味时，准妈妈可以通过清洁舌苔、勤漱口、避免食用刺激性食物等来消除口腔中的异味。

清洁舌苔

当嘴巴出现怪味时，在刷牙后可以顺便清洁一下舌苔，并彻底清除残留在舌头上的食物，这样有助于消除口腔内的异味，并可恢复舌头味蕾对于味道的正确感觉，而不至于对食物口味越吃越重。

时常漱口、喝水

准妈妈可以时常漱口，将口中异味去除，也可以准备一些降火的饮料或淡茶水、果汁等，以除去口腔中的异味，并且同时注意饮食前后的口腔卫生。

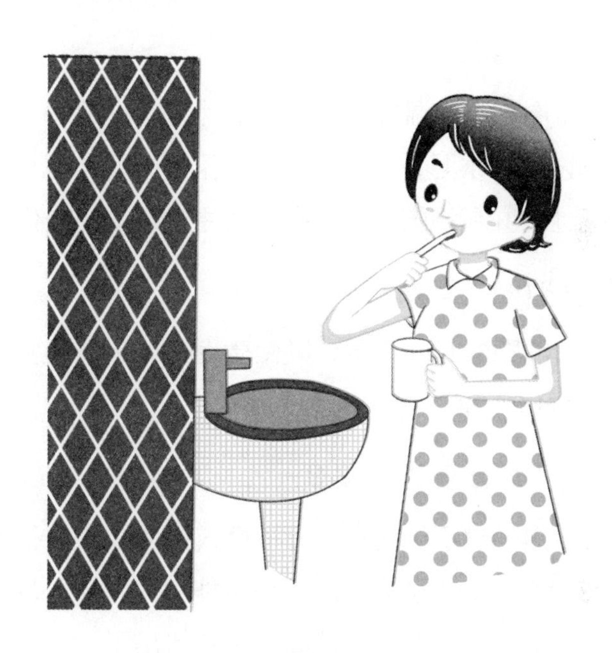

避免食用过于辛辣的食物

为了顾及准妈妈口味的改变和爱好，各式酸、甜、苦、辣的食物，孕期都可以酌量食用，但应避免食用过于辛辣的食物，以免令肠胃无法负荷，加重口腔异味。

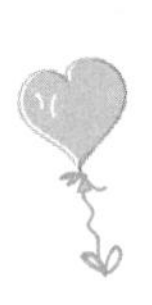
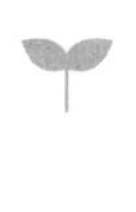

准妈妈泡脚要注意什么

准妈妈孕期是可以泡脚的。泡脚能够促进血液循环，有效防止静脉曲张，对准妈妈身体有益。孕期泡脚有很多讲究，准妈妈只需要按照以下方法泡脚就对身体有益。

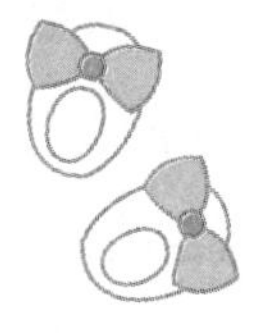

水温保持在36～40℃

泡脚的水温应以36～40℃为宜。准妈妈可以用手肘测试一下水温，和手肘温度差不多即可。也可以借助温度计，并在泡脚的过程中随时注意温度的变化。

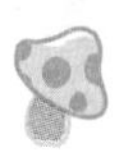

时间不宜太长

泡脚的时间不定，以微微发热或出汗为宜，最好不超过15分钟。

不要随意进行按摩

泡脚时不要随意进行按摩，因为脚底有很多身体的反射区，如果随意按摩，可以能引起宫缩，导致流产。按摩型的洗脚盆怀孕期间也不宜使用了。

不要随意用药水泡脚

除非有专业人士的指导，否则泡脚时不要随意在水中添加药材。因为中药泡脚可能会刺激准妈妈的性腺反射区，对准妈妈与胎宝宝的健康造成不良影响。不仅是中药，其他药物或精油也要避免，最好用清水泡或在清水中加点盐也可以。

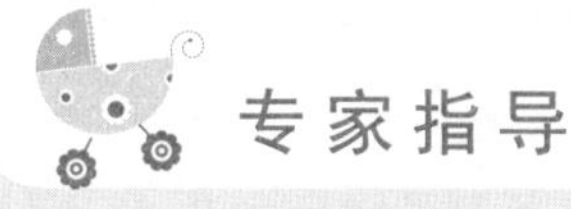

患有脚气的准妈妈，病情严重到起疱时，宜用热水泡脚，因为这样能减轻脚气的瘙痒。

孕期洗澡有什么需要注意的

孕期洗澡要选择淋浴，平常喜欢用浴盆泡澡的准妈妈在孕期要尽量少用或者不用浴盆泡澡，因为怀孕期间阴道内抵抗力降低，如果不注意卫生，很容易导致炎症的出现。

温度

孕期洗澡的水温以36～40℃为宜。准妈妈可以用手肘测试一下水温，和手肘温度差不多即可。

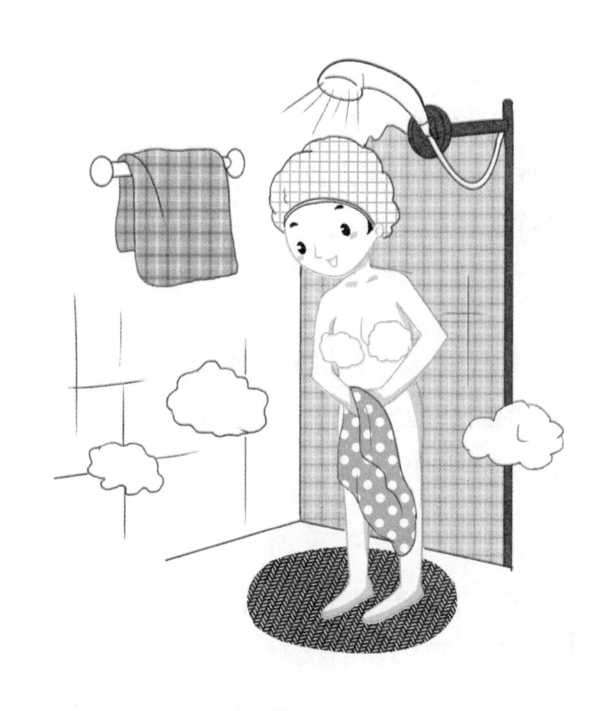

因为水温过高，会让准妈妈的体温在短时间内上升至38.8℃甚至更高。由于准妈妈的血液循环有其自己的特点，在热水的过度刺激后，心脏和脑部可能会负荷不了，很可能会出现休克、晕眩和虚脱等情况。

时间

洗澡的时间不能超过20分钟。否则长时间热水冲淋会使母体体温暂时升高，破坏羊水的恒温，损害胎宝宝的中枢神经系统。

安全

浴室内地上要铺上防滑垫，以防止准妈妈滑倒、跌倒。另外，洗澡的时间也不宜过长，否则浴室内温度较高、氧气供应相对不足，容易出现头昏、乏力、胸闷等症状。因此，准妈妈洗澡的时间最好控制在10～20分钟。

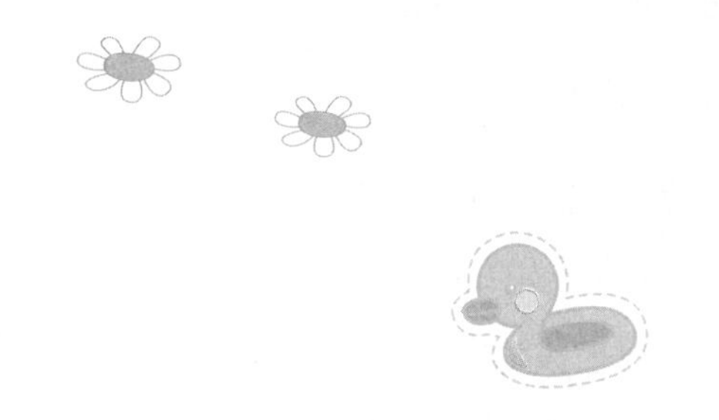

孕期看电视时要注意什么

电视机在工作时，显像管会不断产生一些肉眼看不见的射线、高压静电。这些射线和高压静电虽然对普通人没有什么影响，但长时间积累还是会对准妈妈和胎宝宝的健康产生不利影响。所以，准妈妈在看电视的时候，一定要注意以下事项：

控制时间

一般准妈妈一次看电视时间不宜超过2小时，避免过度使用眼睛，尤其有妊娠高血压疾病的准妈妈更应注意。

保持距离

准妈妈距离电视机的距离应在2米以上，远离X射线和静电影响。也可以穿上防辐射服将危险降至最低。

保持空气流通，并勤洗手

保持室内空气流通，在看完电视后用清水洗脸洗手，可消除射线对人体的影响，保障胎宝宝的健康。最好经常擦拭带有显示器的电器，清除灰尘的同时，也就把滞留在里面的电磁辐射一并清除掉了。

不要边看电视边吃零食

不要边看电视边吃零食或蜷着身体看电视，以免使准妈妈腹腔内压增大，胃肠蠕动受限，不利于食物的消化吸收，特别不利于胆汁排泄，易发胆道疾病。

避免看恐怖惊悚类节目

准妈妈要避免看恐怖、紧张、悲剧等刺激性较强的节目，以免引起精神高度紧张，对妊娠安全不利，尤其是睡前，不要看刺激性强的节目。

写给准爸爸的话

因为准妈妈怀孕期间不宜去电影院，所以准爸爸不妨精心挑选一些适合孕期看的电影，如一些温情的喜剧或者一些动人的动画片等，与准妈妈一同观看。不但有利于夫妻之间的感情融洽，对胎宝宝也很有好处。

孕期睡什么样的床更好

孕期准妈妈不宜选用硬板床或席梦思床，最好是睡棕垫床或者硬床上铺9厘米左右厚的棉垫为宜。有些品质好的席梦思床软硬适度，不至于使准妈妈太难受，也可以考虑选择。并且床上用品最好都是棉制品，不宜使用化纤混纺织物作被套及床单。

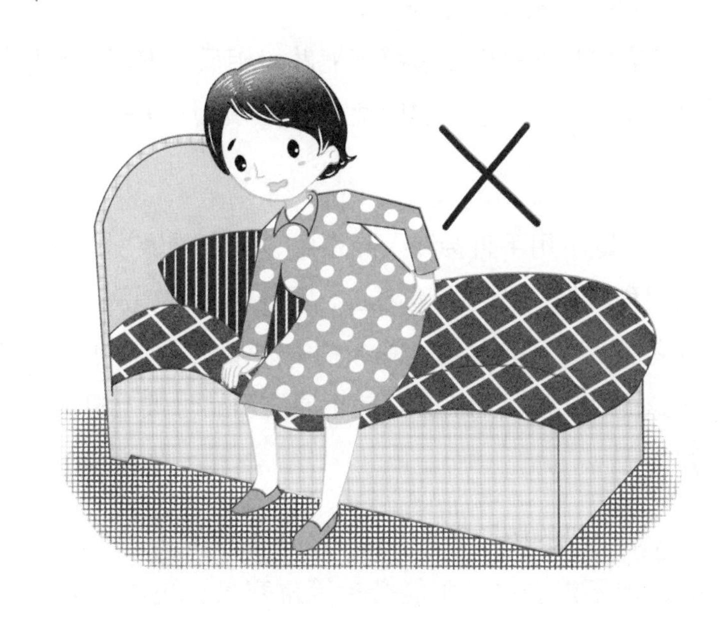

需要注意的是，很多人喜欢在冬季用电热毯保暖，但准妈妈切不可睡电热毯，以防伤害胎宝宝，造成胎宝宝畸形和大脑发育不良。

怀孕后不要戴隐形眼镜

准妈妈在孕期体质发生改变，抵抗力比较弱，容易水肿，眼睛也会受到影响，从而导致视网膜水肿，所以一般不建议准妈妈戴隐形眼镜。

若平时已经习惯戴框架眼镜，更不应在怀孕时戴隐形眼镜。进入孕中晚期，容易患妊娠糖尿病和妊娠高血压疾病，导致出现眼底病变，佩戴隐形眼镜可能影响眼角膜和眼底的供氧，加重眼底病变。

近视眼会遗传吗

宝宝是否会近视与遗传有一定的关系，尤其是当父母均为高度近视时，宝宝近视的几率就会更大，就算不是一出生就成为近视，也会成为近视基因的携带者，一旦受到环境的影响，就可能发展为近视。不过，根据相关的资料显示：因为遗传因素而成为近视的人仅占近视总人数的5%，可见后天环境和习惯的影响更加不容忽视。

孕期怎样做家务更安全

孕期并不是什么事都不能做，相反，准妈妈在妊娠期间适当地做些家务活，对母胎的健康都是有益的。不过，孕期做家务有一些注意事项，准妈妈应注意。

做饭

尽量不用手直接浸入冷水中，以免受寒引起宫缩。早孕反应较重时，不要到厨房里去，因油烟和其他气味可加重恶心、呕吐。另外，洗洁剂中的化学品对准妈妈和胎宝宝有严重影响。研究表明在怀孕早期，洗涤剂中的某些化学物质有致畸的危险。准妈妈应注意自我保护，尽量减少接触化学品的机会。使用清洁用品时戴上橡胶手套。

打扫卫生

做一般的擦抹家具、扫地、拖地等家务是可以的，但不能登高，不能搬抬笨重家具，更不可以蹲着压迫肚子，同样应避免直接接触冷水。清洁物品时不要直接接触清洁剂，可戴上橡胶手套或干脆让家人代劳。

特别提示

在寒潮、大风等天气时，准妈妈不宜外出，特别是在流感和其他传染病流行时，更不要到人群密集的地方去。

洗衣服

不要使用冷水，不宜用洗衣粉，更不可用搓板顶着腹部，以免胎宝宝受压。晾晒衣服时不要向上伸腰，晾衣绳可放置得低一些。

购物

出去购物对准妈妈有许多好处，比如可以使自己心情开朗，也可以锻炼身体，因为购物走路相当于散步。但也要注意，行走时间不宜过长、速度不宜快，不要穿高跟鞋；购物不宜过多、不能太重，一般不超过5千克为宜；避免在人流高峰时间挤公共汽车，不宜到人群过于拥挤的市场去。

散步是准妈妈最适宜的运动

鉴于准妈妈的生理特点，散步是孕早期准妈妈锻炼身体和促进胎宝宝健康的有效方法。

孕期坚持散步的好处

♣ 有节律而平静的步行，可加强腿肌、腹壁肌、心肌功能。

♣ 散步可以提高神经系统和心肺的功能，促进新陈代谢。散步时肺的通气量增加，呼吸变得深沉。

♣ 散步可以扩大血管的容量，让肝和脾所储存的血液进入血管。动脉血的大量增加和血液循环的加快，对身体细胞的营养，特别是心肌的营养有良好的作用。

准妈妈怎样散步对身体最有益

准妈妈散步要注意散步的时间、地点以及环境等。

散步的时间很重要

应选择风和日丽的天气，雾、雨、风及天气骤变不宜外出，以免发生感冒。最好选在清晨。准妈妈还可以根据自己的工作和生活情况安排适当的时间。

要选好散步的地点

花草茂盛、绿树成荫的公园小道是最理想的散步场所。这些地方空气清新、氧气浓度高，尘土和噪音少。准妈妈置身于这样宜人的环境中散步，无疑会身心愉悦。

一定要避开空气污浊的地方，如闹市区、集市以及交通要道，在这些地方散步，不仅起不到应有的作用，反而对准妈妈和胎宝宝的健康有害。

最好有准爸爸陪同

散步时最好请准爸爸陪同，这样可以增加夫妻间的交流，培养准爸爸对胎宝宝的感情。散步时，要穿宽松舒适的衣服和鞋。

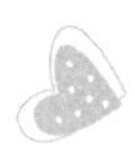

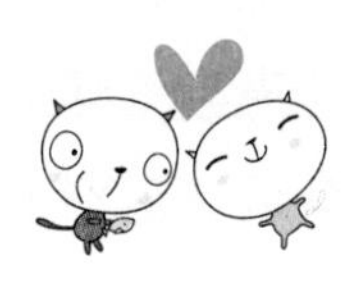

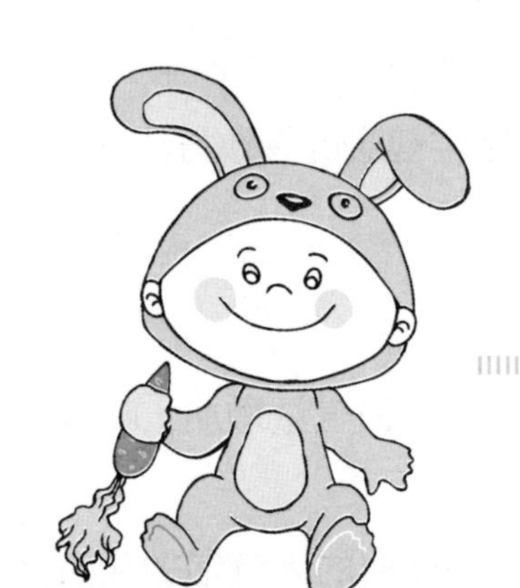

不可忽视的不适与疾病防治

选择一家合适的医院建档、产检乃至分娩，对准妈妈尤为重要。

第一次产检时间及项目安排

在确定怀孕后，准妈妈应尽快去医院进行检查，以便准确估计怀孕的时间，并建孕期保健档案（手册或卡片）。

因为床位紧张，北京、上海、广州等大城市的准妈妈在怀孕7~9周的时候就应去医院进行第一次产检，其他城市的准妈妈第一次产检的时间不要超过第12周。在孕早期应选个时间做以下几项产检：

孕早期（1～12周）	项目	内容
	体格检查	测量血压和体重
	产科检查	测量宫高、腹围、胎位、骨盆情况等
	血、尿常规，B超	检测胎宝宝在腹中的发育情况
	血型检查	检测血型，以备生产时输血，并为可能的胎宝宝宫内死亡、新生儿核黄疸或新生儿溶血症情况做准备
	血清检查	病毒性肝炎、梅毒、艾滋病检查等项目
	TORCH检查	即包括弓形虫、风疹病毒等在内的检查，即便准妈妈不饲养小猫小狗，为了保险也要做这项化验

产检前一天晚上要休息好，第二天才有体力排队等待。把想要向医生咨询的问题提前列在清单上，以免遗忘。带上背包、笔、卫生纸和小点心，这些都会有用的。当然，最重要的是要带上足够的钱，各项检查是一笔不小的开支。

延迟了去医院检查的时间怎么办

如果因特殊情况延迟了去医院检查的时间，则应向医生说明在没有检查期间所发生的一切情况，如有无腹痛、阴道出血、发烧、有毒物质接触、头痛、头晕、眼花等，有无胎动异常、阴道流液等。

产检时医生一般会问哪些问题

产检时，医生一般会针对性地询问一些问题，准妈妈最好事先了解一下并做好准备，以使产检进行得更加顺利。

以下几个问题是医生比较常问的问题：

♣ 准妈妈的一般情况：年龄，孕次（第几次妊娠），产次（曾经分娩过几次），月经初潮，月经周期，月经量，末次月经，前次月经。

♣ 有没有早孕反应的情况出现，如果有的话，大概是什么时候。

♣ 是否接触过有毒有害物，如汞、铅、苯。

♣ 对药物有没有过敏史。

♣ 现在是不是正患有某种疾病，还在治疗当中。

♣ 过去是否患有严重疾病，如肝炎，结核，心、肺、肾、脑疾病，高血压病，糖尿病等，是否做过手术。

♣ 家族中有无遗传病史、双胎史、肿瘤病史。

医生问诊时，准妈妈不要有所隐瞒，特别是身体的不适症状以及患病史等，都要一一告诉医生，方便医生做出最好的防护措施。

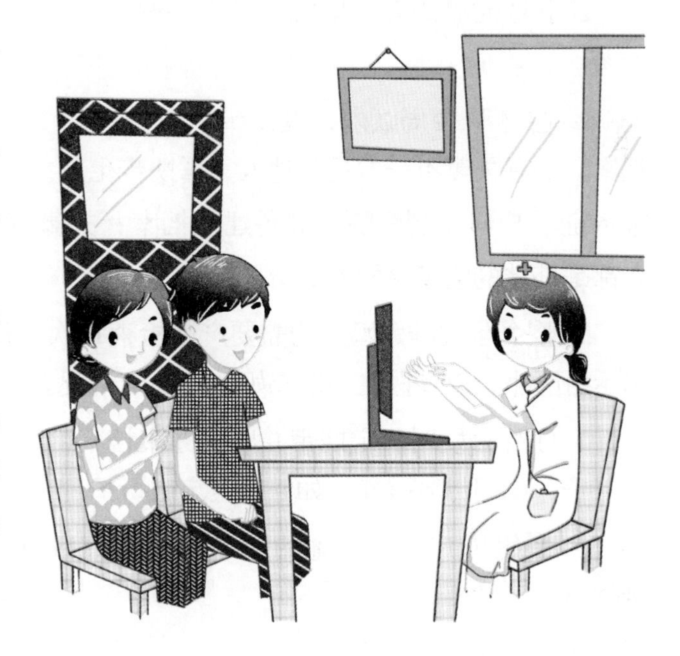

去医院建档时需要做好哪些准备

建档就是去医院建立怀孕档案，一般是准妈妈选择在哪家医院生产，就在哪家医院建立档案，以便在整个怀孕期间和生产之后的保健有一个可跟踪查询的记录，万一有什么事情都可以根据历史记录来进行诊断，这一过程对于保障母子平安健康来说是很有必要和很重要的。

建档之后准妈妈的每次产检都会记录得很详细、很清楚，到准妈妈临盆的时候医生会根据准妈妈的身体状况来决定是顺产还是剖宫产，万一有特殊情况也可以在短时间内做出准确的判断。

以下是建档的有关事宜，供准妈妈参考：

特别提示

各地医院或许有些差异，准妈妈在建档之前应去医院咨询一下，最好在分娩的医院建档，建档时需要带齐证件，以便一次就建档成功。

♣ 在怀孕12周以内，准妈妈需做健康档案。如果夫妻有一方是外地人，需携带生育服务证、户口本到医院保健科建立档案；夫妻双方都是外地的需携带两人身份证。

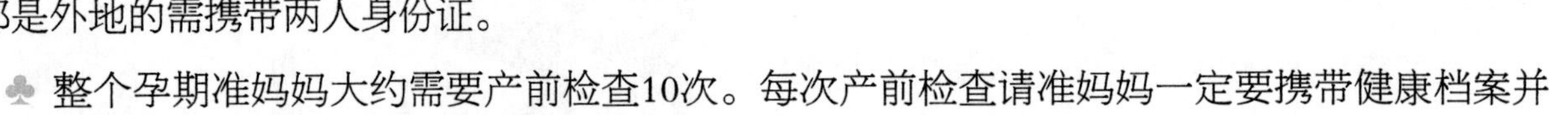

♣ 整个孕期准妈妈大约需要产前检查10次。每次产前检查请准妈妈一定要携带健康档案并出示给医生，以便医生为准妈妈填写检查情况。

♣ 住院分娩时一定携带并出示健康档案，医生会帮准妈妈填写分娩记录，指导准妈妈如何坐月子，如何母乳喂养，如何对宝宝进行护理，识别母婴疾病等。

♣ 准妈妈户口所在地的街道医院保健科或社区服务中心将为宝宝进行系统保健和预防接种。

流产征兆出现时怎样做好保胎

怀孕12周以前出现阴道流血叫早期流产，一般准妈妈会有轻微下腹坠感，也有无腹痛者；阴道流血量少时，必须到医院请专科医生进行检查，确诊为先兆流产，才能保胎。

保胎要注意放松心情，充分休息，有必要时可在医生的指导下服用保胎药。

怎样预防流产

♣ 生活有规律。起居应以平和为上，如早晨多呼吸新鲜空气，适当地活动，每日保证睡眠8小时，条件允许可以午睡一会儿。

♣ 选择合适的饮食。薏米、螃蟹、甲鱼不宜多吃。选择富含各种维生素及矿物质的食品，如各种蔬菜、水果、豆类、蛋类、肉类等。

♣ 注意个人卫生。勤换衣，勤洗澡，但不宜选择盆浴。因为脏水和细菌会进入阴道引发感染。

♣ 避免做使腹部紧张或受压迫的动作，如弯腰、搬动重物、伸手到高处去取东西及频繁的上楼下楼等活动。

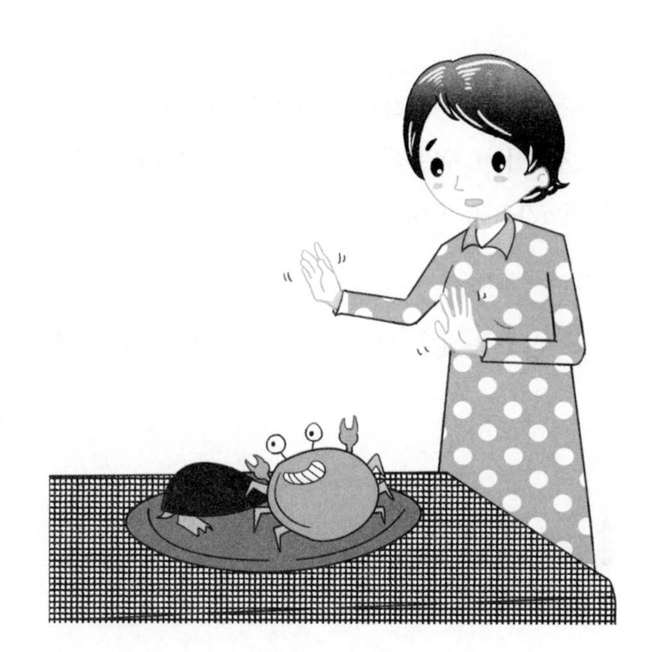

♣ 不要乘坐震动很剧烈的交通工具，如坐汽车时尽量坐在前排。

♣ 保持心情舒畅。自然流产有可能是因为准妈妈大脑皮层下中枢兴奋亢进所致，因此妊娠期精神要舒畅，避免各种刺激。

♣ 一旦发生流产征兆应卧床休息，必要时去医院就诊。对有自然流产史的准妈妈来说，妊娠3个月以内、7个月以后应避免性生活，习惯性流产的准妈妈此期应严禁性生活。

准妈妈需要注意的是，自然流产是一种身体自然淘汰缺陷胎宝宝的机制，不是完全有害的，因此，一旦发生流产，准妈妈也不必过于伤心。

孕早期要注意哪些危险信号

孕早期准妈妈若出现阴道流血、妊娠剧吐、突发腹痛等危险信号要及时去医院就诊检查。

阴道流血

阴道流血的原因很多，如先兆流产、胎儿停止发育、宫外孕、宫颈息肉等，一定要请医生检查，对症治疗。

妊娠剧吐

在孕早期，准妈妈会出现食欲减退、恶心、呕吐的孕吐现象。一般在怀孕3个月后会自行消失，这属于正常生理现象。但一些准妈妈出现过分剧烈的孕吐就应引起重视了，当怀孕出现异常，造成HCG（绒毛膜促性腺激素）过高（最典型的是葡萄胎），孕吐就会增强。

突发腹痛

多见于先兆流产、宫外孕、恶性葡萄胎、早产和胎盘早剥等，准妈妈应及时就医查明原因。

专家指导

孕早期容易出现便秘问题，有便秘问题的准妈妈千万不要随便用泻药、蓖麻油、番泻叶等有刺激性的药物，这些药物可能会引起腹部绞痛，容易引起子宫收缩，严重时甚至可导致流产。

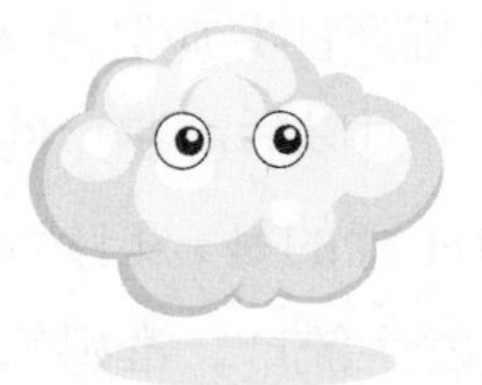

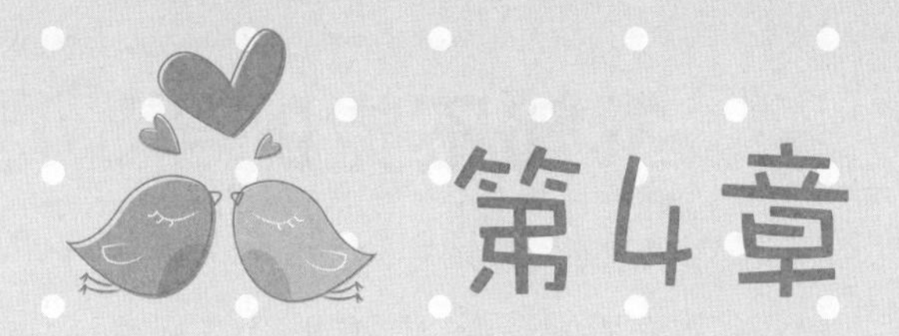

第4章

孕3月：
胎宝宝“人模人样”

这个月准妈妈妊娠反应可能丝毫没有减轻，甚至变得更激烈，与此同时，胎宝宝却在快速成长着，尤其是大脑发育这时正处于高峰期，因此，准妈妈一定要尽量吃好、睡好，并保持轻松愉快的心情，才能让胎宝宝成长得更完美。

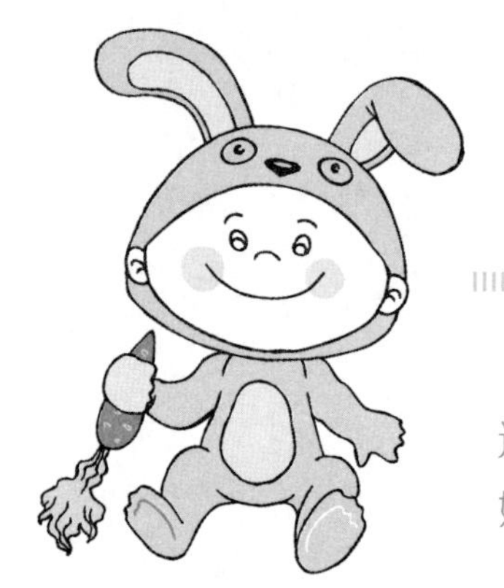

不知不觉的奇妙变化

对多数准妈妈来说，妊娠反应会在孕8～9周时达到高峰，这是妊娠过程中最艰难的阶段，过了这一阶段，妊娠反应随着孕周的增加反而开始减轻，不久将自然消失。

准妈妈：早孕反应达到高峰

本月准妈妈从外表上仍然看不大出来是否怀孕，但是身体内部的变化却是翻天覆地的。

子宫底部可以触碰到

到妊娠12周，子宫如拳头般大小，在下腹部、耻骨联合上缘处已经可以触摸到子宫的底部。

阴道分泌物增加

阴道的分泌物比平时略增多，颜色通常为无色，或橙色、或淡黄色，有时为浅褐色，并时而出现外阴瘙痒及灼热症状。

出现便秘

由于激素增高，使准妈妈的肠道肌肉松弛，这个阶段还应该警惕便秘和痔疮的发生。准妈妈要注意多吃含高膳食纤维的食物并多喝水。每天早晨空腹喝一杯温开水，适当喝一些蜂蜜水也有好处。

激素变化使准妈妈产生焦虑情绪

孕期激素的变化不仅会对准妈妈的身体产生影响，还会影响准妈妈的情绪，准妈妈可能会忽然之间变得焦虑不安或者有些健忘，甚至认为自己的智商都有所下降。准妈妈要学会自我调节不良的情绪，可以试着多去公园、郊外走走，多呼吸新鲜空气，培养一些兴趣爱好，分散注意力。还可适当吃一些可以让人放松心情、变得快乐的食物，例如香蕉、樱桃、菠菜以及含维生素B_2的食物。

胎宝宝：出现小人儿的模样

长到第3个月，胚胎可以称为胎宝宝了。

器官发育成形

这一时期，胎宝宝迅速成长，头体积越来越大，占了整个身体的一半左右，胚胎期的“尾巴”终于彻底消失，同时五官逐渐发育成形，眼、鼻、口、耳等器官形状清晰可辨，手、足、指头也一目了然，胎宝宝成长的关键器官也将在两周内完成，可以说已经有人样了。

重要内脏器官形成，并开始工作

胎宝宝的重要内脏器官开始形成，并开始工作了。肝脏开始制造胆汁，肾脏和输尿管已经形成，肾脏开始向膀胱分泌尿液，胎宝宝可进行微量排泄了，开始把尿液排到羊水中；胃肠道功能也开始发育并逐渐发挥作用。神经元迅速增多，神经突触形成，条件反射能力加强，指尖的触觉神经开始形成。心脏分化为4个心室，心脏瓣膜开始发育，脊神经开始生长。胎宝宝外生殖器在这一时期分化完毕，再过一段时间就可以分辨出是男孩儿还是女孩儿了。

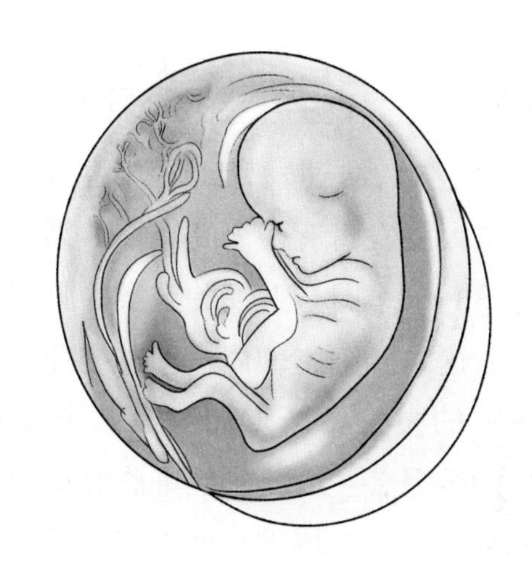

在羊水中忙碌地活动着

胎宝宝所有的主要关节，如肩关节、肘关节、腕关节、膝关节及踝关节，都开始活动，已经可以在羊水中自由地动动小胳膊小腿，有时左右腿还可以交替做屈伸运动。但这时胎宝宝力薄气小，准妈妈还不能明显感到胎动。

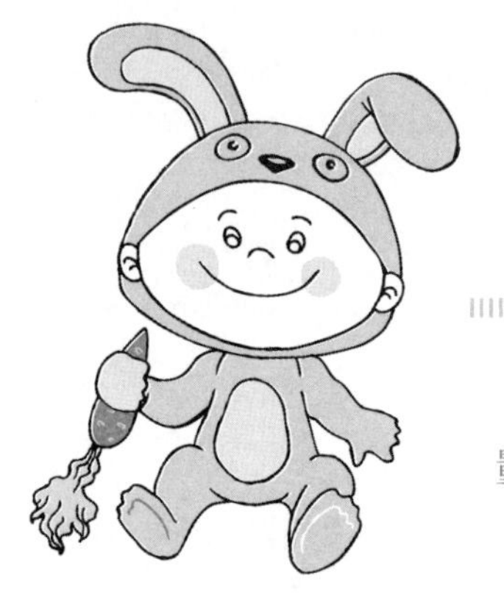

不可或缺的营养知识

这个月，胎宝宝开始进入快速生长发育期，充足的DHA和适量的微量元素是胎宝宝聪明健康的保障。

补充促进胎宝宝大脑发育的DHA

大脑的快速发育离不开营养的供给，胎宝宝大脑发育有两个高峰期，第一个高峰期是孕3～6个月，此期胎宝宝的脑细胞迅速增殖，这时脑细胞的体积和神经纤维的增长，使脑的重量不断增加。第二个高峰期是孕7～9个月，主要是神经细胞的增殖与神经细胞树突分支的增加。据估计，此时的胎宝宝每分钟能生成约10万个神经细胞。

准妈妈保持合理的饮食结构，摄入充足的营养十分重要。在孕期，准妈妈可以适当摄入被称为脑黄金的DHA。DHA与人脑和视网膜神经细胞的增长和成熟有直接关系，可以提高大脑和视网膜的生理功能，鱼肉中富含DHA，准妈妈可以多吃。

准妈妈要保证微量元素的摄入

准妈妈孕期不要挑食，要全面摄取各种食物，防止缺少必要的微量元素而影响胎宝宝正常的生长发育。在孕期经常吃海鲜、动物肝脏、粗粮、坚果和蔬菜、水果可以补充身体所需的多种微量元素。

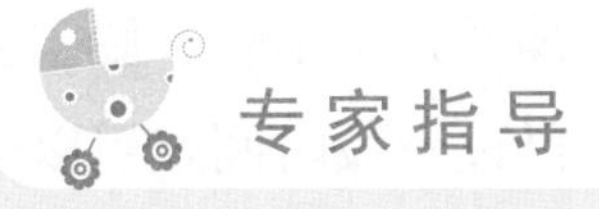

专家指导

虽然人体对铜和锰的需求极少，但是孕期如果摄铜不足，宝宝出生后就容易发生缺铜性贫血及一系列缺铜症状；而准妈妈缺锰可能使胎宝宝产生一些畸变。

一日饮食搭配

在这个月，胎宝宝的骨骼、大脑、心脏、眼睛、口唇、四肢等系统、器官，开始进入快速生长发育阶段，准妈妈此时食物的种类不妨丰富些，各类食物均可合理涉猎。

早餐

发糕1个（100克）	煮鸡蛋1个（70克）	牛奶1杯（250克）	新鲜莴笋丝1碟（50克）
补充碳水化合物、膳食纤维、维生素	补充蛋白质、脂肪	补充水分、蛋白质、脂肪	补充维生素、膳食纤维

加餐

早餐后或午餐前一两个小时	苹果汁1杯	补充水分、维生素、膳食纤维

午餐

大米饭1碗（150克）	毛豆烧肉1碟（200克）	炒红薯泥1碟（100克）
补充碳水化合物、B族维生素	补充蛋白质、膳食纤维	补充各种维生素

加餐

午餐后或晚餐前一两个小时	花生芝麻糊1杯	补充蛋白质、脂肪、镁

晚餐

牛奶山药麦片粥（150克）	豆芽鱼片1碗（100克）	芹菜豆干丝1碟（100克）	萝卜虾皮汤1碗（100毫升）
补充碳水化合物、磷、钾	补充维生素、膳食纤维、蛋白质	补充维生素、碳水化合物	补充维生素C、锌、钙

加餐

晚餐后1小时	酸奶1杯（100克）	补充蛋白质、钙
临睡前1小时	粗粮饼干2块（25克）	补充B族维生素、膳食纤维

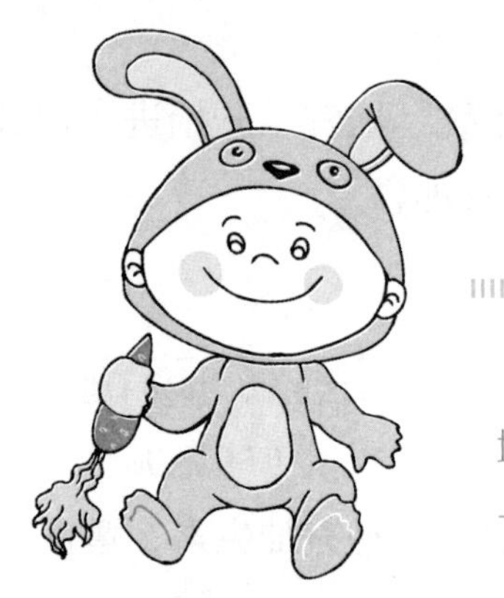

不可不知的饮食细节

本月后期，准妈妈的早孕反应将逐渐消失，紧跟而来的是食欲猛增，这时准妈妈也不要拼命克制，想吃说明身体缺乏、胎宝宝需要，但一定要坚持少食多餐的良好习惯。

孕期口味发生改变正常吗

孕期大部分准妈妈口味发生变化，使口味发生变化有诸多因素，其中激素分泌变化对口味的影响最大。

口味变化的原因

一般来说，最早是自怀孕7日起，激素自然产生变化，而因激素改变引起行为上的五感变化，多半是在5～6周后才会渐渐出现，或轻或重，因人而异。激素所导致的身体变化中，味觉的变化最明显。

怀孕还会激发准妈妈潜藏的感官欲念，除了口腹之欲，鼻子也许还会变得格外灵敏，让准妈妈对食物的味道、气味的喜好发生改变。灵敏的嗅觉会让准妈妈自觉抵触有害物质，这对身体来说是一种自我保护的措施。

口味变化对胎宝宝有益

传统观念认为，这些变化可反映胎宝宝的个性、性别，其实口味改变跟胎宝宝性别没什么关系，每个人口味不同，孕期的反应也有所不同，所以传统观念所认为的“酸儿辣女”是没有科学道理的。

事实上，从医学的角度来看，形形色色的孕期胃口或味道喜好改变，是为了提供胎宝宝适当的生长环境，供给足够的营养，让胎宝宝能成长良好，包括激素、血液动力学、心血管、呼吸系统、肾脏功能、肠胃道功能、子宫及阴道、皮肤等，都会因受孕与个人体质产生程度不一的变化。

准妈妈能吃冰镇食物吗

在怀孕早期，多数准妈妈都会胃火上升，即便不是在特别热的夏天，也会想吃冰淇淋、喝冰水来缓解燥热，建议准妈妈最好不要吃冰镇食物，尤其是孕早期的准妈妈更要注意克制。吃常温下的新鲜蔬果以补充身体水分，用温开水代替冰水，同时注意营养均衡，调养好身体，可从根本上防止胃火上升带来的“口燥”。

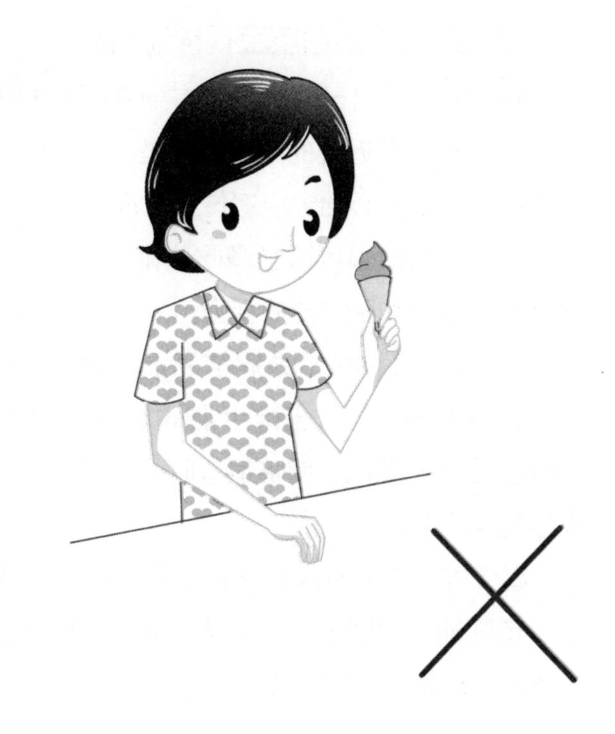

吃冰镇食物容易伤及脾胃，影响吸收和消化功能。或许一开始准妈妈没觉出有什么不对劲，但时间久了，就会出现大便不畅、下身分泌物增多等现象，严重的还可能导致阴道炎，影响正常生产。

孕期吃鸡蛋需要注意什么

鸡蛋中含有丰富的蛋白质和卵磷脂，是准妈妈补充营养的首选，但是要想让营养能够充分地被吸收，在饮食搭配上要注意以下要点：

♣ 鸡蛋不要与白糖同煮。很多准妈妈有吃糖水荷包蛋的习惯。其实，鸡蛋和白糖同煮会使鸡蛋蛋白质中的氨基酸形成果糖基赖氨酸结合物。这种物质不易被人体吸收，对健康会产生不良作用。

♣ 鸡蛋不要与豆浆同食。很多准妈妈喜欢在早上喝豆浆的时候吃个鸡蛋，或是把鸡蛋打在豆浆里煮。豆浆性味甘平，营养丰富，单独饮用有很强的滋补作用。但是豆浆中含有一种特殊的胰蛋白酶，与蛋清中的蛋白相结合，会造成营养成分损失，降低二者的营养价值。

♣ 鸡蛋所含营养非常丰富，在孕期可以经常食用，但一定要控制量，一天1~2个即可，过量食用鸡蛋会导致胆固醇偏高。

孕期吃什么对胎宝宝视神经有益

准妈妈希望自己的宝宝能有一双明亮的眼睛，视力不佳或患有近视的准爸妈更是如此，常常会有这样的忧虑，担心胎宝宝遗传上近视眼。

在孕期准妈妈可适当多吃些富含维生素A的食物来改善自身和胎宝宝的视力。

维生素A又称抗干眼病维生素，对人眼视力有着非常重要的作用。当维生素A缺乏时，人眼对弱光敏感性就会降低，使暗适应时间延长，甚至造成夜盲症及干眼病。

富含维生素A的食物有：动物肝脏、蛋黄、牛奶、鱼肝油、胡萝卜、苹果等。其中尤以鸡肝含维生素A为最多，每周可以吃一两次。

怎样判断自己是否食物过敏

如果准妈妈在食用某些食物后发生全身发痒、出荨麻疹或心慌、气喘，或腹痛、腹泻等现象，应考虑到食物过敏的可能。

准妈妈如果不确定自己是否属于过敏体质，可以去医院做相关的食物过敏诊断，如食物过敏病、皮肤针刺试验、排除性膳食实验、血清特异性IgE水平测定和食物激发试验。

过敏体质可以通过一定的治疗得到改善，如果准妈妈在孕前就发现了自己的过敏体质，可以去医院进行脱敏治疗，减轻过敏的程度。

特别提示

体质过敏的妈妈要注意，宝宝出生后不要过早添加辅食，等到母乳不足时，应谨慎给宝宝选择低过敏的配方食品，建议在胎宝宝出生半年后才喂固体食物，一年后喂乳制品，两年后食鸡蛋，三年后吃花生等坚果。

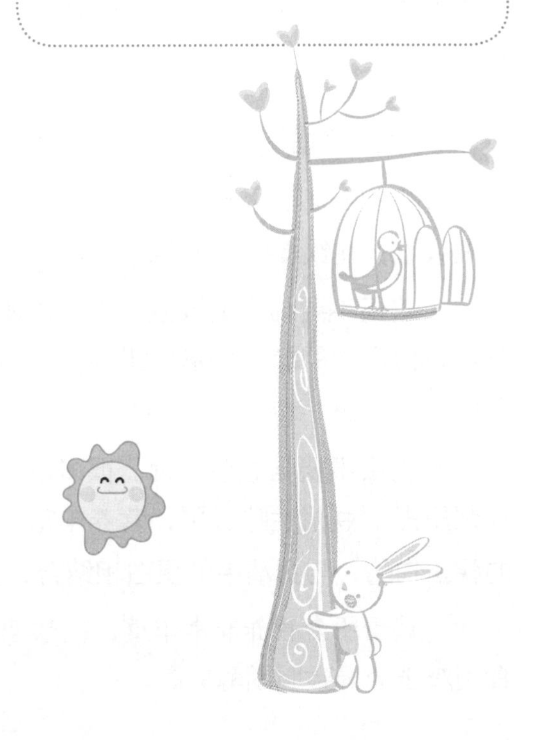

常见的过敏性食物

♣ 花生及花生制品：如花生酱、含花生的饼干等食品。

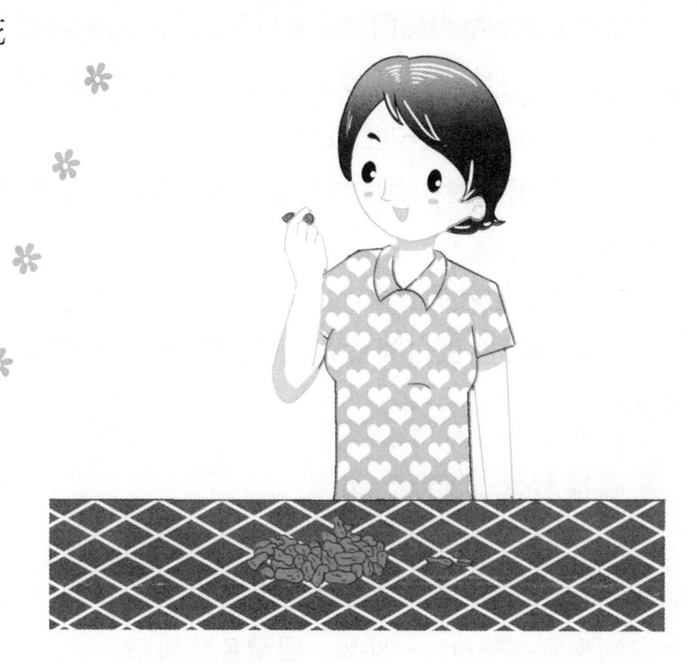

♣ 甲壳类产品：如蟹、龙虾、贝类等。其主要致敏原存在于肌纤维中的一种肌原蛋白。对某种虾、蟹过敏的人也会对其他品种的虾、蟹过敏。

♣ 鱼类：包括海水和淡水鱼类。

♣ 蛋类及蛋类制品：其主要的致敏原是溶菌酶、乳清蛋白、卵黏蛋白等。

♣ 乳类及乳类制品：如牛奶、奶酪及发酵制品等。牛奶中的酪蛋白、乳球蛋白、乳清蛋白等是引发过敏的主要致敏原。

♣ 坚果类：如杏仁、核桃、山核桃、巴西果、榛子等。

♣ 大豆及大豆制品：如黄豆、豆腐、豆皮等。

♣ 含面筋的谷物类产品：如小麦、黑麦、燕麦等。

♣ 食品添加剂：包括防腐剂、色素、抗氧化剂、香料、乳化剂、稳定剂、松软剂和保湿剂等，其中人工色素、香料引起过敏反应较为常见。

♣ 转基因食品：指以玉米、土豆、大豆等基因工程植物为原料制成的食品。

准妈妈要注意预防食物过敏

容易过敏的准妈妈需要注意以下几点抗过敏注意事项：

♣ 以往吃过某些食物发生过过敏现象，在怀孕期间应禁止食用。

♣ 不要吃过去从未吃过的食物。

♣ 在食用某些食物时如果有过敏反应，如全身发痒、出荨麻疹、腹痛、腹泻等，应立即停止食用。

♣ 不吃易过敏的食物。

♣ 食用异性蛋白类食物一定要注意烧熟煮透，如动物肉、动物内脏及蛋类、奶类、鱼类等。

怎样避免过敏体质遗传

父母一方有过敏性疾病的，其子女患病率为30%～40%；若双亲均有过敏性疾病的，其子女患病率则高达60%～80%。要避免将过敏体质传给宝宝，要注意以下几点：

♣ 孕期不要食用可致敏食物，还要禁止吸烟，因为吸烟会增加胎宝宝过敏的几率。

♣ 避免早产，早产儿因为是不足月分娩的，免疫系统发育不完善，易发生食物过敏。

♣ 过敏体质的准妈妈可适当吃一些富含维生素C、不饱和脂肪酸的食物，抑制身体的过敏反应；酸奶也有抗过敏的功效，可代替牛奶食用。

即使怀孕之前不会过敏的食物，怀孕期间也可能会发生过敏，如生吃海产鱼、虾、蟹、贝壳类食物及辛辣刺激性食物。

♣ 延长母乳喂养时间，建议将哺乳时间延长为一年或者更长时间。在哺乳期间应该避免食用花生及其他坚果，而且视情况避免食用鸡蛋、牛乳、鱼。

素食准妈妈孕期怎么吃

为使胎宝宝能有更充足的营养来源，建议素食准妈妈广泛地选择食物，利用各类食物所含不同的营养素之互补作用，获得充足的热量、蛋白质、钙和其他矿物质等。如果是蛋奶素食的准妈妈，则应多喝些牛奶，多吃蛋类。

素食准妈妈的热量来源

热量主要来源于碳水化合物、蛋白质和脂类。普通人热量摄入的标准值为2400千卡。准妈妈从妊娠4个月开始，则要在普通热量的基础上，每天增加200千卡的热量。

素食准妈妈的蛋白质来源

在孕早期的3个月，准妈妈的蛋白质摄入量为80克/天，到妊娠12周增加为85克/天，妊娠13周到27周增加为95克/天，妊娠28周之后增加为100克/天。素食准妈妈的蛋白质来源如下：

♣ 谷物杂粮：主食是主要来源，豆类及其制品中蛋白质含量极高，其中以大豆为主。

♣ 蔬菜、干果：如黄花菜、口蘑、松子、杏仁、花生、瓜子、芝麻。

素食准妈妈的补钙食物

♣ 谷物杂粮：玉米、大麦、荞麦、豆类及其制品（大豆为主）。

♣ 薯类：土豆、红薯。

♣ 蔬菜类：油菜、芥菜、甘蓝、萝卜缨、苋菜、荠菜、黄花菜、口蘑、木耳、海带。

♣ 水果、干果类：酸枣、柠檬、核桃、松子、杏仁、瓜子、芝麻。

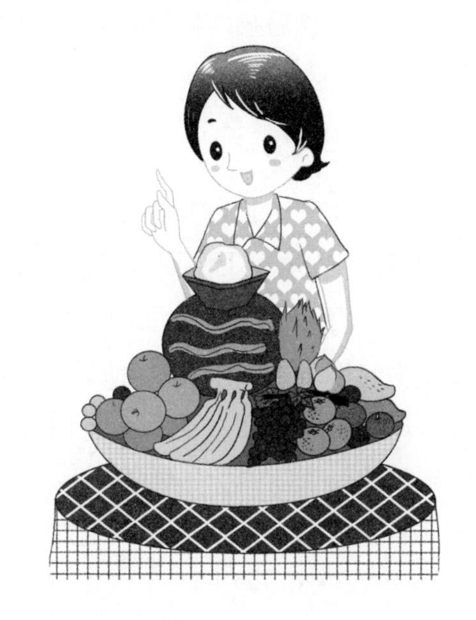

素食准妈妈的其他矿物质补充

♣ 补铁：小米、小麦、荞麦、香米、莜麦、藕粉、豆类及豆制品、苋菜、莴笋、水芹菜、百合、紫菜、干果、蘑菇、木耳等。

♣ 补锌：大麦、黑豆、红豆、笋干、干蘑菇、口蘑、松蘑、木耳、核桃、松子、杏仁、腰果、花生、瓜子、白芝麻、黑芝麻。

♣ 补碘：海带、碘盐。

素食准妈妈要注意补充牛磺酸

胎宝宝的生长发育需要全面的营养素，准妈妈只吃素食，容易造成营养不全面。纯素食的准妈妈在孕期一定要加强牛磺酸的补充。

牛磺酸对孕期准妈妈的重要性

要想让胎宝宝优良发育，准妈妈必须补充多种营养素，牛磺酸就是其中不可缺少的一种。适量补充牛磺酸能够帮助腹中的胎宝宝促进中枢神经系统发育，对脑细胞的增殖、分化起促进作用。补充牛磺酸后脑内精氨酸加压素和α-内啡肽含量增高，可以让准妈妈孕期记忆力更强，同时胎宝宝也会变得更聪明。

适当补充牛磺酸

荤食大多含有一定的牛磺酸，再加上人体自身能合成少量的牛磺酸，因而正常人的饮食不会出现牛磺酸缺乏。但对素食准妈妈来说，由于需要牛磺酸的量比平时增大，人体本身合成牛磺酸的能力又有限，再加之全食素食，容易造成牛磺酸的缺乏，使胎宝宝视力受损。由于牛磺酸多存在于动物食品中，因此素食准妈妈在做产检的时候需要向医生说明自己的饮食习惯。

食补不够时需要药补

如果通过饮食不能补充足够的铁和牛磺酸，可咨询医生，有必要的话，在医生的指导下服用相应药品。一般情况下，只有通过医院检查有了明显的指征，才能在医生指导下使用这类药物。

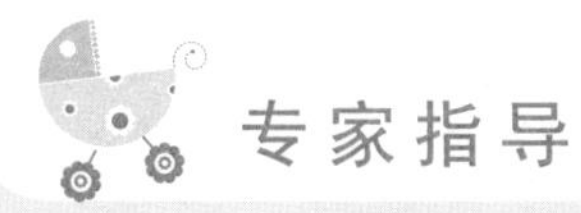

不论喜荤还是喜素，都有发生营养不良的可能，这主要取决于饮食行为是否科学，并不取决于吃荤还是吃素，营养过剩和营养缺乏都属于营养不良，准妈妈要力求饮食杂而合理。

准妈妈怎样吃姜蒜最健康

生姜和大蒜是日常生活中常见的调味料，烹调时有生姜和大蒜可以提升食欲，在孕期，准妈妈同样可以健康吃姜、蒜。

孕期吃姜、蒜的好处

鲜生姜中的姜辣素能够刺激胃肠黏膜，使消化液分泌增多，有利于食物的消化和吸收。生姜中的姜辣素对心脏和血管都有刺激作用，能使心跳及血液循环加快、汗毛孔张开，有利于体内的废物随汗液排泄，带走体内余热。

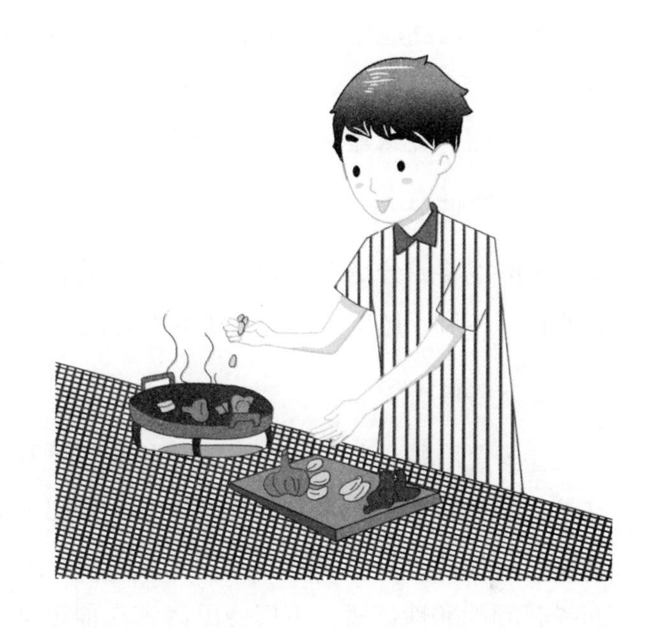

大蒜有抗菌消炎的作用，可保护肝脏、调节血糖、保护心血管、抗高脂血症和动脉硬化、抗血小板凝集。

虽然姜蒜的好处颇多，但均属于刺激性食品。准妈妈在整个妊娠期间不宜过多食用。

怎样吃姜、蒜更健康

孕期对姜、蒜等调味品的吃法也有一定的讲究，吃姜蒜的时候应该注意以下几点：

♣ 切记食量适度。

♣ 准妈妈如果患痱子、疖疮、痔疮、肾炎、咽炎或者上呼吸道感染时，则应暂时禁食姜、蒜，以防病情加重。

♣ 生姜红糖水只适用于风寒感冒或淋雨后的畏寒发热，不能用于暑热感冒或风热感冒。并且只用于风寒引起的呕吐，其他类型的呕吐包括妊娠呕吐均不宜食用。

♣ 不要食用已经腐烂的姜、蒜，腐烂的生姜会产生一种毒性很强的有机物——黄樟素，能损害肝细胞。

孕期要少吃哪些调味料

孕期准妈妈要少吃食盐、味精、醋以及一些热性调料。

不宜多吃食盐

食盐量与高血压发病率有一定关系，食盐摄入越多，发病率越高。孕期若过度食咸，容易并发妊娠高血压疾病，严重者可伴有头痛、眼花、胸闷、晕眩等自觉症状，甚至发生子痫而危及母胎安康。专家建议孕期准妈妈每日食盐摄入量应控制在6克以内。

尽量不吃味精

味精主要成分是谷氨酸钠，血液中的锌与其结合后便从尿中排出，味精摄入过多会消耗大量的锌，不利于胎宝宝神经系统的发育。

不宜多吃醋

过多食用醋和酸性食物可能对胎宝宝不利，尤其是怀孕最初半个月左右，准妈妈若大量摄入酸性食物，可使体内碱度下降，从而引起疲乏、无力。而长时间的酸性体质，不仅使母体容易罹患某些疾病，最重要的是会影响胎宝宝正常的生长发育。

不宜吃热性调料

准妈妈怀孕后吃小茴香、大茴香、花椒、桂皮、辣椒、五香粉等热性香料，以及油炸、煎炒等热性食品，容易消耗肠道水分，使胃肠腺体分泌减少，造成便秘。发生便秘后会用力排便，令腹压增大，压迫子宫内胎宝宝，易造成胎动不安、羊水早破、早产等不良后果。

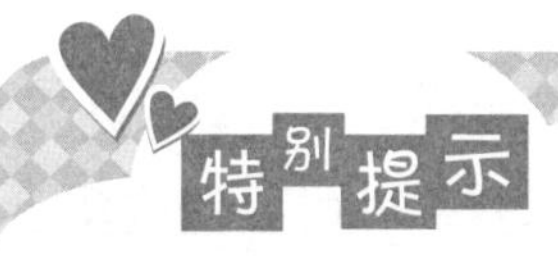

有一些食物味道特别浓郁，能迅速勾起人的食欲，比如卤味、周黑鸭等，这类食物是用配方不明确的卤料或者香料做出来的，建议准妈妈不要贪食，避免对自己和胎宝宝造成伤害。

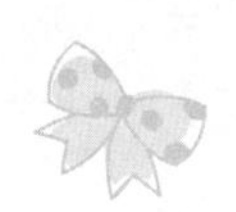
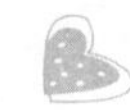
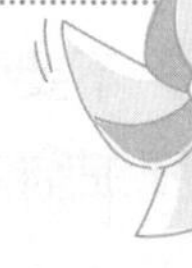

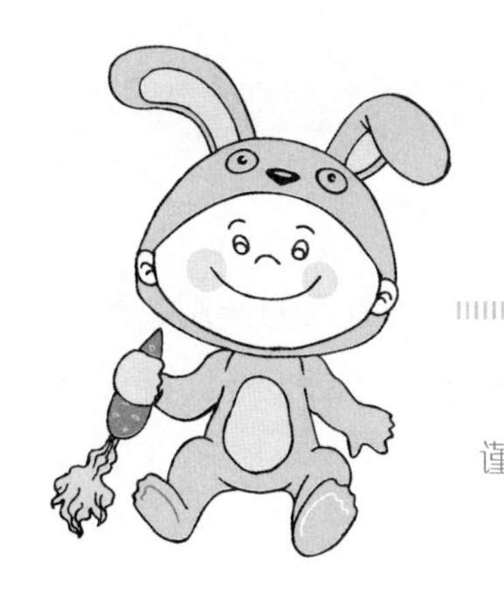

不可不懂的保健措施

孕3月胎宝宝仍然不是很稳定，因此，日常生活上需要继续保持谨慎。

孕期正确洗脸可避免皮肤问题

准妈妈在孕期洗脸要注意水质、水温以及洗脸的次数。因为孕期皮肤较脆弱，容易干燥过敏，也容易出油长痘，正确的洗脸方法可以有效地避免这些问题。

洗脸要用软水，不能用硬水

软水是指河水、溪水、雨水、雪水、自来水。硬水是指井水、池塘水。因为地下的硬水富含钙、镁、铁，直接用硬水洗脸，会使皮肤脱脂、变粗糙、毛孔外露、皱纹增多而加速皮肤衰老。硬水需要通过煮沸使之软化后再使用。

洗脸时水温控制在34℃左右

准妈妈可以将开水凉至34℃左右洗脸，此时水的性质与生物细胞内的水十分接近，不仅容易透过细胞膜，溶解皮脂，开放汗腺管口使废物排出，而且有利于皮肤摄入水分，使面部柔软细腻富有弹性。温度低于20℃会对皮肤的滋养不利，还会引起面部血管收缩，使皮肤苍白、枯萎多皱。如果高于38℃，则会引起血管和毛孔张开，使皮肤松弛无力，容易出现皱纹，还会使血管的弹性减弱，导致皮肤出现瘀血。

每天可多洗几次脸

一般冬天早晚各一次，夏天可多洗几次，特别在看完电视后、外出活动后、大量流汗后都要记得洗脸，以保持脸部的清洁。

使用温和的洁面用品

洗面奶等洁面用品要选用性质温和的，最好是纯绿色、准妈妈专用的。

预防妊娠斑从现在就要开始了

妊娠斑，也叫黄褐斑或蝴蝶斑。

妊娠斑形成原因

由于孕期脑垂体分泌的促黑色素细胞激素增加，以及大量孕激素、雌激素的作用，致使皮肤中的黑色素细胞的功能增强并产生沉淀。产后数月皮肤上的色素沉着颜色会变浅，并最终消失，也有可能消退不全，留下淡淡的茶色痕迹。

饮食调理

为了达到防斑治斑的目的，准妈妈一定要在饮食和生活上注意调理。妊娠斑的形成与孕期饮食有着密切关系，准妈妈吃一些富含维生素C和维生素E的食物对淡斑有益，如猕猴桃、西红柿、柠檬、黄豆等。

另外，妊娠斑的发生与准妈妈体内的雌、孕激素升高也有密切关系，为了避免加重准妈妈内分泌失调的症状，建议准妈妈日常饮食中少吃油腻的食物，烹调方法也应注意，尽量避免煎炸，以免“上火”，加重内分泌的失衡。

生活调理

除了饮食，生活上还要注意以下几点：

♣ 夏季外出时，要带上遮阳帽或涂抹相对安全的物理防晒霜，避免阳光直射面部，加重妊娠斑。

♣ 怀孕期间要注意皮肤护理，良好的皮肤弹性基础将有利于承受孕期变化。

♣ 保持良好的睡眠状态，放松心情。轻松的状态有利于防治妊娠斑。

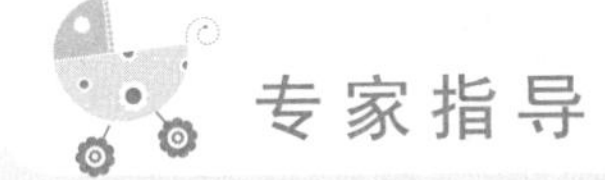

专家指导

怀孕期间不要使用任何祛斑产品，可以自制祛斑面膜。如：冬瓜适量，去皮捣烂，加入一个蛋黄、半匙蜂蜜，搅匀敷面20分钟；黄瓜磨成泥，加入1匙牛奶和面粉，调匀敷面20分钟。

孕期防晒特别重要

怀孕后，准妈妈的皮肤会变得非常敏感，极易被晒伤，如果不注意防晒，就会在皮肤上留下妊娠斑。最好的防晒办法是避免在阳光强烈的时候出门，但在一些不得不出门的时候，准妈妈一定要做好防晒工作，这可以在一定程度上防止色斑的颜色变深。

孕期防晒要做到以下几点：

不要在阳光强烈时出门

避免在上午10点到下午3点这一阳光强烈的时间段出门。出门时，一定要带上遮阳伞或戴遮阳帽来遮挡阳光。

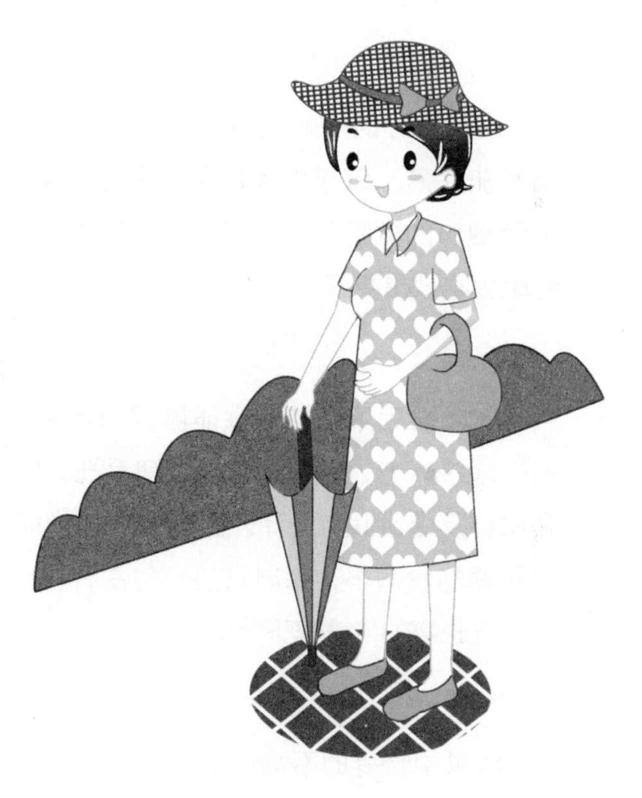

穿防晒服、多喝水

在夏天，有阳光时外出应穿质地柔软、吸湿、透气性好的白色、浅色或素色棉织品衣服，以减少对紫外线的吸收。另外，要注意多喝开水或盐茶水，可以补充体内失掉的盐分，从而防中暑。

出门时记得涂抹防晒霜

阳光强烈的时候仅靠遮阳伞是无法完全阻挡紫外线的，所以，一定要涂抹防晒霜。注意不要选择含化学成分的防晒霜，而要选择含物理成分的防晒霜，天然、不含铅，对胎宝宝没有影响。

少吃光敏感食物

如果摄入过多的光敏感食物，如芹菜、香菜等，在阳光的照射下皮肤就会发红甚至肿胀，脸上的黑色素就会迅速增加、沉淀，导致皮肤变黑。所以，夏季准妈妈出门前要少吃这一类的食物，平时多吃含维生素C和番茄红素的食物，如西红柿、坚果等，因为它们具有分解黑色素的作用。

准妈妈吃哪些食物可帮助防晒

准妈妈为了提高钙的吸收率，平时应该多晒太阳，但晒太阳的同时还得防晒，否则容易长妊娠斑或加重妊娠斑等。准妈妈孕期防晒除了可以涂抹适合准妈妈使用的防晒霜，还可以多吃具有防晒作用的食物。

以下具有防晒作用的食物比较常见，准妈妈可以经常适量食用：

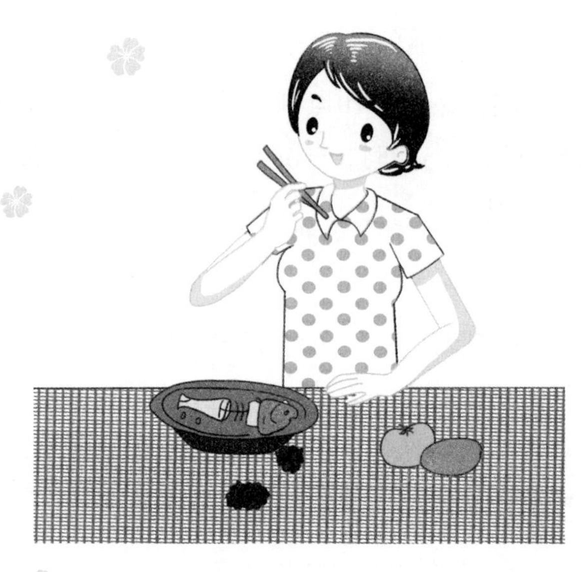

西红柿

这是很好的防晒食物。番茄富含抗氧化剂番茄红素，每天摄入16毫克番茄红素，可使晒伤的危险系数下降40%。西红柿熟吃比生吃效果更好。

柠檬

富含维生素C的柠檬能够促进新陈代谢，延缓衰老，美白淡斑，收细毛孔，软化角质层及令肌肤有光泽。据研究，柠檬能降低皮肤癌的发病率，每周只要一勺左右的柠檬汁即可使皮肤癌的发病率下降30%。

坚果

坚果中含有的不饱和脂肪酸对皮肤很有好处，能够从内而外地软化皮肤、防止皱纹，同时保湿，让肌肤看上去更年轻。坚果中含有的维生素E，不仅能减少和防止皮肤中脂褐质的产生和沉积，还能预防痘痘。

鱼

科学研究发现，一周吃1～2次鱼可保护皮肤免受紫外线侵害。长期吃鱼，可以为人们提供一种类似于防晒霜的自然保护，使皮肤增白。

孕期多长时间洗一次头最好

怀孕后，由于受到雌激素的影响，有些准妈妈头发会变得光洁、浓密、服帖，并且很少有头垢和头屑；也有些准妈妈由于皮脂腺分泌旺盛，头皮屑、出油等问题会加重，一天不洗头就会又痒又油。所以，准妈妈多长时间洗一次头需根据准妈妈的发质来决定。

不同发质的洗发频率

♣ 中性发质：两三天洗一次头即可，洗得太勤反而对头发不好。购买洗护发用品时不需要特别挑选去油或滋润配方的。可以使用婴幼儿专用的洗发水，这类洗发水性质比较温和，对皮肤和头发的刺激相对较小。

♣ 干性发质：头发的吸水和保水能力差，摸起来粗粗的、干干的，甚至一折就断。必须使用温和的洗发水，并使用护发素进行润发。另外，还要拉长洗发时间间隔，3～5天洗一次头即可，否则容易使头发变得更加干燥。

♣ 油性发质：头发容易出油，脏得很快，因此要经常洗头，一两天洗一次。洗头时不要将洗发水直接倒在头发上，而是要在手中揉出泡沫后再用来清洗头发，护发素也不要涂抹在发根部位。

在选择洗发水时，如果原先使用的品牌性质温和，最好能延用，不要突然更换洗发水。特别是不要使用以前从未使用过的品牌，以防皮肤过敏。去理发店洗头最好自己携带洗护发用品。

洗完头发后自然晾干

洗完头后尽量用毛巾擦干头发，但不要使劲揉搓头发。准妈妈可以利用干发帽、干发巾将头发吸干，不过要注意选用抑菌又卫生、质地柔软的干发帽、干发巾。

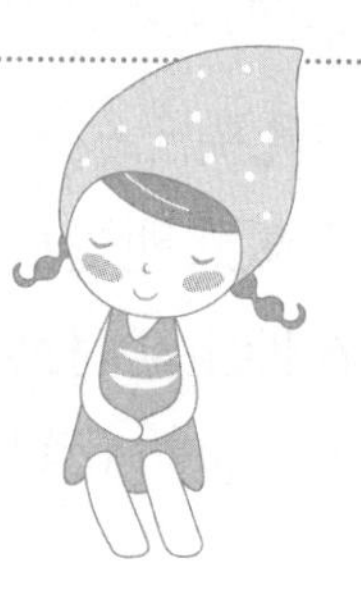

怀孕后要减少对乳房的不良刺激

由于受到内分泌的影响，怀孕后准妈妈的乳房会很敏感，对爱抚的反应更加强烈。虽然这种变化对性生活有提升作用，但过多的刺激对准妈妈无益。

怀孕后乳房的变化

女性从怀孕后几星期开始，由于激素的作用，会感觉到乳房肿胀，甚至有些疼痛，偶尔压挤乳头还会有黏稠淡黄的初乳产生。

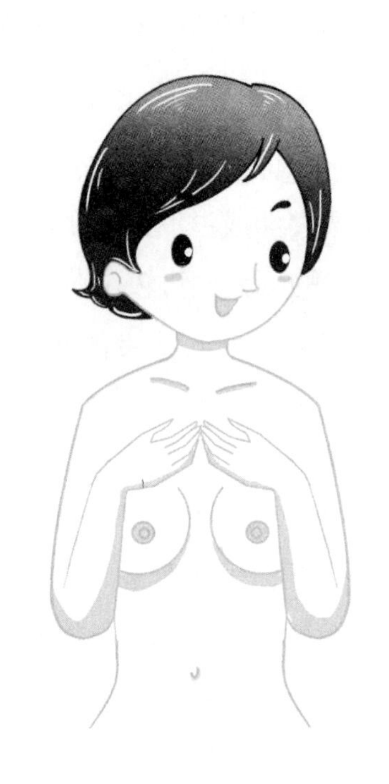

进入妊娠的第2个月时，乳房逐渐膨胀起来，十分柔软，并且由于乳腺的肥大，使得乳房长出类似肿块的东西。

接着，乳房皮肤下的血管变得明显突出。乳头也会渐渐变大，乳晕颜色由于色素沉淀的增加而日益加深，乳头的突出也较为显著。

孕期刺激乳房的危害

过多刺激乳房会引起乳房、乳头充血兴奋，容易引起子宫收缩，如果捏挤乳房及乳头，子宫收缩可能会更加明显。当然，短暂性的刺激引起子宫收缩从而造成早产的可能性很小，在正常的性爱中如果不是刻意而持续长时间地刺激乳头，不会有什么问题。但是如果长时间、反复多次、粗暴地刺激乳头，尤其是在怀孕早期或晚期，可能会引起子宫收缩，从而造成流产或早产。所以，孕期不要过多地刺激乳房及乳头。

性生活尽量避免刺激乳房

如果你的乳头比较敏感，在性爱时就要求准爸爸尽量避免过度抚摩你的乳房。另外，还要尽量避免过于激烈地爱抚阴道。如果连稍微的刺激都会引起宫缩，甚至不能忍受丈夫对胸部的抚摩，那么在性生活时最好采取不触摸胸部的其他的爱抚方式。另外，乳头刺激导致的宫缩，哪怕程度不重，也应立即中断性生活。

控制自己的情绪

现在，你将碰到的最大的麻烦是情绪波动很大，准妈妈要控制好自己的情绪，将个人的喜怒哀乐等情绪波动减至最低限度。心情不好时，可多看看美丽的风景、图画， 多接触美好的事物，尽量不要阅读恐怖、悲伤的书籍或者看恐怖电影，这样才能保持平静舒坦的心境，让胎宝宝在肚子里轻松成长。

保持心情舒畅

别因妊娠反应而心情恶劣、烦闷不安，应保持心情舒畅、情绪稳定，保持心理平衡。准妈妈可以通过听音乐、看休闲书刊、散步等来缓解心情，调整自己的心理状态。要坚信只要是一个正常的怀孕过程，就会生出一个健康的宝宝。

不必过分担心

有的准妈妈怀孕后，或担心胎宝宝的健康，或担心这样那样的问题，其实大可不必。只要按照科学的方法孕育，按时做好产检就可以了。准妈妈可以写写怀孕日记，这是给胎宝宝非常好的礼物，不要让自己闲下来胡思乱想，一定要坚定信心，讲究科学，胎宝宝一定是最健康的。

不要过分依赖

女性怀孕后总希望丈夫能时时陪在身边，过分依赖丈夫或母亲的做法显然不可取。准妈妈应体谅准爸爸的事业和工作，理解母亲或婆婆各有各家的事情，不可能面面俱到。应学会自强自立，学会在心理上进行自我调理和自我平衡。

消除淡漠心理

妊娠期间，准妈妈可能只关心体内的胎宝宝，而对其他事情漠不关心。这样会影响夫妻感情，造成家庭不和睦。准妈妈情绪不好，会影响胎宝宝的生长发育。

孕期需要选择合适的文胸

有的准妈妈听说孕期戴文胸会影响乳房发育，对以后哺乳不利，怀孕后就不敢戴文胸了，但因为乳房越来越沉，不戴又担心乳房下垂。其实，孕期是需要戴文胸的。

孕期戴文胸的好处

孕期佩戴文胸，不但是为了防止乳房下垂，更重要的是，戴上文胸可以庇护乳头，防止乳头磨擦受伤。不过，孕期戴文胸要注意选择合适的材质和尺寸。

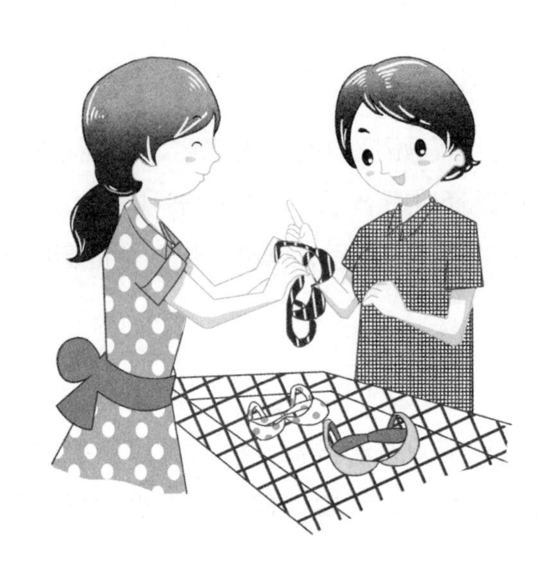

怎样选择孕期文胸

怀孕时，乳房是从下半部往外扩张的，增大情形与一般文胸比例不同，因此，准妈妈应该选择专为孕妇设计的文胸，这类文胸多采用全棉材料，肤触柔软，罩杯、肩带等都经过特殊的设计，不会压迫乳腺、乳头而造成发炎现象。但要注意，并非所有为孕妇准备的文胸都是合格的，在选择时应尽量选择品牌信誉高的产品。购买文胸时应仔细查看胸罩面料的成分标签，三无产品或可疑产品不要购买。另外，夏季要更换质地轻薄透气的薄棉文胸。

至于尺寸，准妈妈可根据自身乳房的变化随时更换不同尺寸的文胸，尺寸合适的文胸在穿戴时，乳房既没有压迫感，也不会感到大而无当。

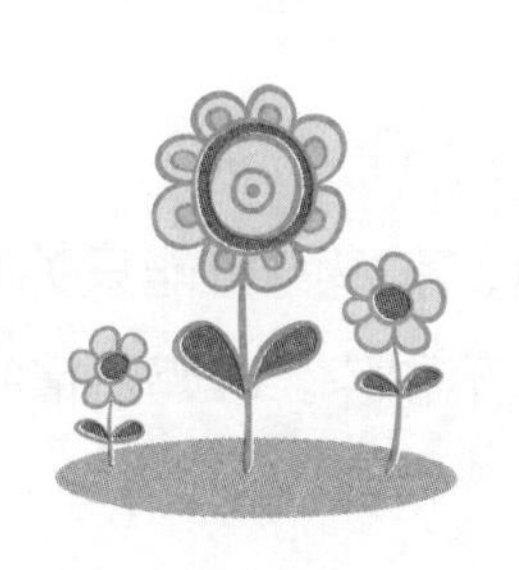

怎样量胸围

- 上胸围尺寸：乳房隆起的最高点。
- 下胸围尺寸：紧贴乳房隆起处的下缘。

白带增多，私密部位保健更重要

怀孕期间，体内激素分泌增多，刺激子宫腺体增生，阴道上皮细胞及宫颈腺体分泌旺盛，再加上胎宝宝的增大对骨盆等组织的压迫，出现血管和组织充血，白带等分泌物就会增加。这属于正常现象，准妈妈只需注意必要的清洁和护理即可。

怎样清洁私密处

♣ 每天用干净的温开水（或在温水中加少许盐）冲洗外阴两三次，温度要适中，最好是100℃的开水冷却到45℃左右后再使用。清洗用的盆具要专用，不能用来洗别的东西。每次用完后将盆洗净擦干，收在干燥通风的地方。

♣ 不要自行使用任何护理液，以免扰乱阴道内的酸碱平衡，从而有利于致病菌的侵入和繁殖。

♣ 选择面料柔软、透气、吸汗的内裤，最好是棉质的，较不容易引起皮肤过敏。另外，内裤边缘不能太紧，以免紧勒下腹部及大腿根部，引起血流不畅。保持内裤的清洁卫生，每天更换，并单独手洗。先用开水或消毒液浸泡清洗内裤，然后在阳光下暴晒干燥，或者阴干后暴晒消毒。

♣ 尽量少使用卫生护垫，否则会透气不良，容易滋生细菌。

♣ 洗好澡过后别急着穿上内裤，可穿上宽松的长衫或裙子，等阴部风干后再穿上，这样可以有效地预防阴部痛痒。

正常的白带是什么样子

正常的白带无臭味，呈无色透明如蛋清样，也不会引起瘙痒。如果白带性状、气味改变，很可能是患上了某种妇科疾病。为了方便判断白带的颜色及状态，最好穿浅色的内裤。

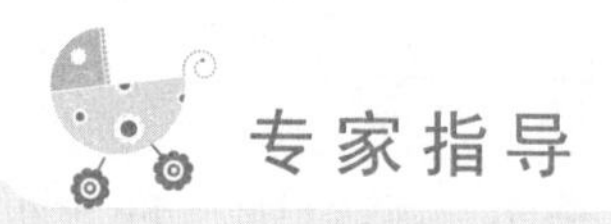

一旦发现白带性状、颜色、气味出现异常，应及时去医院就诊，以免影响胎宝宝的健康发育和你自身的健康。

有些花草不宜摆放在室内

并非所有的绿色植物都绝对安全、环保，有些绿色植物非但不环保，反而要吸收氧气或释放有毒气体；还有一些绿色植物会释放一种令人不愉快的气体或让人皮肤过敏。因此，室内的绿色植物不宜摆放过多，特别是卧室，准妈妈在室内摆放绿色植物时，一定要弄清植物的生态习性，以免起到反作用，污染了室内环境。以下植物准妈妈最好不要摆放在家中。

容易产生过敏的花草

如洋绣球、紫荆花等。紫荆花所散发出来的花粉如果与准妈妈接触过久，会诱发哮喘症或使咳嗽症状加重；洋绣球花（包括五色梅、天竺葵等）散发的微粒，如果与准妈妈接触，会使准妈妈的皮肤过敏而引发瘙痒症。

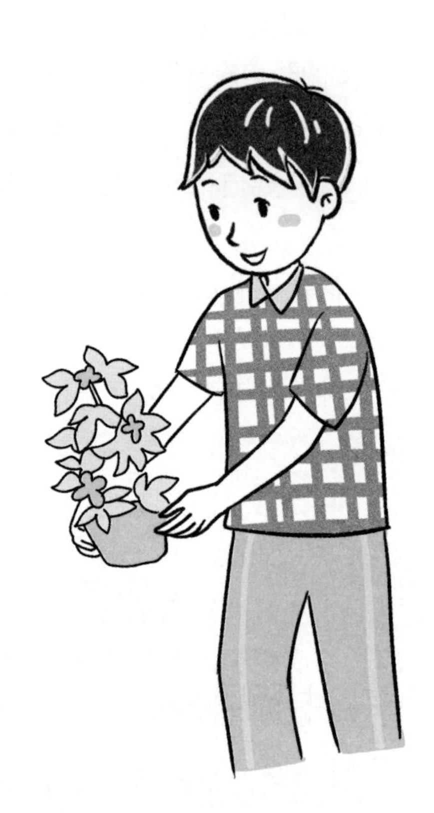

松柏类植物

包括玉丁香、接骨木等，这类植物会分泌脂类物质，散发出较浓的松脂味，对人体的肠胃有刺激作用，闻久了，会引起恶心、食欲下降，尤其是对已怀孕的准妈妈影响较大。

本身含有毒性的花草

含羞草、郁金香、夹竹桃、秋水仙等有微毒。如果过多接触含羞草会引起毛发脱落、眉毛稀疏；郁金香花朵含有一种毒碱，接触过久，会加快毛发脱落；夹竹桃可分泌一种乳白色液体，长期接触会使准妈妈出现昏昏欲睡、智力下降等症状。

耗氧性花草

如丁香、夜来香等，它们进行光合作用时大量消耗氧气，影响人体健康。夜来香在晚上还会散发出大量刺激嗅觉的微粒，闻得太久，会使准妈妈感到头晕目眩、郁闷不适，甚至失眠。兰花、百合花的香气也会让准妈妈过度兴奋而引起失眠。

准妈妈乘电梯对胎宝宝有没有影响

通常人们坐电梯时都会有些失重的感觉，尤其是高速电梯，所以有些准妈妈担心这对胎宝宝有影响。其实，一般电梯的行驶速度是有限的，给人造成的失重感也是常人可以承受的，因此准妈妈乘坐电梯基本上不会对腹中胎宝宝造成伤害。当然，这也要看个人的敏感程度，如果乘坐电梯时出现如头晕、心慌、出汗等问题，还是应该尽量避免乘坐。

孕期可以练习瑜伽吗

孕期能否练习瑜伽，应视准妈妈的个人情况而定。如果准妈妈孕前就一直坚持练习瑜伽，孕早期就可以进行较简单的瑜伽练习；如果准妈妈此前从未练习过瑜伽、不常做锻炼或曾经流过产，那么必须到孕中期才能开始练习瑜伽。

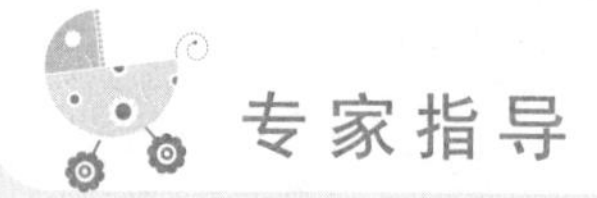

有心脏病或是哮喘的准妈妈不宜练习瑜伽。因为患有哮喘的病人是没有办法合理调息的；而对于心脏病患者，老师因无法随时准确掌握练习者的心跳频率，没有办法给予准确的指导。

孕期练瑜伽的好处

♣ 可以增强体力和肌肉张力，增强身体的平衡感，提高整个肌肉组织的柔韧度和灵活度。

♣ 可以刺激控制激素分泌的腺体，加速血液循环，还能够很好地控制呼吸。

♣ 可以起到按摩内部器官的作用，有益于改善睡眠，让人健康舒适；可以帮助准妈妈进行自我调控，使身心合而为一，养成积极健康的生活态度。

怎样练习更安全

准妈妈在孕期练瑜伽最好请有教授准妈妈练习瑜伽方面经验丰富的合格瑜伽教练指导，不宜在家中自己随意练习。练习姿势时要量力而行，不要勉强。在练习瑜伽前后30分钟内不可以进食、进水。

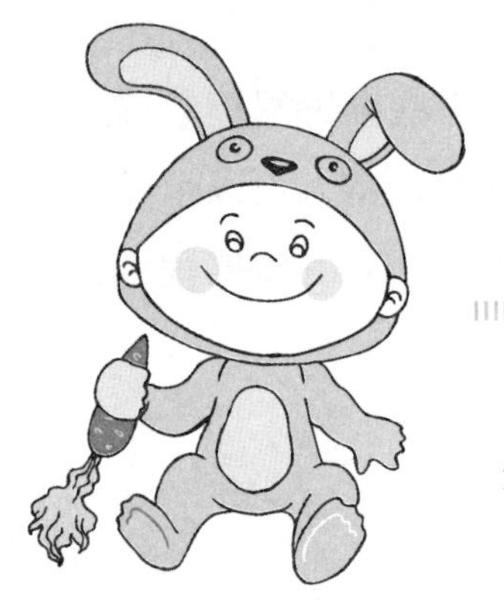

不可忽视的不适与疾病防治

孕早期疾病对胎宝宝的影响常常会比较大，一旦生病，一定要跟医生说明情况。除此之外，还要注意保健，预防生病。

本月产检可知胎宝宝有无先天性疾病

胎宝宝是否有先天性疾病，可在本月通过产检获知。

为什么本月可查获先天性疾病

因为胚胎各个器官的发育在怀孕后12周内就已基本完成，胎宝宝身体主要系统的雏形已经形成。所以，到3月底准妈妈就可以通过产检获知胎宝宝是否健康了。

先天性疾病是如何形成的

人类胚胎形成过程如包饺子：卵子受精后很快变成有三层“板”的圆盘状，如饺子皮。“饺子皮”弯曲卷成圆筒，两头封口捏紧、弯曲，胚胎就形成了。如果某一层“饺子皮”由于某种原因没有捏紧，就会出现胎宝宝的畸形。

“饺子皮”的前端没有捏紧，未来胎宝宝脑部或面部发育会出现畸形；“饺子皮”的中部没有捏紧，胎宝宝心脏、脊柱或是其他内脏发育会出现畸形；“饺子皮”末端没有捏紧，胎宝宝四肢或是泌尿系统会出现畸形。所有这些畸形就成为出生缺陷，即先天性畸形。

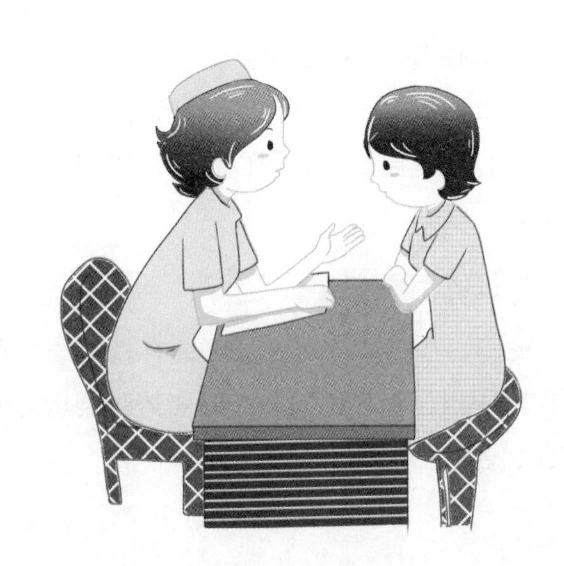

尿频时怎样减少小便次数

由于子宫增大，压迫位于前方及后方的膀胱和直肠，准妈妈这个月会出现尿频的症状。孕期尿频是正常的妊娠反应，准妈妈适当采取一些方法缓解即可，待准妈妈进入孕中期，这种症状就会自然消失。

怎样做可以减少小便次数

下面这些方法可以帮助你减少小便次数：

♣ 可以调整饮水时间，在白天保证摄入充足的水分，控制盐分，为避免在夜间频繁起床上厕所，可以从傍晚时就减少喝水。

♣ 晚上少吃利尿食物，如西瓜、茯苓、冬瓜、昆布（海带）、玉米须等。

♣ 坚持锻炼骨盆底肌肉的张力，利于控制排尿。

♣ 骨盆放松练习：四肢跪下呈爬行动作，背部伸直，收缩臀部肌肉，将骨盆推向腹部。并弓起背，持续几秒钟后放松。这有助于预防压力性尿失禁。注意做这个动作时要量力而行，不可勉强。

♣ 休息时要注意采取侧卧位，避免仰卧位。侧卧可减轻子宫对于输尿管的压迫，防治肾盂、输尿管积存尿液而感染。

♣ 在医生的指导下适当服用补肾中药，如何首乌、枸杞、补肾益寿胶囊、六味地黄丸等，以保持内分泌功能正常。

♣ 准妈妈有了尿意应及时排尿，切不可憋尿。由于准妈妈怀孕后的膀胱壁比之前更容易水肿，也比一般人更容易受伤或感染，所以千万记得不要憋尿，还要养成多喝水、多上厕所的习惯。

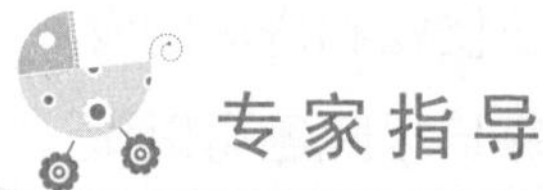

专家指导

准妈妈出现尿频时要注意判断是正常尿频还是异常的尿频。通常尿频只是小便频繁，身体不会出现其他症状和不适。如果准妈妈在小便时出现疼痛或烧灼感等异常现象，应立即到医院做检查。

如何预防痔疮

随着胎宝宝的发育和子宫的不断增大，会进一步压迫盆腔，使痔血管内的血液回流受到阻碍，诱发了痔疮的产生，或使本来已有的痔疮加重。准妈妈可以通过以下方法来预防痔疮：

合理饮食

孕期要尽量少吃或不吃辛辣刺激性的食物和调味品，多吃水果和新鲜的蔬菜，尤其是富含粗纤维的蔬菜、水果，同时还要养成多饮水的习惯，最好喝些淡盐水或蜂蜜水。

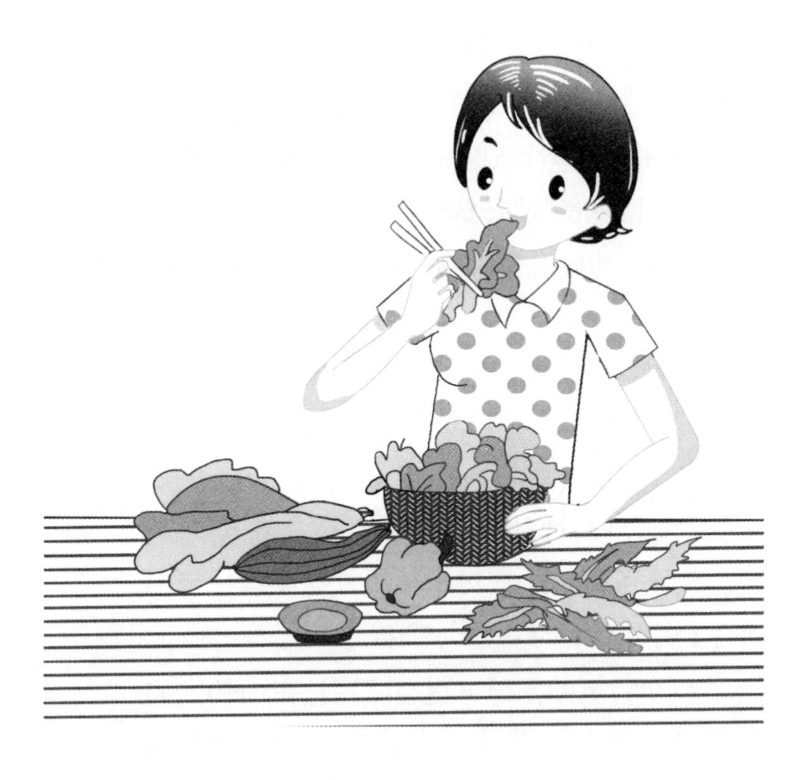

适量运动

散步、做操及打太极拳等适量的体力活动可以增强体质，促进肠蠕动进而增加食欲，防止便秘和痔疮的发生。此外，准妈妈每日早晚还可以做几次缩肛运动，每次30～40遍。这样有利于增强盆底肌肉的力量和肛门周围的血液循环，有利于排便和预防痔疮。

养生粥调理

除了以上方法外，准妈妈还可以常吃双耳芝麻大米粥。这道药膳具有养阴、润肠、通便的功效，具体做法是：取适量木耳、银耳、黑芝麻、桑葚、大米。将大米煮粥，在半熟后加入切碎的木耳、银耳，黑芝麻碾碎和桑葚一起放入粥中，煮熟即可食用。

准妈妈千万不要擅自使用痔疮膏，以免不明药物对胎宝宝产生影响。即使需要手术治疗，也要等到生育之后再做。如果妊娠痔疮严重，可在医生指导下服用药物缓解便秘。

乳房胀痛怎么办

准妈妈孕期乳房胀痛是孕期正常的现象，准妈妈不必过于紧张，一般情况下不需要去医院做特别的处理。

为什么乳房会胀痛

一些准妈妈在怀孕40天左右的时候，由于胎盘、绒毛大量分泌雌激素、孕激素、催乳素，激素增加，会刺激乳房小泡和泡管组织，乳腺增大，长出类似肿块的东西，因此准妈妈会感到乳房胀痛、膨大。孕期中，大部分准妈妈都会有因乳房胀痛而感到不适的经历，少数准妈妈甚至会有乳汁分泌。

怎样做可以减轻胀痛

♣ 怀孕后应选用宽松的内衣，最好是孕妇专用的，在家中可以取下胸罩，以减轻乳房外部的压迫。到了孕晚期，尤其是哺乳期的时候，这种症状就会减轻。

♣ 如果乳房胀痛得难受，准妈妈可以采用热敷、轻柔按摩等方式来缓解乳房的不适感。可以每天用手轻柔地按摩乳房，促进乳腺发育。

♣ 平时在饮食上，做到不喝酒、多吃含膳食纤维的食品，全麦面包、胡萝卜、南瓜中都富含纤维，各种纤维均有助于过多的雌激素排出体外，从而阻止激素刺激乳房组织。

一般情况下，妊娠12周后随着体内绒毛膜促性腺激素水平的下降，乳房胀痛的症状多自然消失，但也有些准妈妈症状会持续整个孕期。

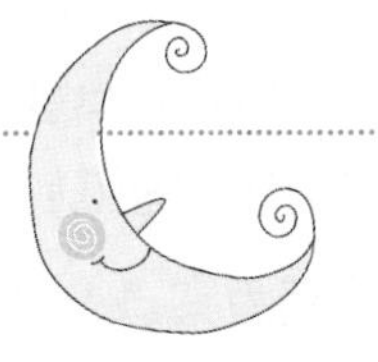

睡觉打鼾怎么办

怀孕后，一些平常不打鼾的准妈妈可能也开始在睡觉时打鼾了，一般人觉得这没什么，有人甚至认为这是睡得香、睡得甜的表现，其实不然，打鼾可分为良性和恶性两大类。

怎样区分良性和恶性打鼾

良性打鼾的特征是，入睡后鼾声较轻且均匀，或偶尔出现的打鼾（如疲劳、饮酒后的打鼾）。这类打鼾对身体并没影响，称为良性打鼾。

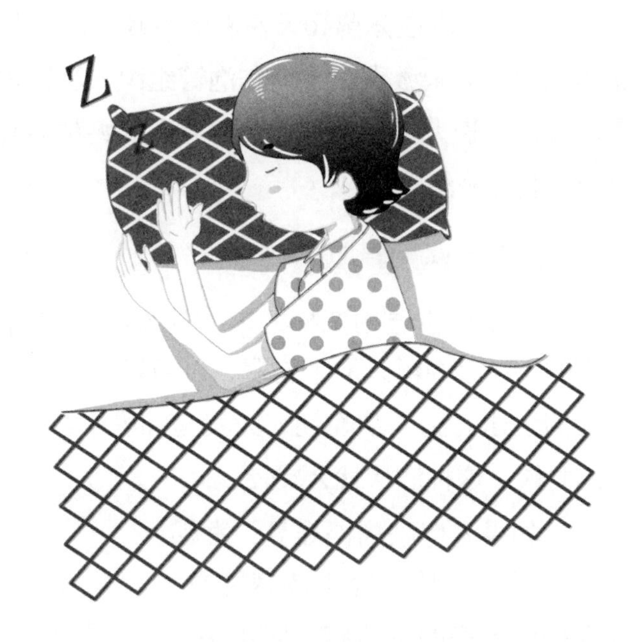

恶性打鼾的特征是，入睡时不仅鼾声很大（一般超过60分贝），而且不均匀，总是打着打着就停止了呼吸，或呼吸停止达十几秒钟后被憋醒，急速地喘气。一夜反复多次发作，早晨起来感觉头昏脑涨，好像整夜没睡一样。这类打鼾往往会带来严重的后果，故称为恶性打鼾。

恶性打鼾要及时就医

大约有10%的准妈妈会在孕期发生恶性打鼾。对于准妈妈而言，恶性打鼾的危害较为严重，容易导致机体缺氧以及二氧化碳排除不及时，严重威胁母胎健康。一旦准妈妈发生恶性打鼾，最好及时去医院进行检查，并警惕妊娠高血压的发生。

怎样预防恶性打鼾

要想预防孕期发生恶性打鼾，首先要从控制体重增长幅度开始，肥胖是引起打鼾的重要原因之一。整个孕期，准妈妈应常称体重，以每周增加不超过0.5千克为宜，到足月分娩前，总体重增加9～11千克为宜。

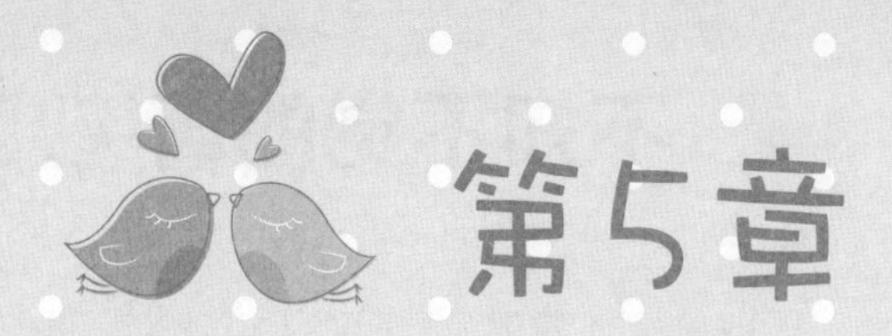

第5章

孕4月：身体变得轻松舒适

度过了难熬的孕早期，准妈妈的每一天开始变得舒服起来，俗话说“瞒三不瞒四”，从孕4月开始，准妈妈的肚子开始微微隆起了，一如日渐膨胀的幸福。这个时期，除了将孕早期孕吐打乱的饮食习惯调整正常外，准妈妈也别忘了开始给各位亲友证实猜测已久的孕讯哦。

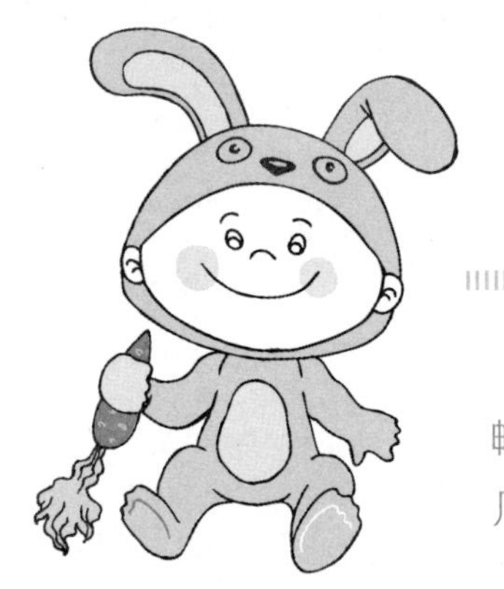

不知不觉的奇妙变化

令人忐忑不安的孕早期终于过去了，现在准妈妈的身心都较为舒畅，大部分准妈妈已经逐渐适应了孕期身体的各种变化，而且妊娠反应几乎已经消失。

准妈妈：早孕反应过去了

进入孕4月，准妈妈的腹部逐渐变得明显，这一时期能够真切感受到胎宝宝的成长。

早孕反应逐渐消失

早孕症状开始逐渐消失，孕吐渐渐趋于平静，准妈妈的身体会比以前舒服很多，食欲也较以前大增，心情也轻松愉悦不少。

可以感应胎动了

胎动会在孕16～20周时逐渐明显起来，这时，准妈妈可以感觉到子宫在蠕动，胃里发出类似饥饿时的咕噜声。初次怀孕的准妈妈能感觉到的首次胎动可能要晚些。

准妈妈特别想吃东西

在这个月，胎宝宝进入迅速生长时期，因此，对营养的需求随之加大。这时的准妈妈会感觉到食欲大增，特别想吃东西。

会感觉浑身乏力

在这个月，贫血也是较常见的现象，准妈妈通常会感觉浑身乏力，甚至有可能出现头晕目眩的状况。

可能会出现牙龈出血

怀孕以后，除了口水明显增多之外，有些准妈妈可能也会觉得牙龈更加敏感、肿胀和变软，刷牙时也比平常更容易出血。因此，到了怀孕的第四个月时，建议准妈妈最好找牙医做个检查，以防止牙龈的变化导致牙龈发炎或感染。

胎宝宝：胎心音变得有力

进入孕4月，胎宝宝的发育变得迅速而稳健。

通过脐带获取营养

孕13周时，胎盘已经发育完全，与母体的联系更加紧密，胎宝宝通过脐带从母体摄取丰富的营养物质。

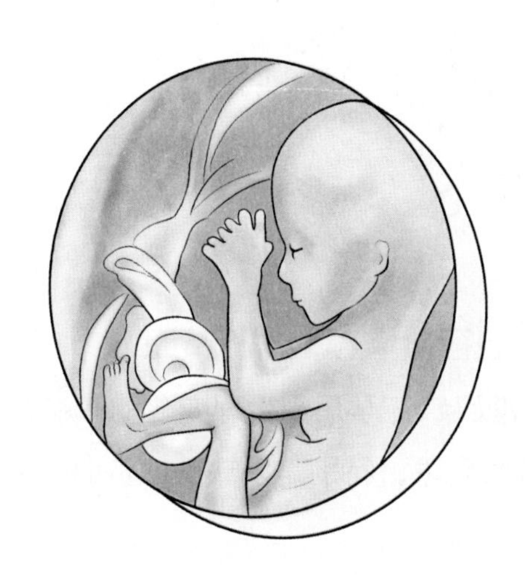

从这周起，胎宝宝皮肤增厚，变得红润有光泽，并开始长头发了，脸已经有人的轮廓和外形了，身长有70～90毫米，体重也差不多有20克了。五官更加明显，双眼向脸部中央更靠近了，嘴唇能够张合了，脖子也已经发育得足以支撑头部了。胎宝宝的条件反射能力加强，手指开始能够握紧拳头，脚趾也可以弯曲，只是眼睑仍然是紧紧闭合着的。

能做很多动作，身上长出胎毛

接下来的几周，胎宝宝的身体器官发育更加完善。先是胳膊长长，能够与身体保持协调，再到后来，腿的长度超过胳膊。手指甲完整地形成，指关节也开始运动。性器官已经足够明显，用肉眼就能辨出来了。

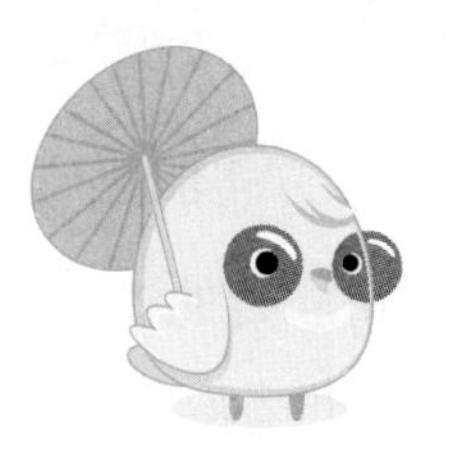

同时，胎宝宝可以在子宫内做很多可爱的动作了，比如斜眼、皱眉和做鬼脸。这些动作可以促进胎宝宝大脑的成长。另外，胎宝宝的身上开始长出胎毛，看上去就像是披上一层薄绒毯，出生的时候才会消失。

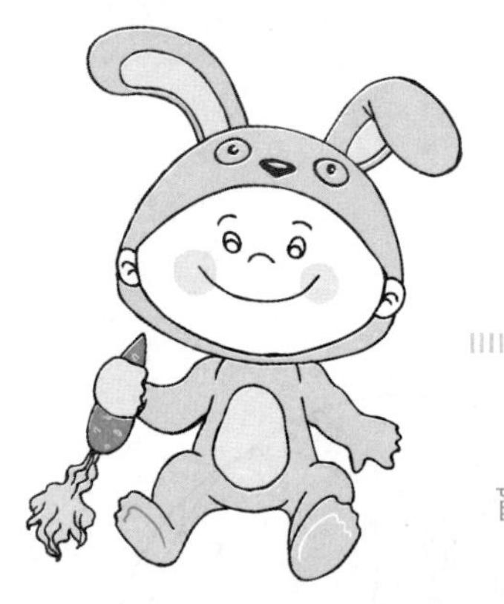

不可或缺的营养知识

孕中期的准妈妈既要注意防止营养不良，又要防止营养过剩，切忌盲目乱补，既要避免营养不均衡，又要避免孕期营养过剩导致肥胖。

血容量增加，预防贫血

准妈妈怀孕后受生理变化的影响常容易出现贫血现象，特别是以缺铁性贫血多见。

孕期严重贫血的危害

如果孕期准妈妈贫血严重，有可能引起胎宝宝早产、缺氧、贫血、生长迟缓、易感染等危险。

贫血的症状

疲倦、头晕、心跳加速、心悸、脸色苍白、下眼睑苍白、呼吸短促、指甲苍白等。

孕期对铁的需求量

怀孕期间需要的铁量通常是平时的2倍。中国营养学会推荐，孕期每日需要量为：孕早期15毫克，孕中期25毫克，孕晚期35毫克。

必要时需服用铁剂

食补是补铁的最好方式，但是如果准妈妈贫血比较严重，需要在专业医生的指导下服用补铁剂了。为了避免在服用补铁剂过程中发生不良反应，建议准妈妈注意下列要点：

♣ 选择硫酸亚铁、碳酸亚铁、富马酸铁、葡萄糖酸亚铁，这些铁剂属二价铁，容易被人体吸收。

♣ 铁剂对胃肠道有刺激作用，常引起恶心、呕吐、腹痛等，应在饭后服用为宜。反应严重者可停服数天后，再由小量开始，直至所需剂量。若仍不能耐受，可改用注射剂。

孕期首选饮食补铁

孕期女性多患缺铁性贫血，通过饮食补铁补血最安全，是孕期首选。

经常食用红枣搭配木耳

木耳搭配红枣及红糖少许经常煮食，可治疗体虚贫血，同时有效补充准妈妈体力。木耳可凉血止血，益气润肺，滋阴润燥；红枣补气养血的作用毋庸置疑，枣中还富含钙和铁，针对孕期准妈妈的缺铁性贫血很有效。另外红豆含有较丰富的铁质，准妈妈常食用，不仅可以防治缺铁性贫血，还有滋补强力、加强乳汁分泌的功效。

动物内脏比动物肉更补铁

动物内脏中的铁含量往往高于动物的肉，比如猪肝。可以采用炖煮方式来烹制猪肝。但是要注意的是，猪肝食用前一定要去毒，可在淡盐水中浸泡以去杂质和血污。另外，猪血含铁量也非常丰富，每100克含铁高达45毫克，其铁吸收率可到22%以上，准妈妈补血，猪血是不错的选择。但是准妈妈要注意猪血不宜过量食用，一周两次为宜，另外，猪血适合和豆腐青菜煮汤！

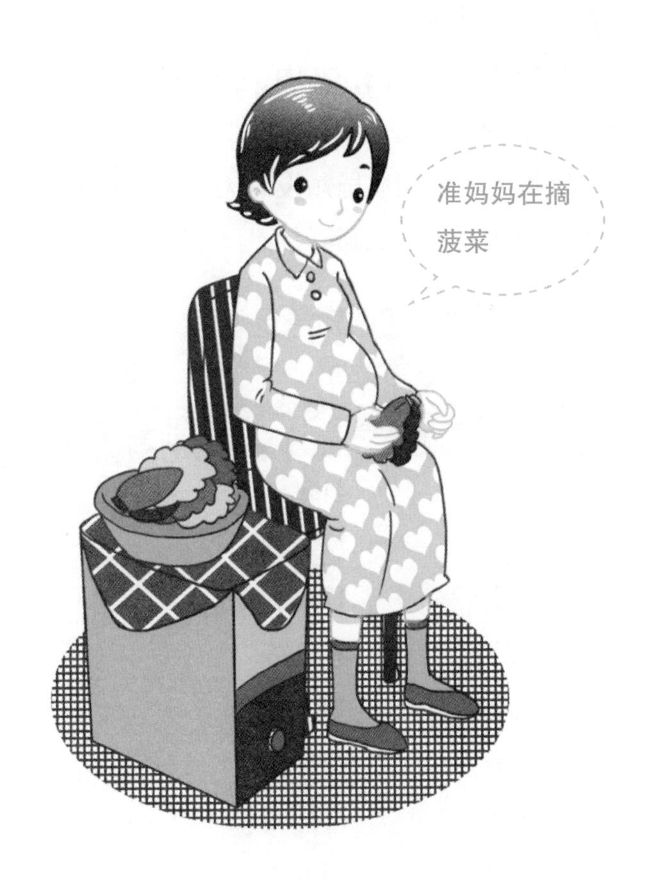

菠菜补铁焯过再吃

虽然菠菜含铁较丰富，但菠菜含有较多的草酸，草酸不仅可以影响菠菜本身钙和铁的吸收，还影响其他食物中钙和铁的吸收。建议喜欢吃菠菜的准妈妈在烹饪菠菜前先将菠菜在开水中烫一下，可去除部分草酸，以利机体对钙、铁的吸收。

热量需求增加，适量增加饮食

现在准妈妈已经进入了孕中期，不仅准妈妈的体重将迅速增加，胎宝宝也进入了快速生长发育期。这就要求相应地增加饮食量来补充身体所需的热量。

不过，如果准妈妈认为自己可以开怀大吃，那就错了。孕中期的饮食量并不需要增加许多，因为孕中期只需要每日比孕早期增加200千卡的热量需求。

为了准妈妈能更好地理解，我们可以做一个量化，200千卡的热量相当于大半碗米饭，或一个中等大小的鸡蛋加200毫升牛奶，或一片面包加一杯100毫升左右的酸奶，或一片面包加一个中等大小的苹果。

补充优质蛋白质

各种鱼虾、禽肉、畜肉、蛋类都富含蛋白质，豆类以及豆制品中的蛋白质含量也很丰富，蔬菜和谷物中的蛋白质大多很少。

奶类中的蛋白质虽然没有肉类高，但胜在所含的必需氨基酸组成基本上与人体相符，所以营养价值相对来说更高。

常见食物中蛋白质含量

食物	100克可食部分的蛋白质含量
对虾	21克
鲤鱼	17.7克
牛肉	17.8克
羊肉	20.5克
猪肉	14.6克
鸡蛋	12.9克
牛奶	3克
黄豆	35.6克

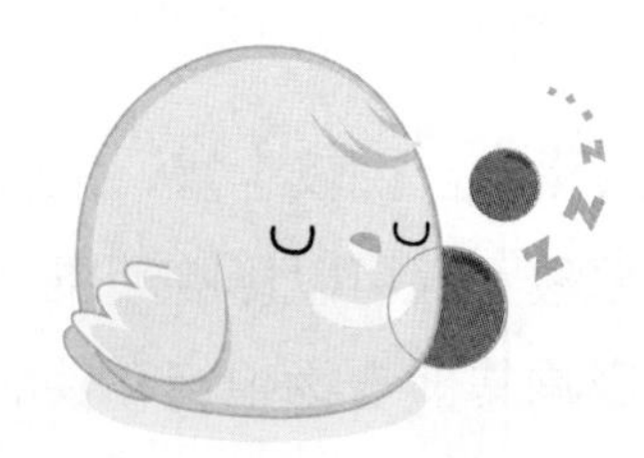

不要走入这些饮食误区

因为怀孕，准妈妈自己和家人都对饮食空前重视，这样做的后果是，你一言我一语，道听途说，让准妈妈不小心就进入了孕期饮食误区，为了对自身和胎宝宝健康负责，准妈妈要善于甄别错误的饮食常识。以下误区准妈妈要小心：

误区一：一个人吃两个人的饭

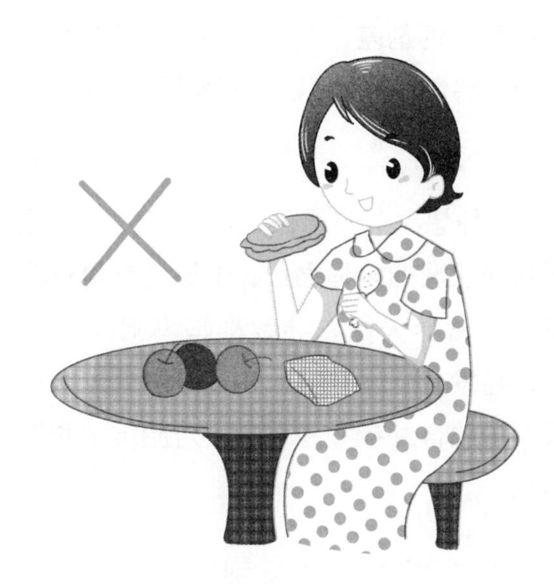

长辈经常会对怀孕的女性说："你现在是一个人要吃两个人的饭，一定要多吃。"认为只要准妈妈吃得多，胎宝宝就一定会长得更好。

其实，怀孕的女性进食量加倍，不等于胎宝宝在准妈妈的肚子里就可以吸收加倍的营养，这加倍的营养，很可能最后都变成了准妈妈自己身上的肥肉。

保证胎宝宝的营养足够，关键在于准妈妈对食物的科学选择，而不是靠盲目多吃来达到。

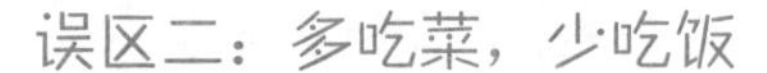

许多人认为菜比饭更有营养，准妈妈应该把肚子留下来多吃菜。

其实，这种观点并不正确，不同的食物提供不同的营养，饮食单一是孕期应该禁忌的。米饭、面等主食，是准妈妈能量的主要来源，一个孕中、晚期的准妈妈一天应摄入400～500克的米面及其制品才能达到营养要求。

误区三：多吃有营养的东西总比不吃好

在孕期加强营养是必须的，但营养摄入绝非多多益善。

太多的营养摄入会加重消化负担，并存积过多的脂肪，以致体重超标。体重超标会限制准妈妈的运动，致使抗病能力下降，严重时还容易导致肥胖和冠心病的发生，并造成分娩困难。

误区四：盲目购买营养保健品

准妈妈在决定购买营养品前，最好先咨询一下有经验的产科医生。许多营养品的吸收效果并不比普通食物更好，如鲜牛奶的补钙功效未必就比直接补充钙剂差，而且有些营养品甚至根本不适合准妈妈食用，所以购买营养品一定要谨慎。

误区五：体重增加没关系，产后再减肥

这种想法非常错误，准妈妈的体重是孕期判断营养状况的指标之一，准妈妈吃得过多，热量超标，营养失衡，导致准妈妈肥胖、胎宝宝过大，易发生妊娠期糖尿病，妊娠糖尿病可导致严重的母胎合并症和并发症，对胎宝宝和准妈妈均不利。

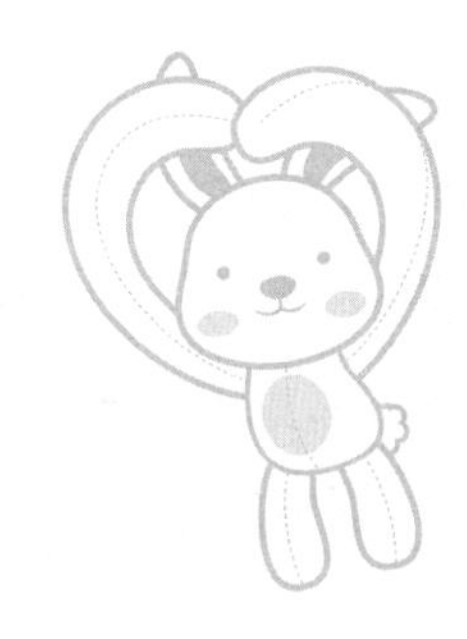

不可或缺的膳食纤维

准妈妈的消化速度较慢，因此容易胀气、便秘，在饮食中注意多摄入膳食纤维，可以促进肠道蠕动，减轻胀气和便秘。膳食纤维有很强的吸水能力，可使肠道中粪便的体积增大，促进肠道蠕动。

膳食纤维是一种不能被人体消化的碳水化合物，分为可溶性膳食纤维和不溶性膳食纤维两类。可溶性膳食纤维多存在于豆类及水果中；不溶性膳食纤维多存在于全谷类及一些多纤维的蔬菜中（如芹菜），不管哪种膳食纤维，对此期的准妈妈来说都大有益处。

特别提示

有每天饮用鲜榨豆浆、鲜榨果汁等习惯的准妈妈，一定要注意好好利用豆渣或者果渣，可以烙饼、包饺子等，这些渣渣中含有丰富的膳食纤维，适量摄入对准妈妈身体有益。

一日饮食搭配

由于这个时期准妈妈的食欲比较好，胎宝宝状态又比较稳定，可以从现在起就纠正一些不良饮食习惯，补充所缺营养，强化重点需求营养，针对可能会出现的缺钙、缺铁情况，准妈妈应该重点补充。

早餐

红糖小米粥1碗（100克）	煮鸡蛋1个（70克）	牛奶1杯（250克）	南瓜羹1碗（100克）
补充碳水化合物、膳食纤维、维生素	补充蛋白质、脂肪	补充水分、蛋白质、脂肪	补充维生素、钙

加餐

早餐后或午餐前一两个小时	雪梨1个	补充水分、维生素、膳食纤维

午餐

大米饭1碗（150克）	肉末豆腐1碟（200克）	什锦沙拉1碟（100克）
补充碳水化合物、B族维生素	补充蛋白质、铁	补充各种维生素

加餐

午餐后或晚餐前一两个小时	腰果1把（50克）	补充蛋白质、脂肪

晚餐

二米饭1碗（150克）	核桃鸡丁1碟（100克）	素炒白菜心1碟（100克）	丝瓜瘦肉汤1碗（200克）
补充碳水化合物、B族维生素	补充蛋白质、维生素、钙、铁	补充维生素C	补充维生素、碳水化合物

加餐

晚餐后1小时	红豆沙包1个（25克）	补充维生素、膳食纤维、碳水化合物
临睡前1小时	酸奶1杯（100克）	补充蛋白质、钙

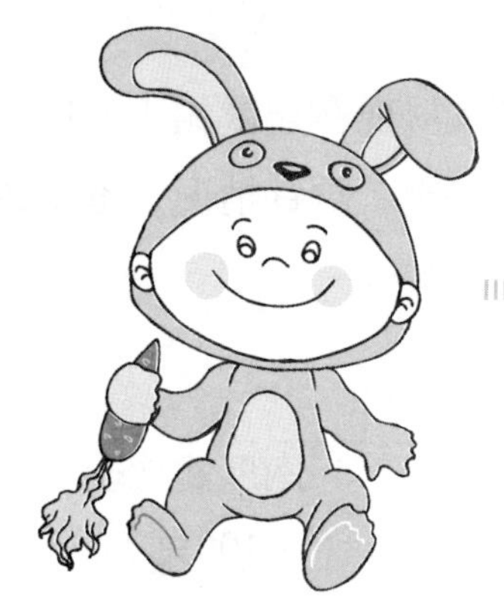

不可不知的饮食细节

在孕中期，准妈妈摄入的食物可以更加丰富，只要注意荤素搭配，粗细配合，花样齐全，少食多餐，就能使机体真正处于营养平衡的良好状况。

食物搭配有讲究

准妈妈应尽量保持荤素均衡，多进食一些时令蔬菜及新鲜水果，以保证准妈妈的营养均衡。

♣ 粗细粮搭配。精白米和精白面类精制食品中缺乏B族维生素。而粗粮中含有丰富的B族维生素，二者可以相互弥补，使营养摄入更全面。

♣ 荤素搭配。荤菜可以提供胎宝宝生长发育所需要的蛋白质、脂肪等营养素，但缺乏素食中的维生素和膳食纤维，故要搭配互补。

一日餐次安排建议

建议准妈妈在早餐、中餐之后的两个小时分别加早点、午点。不过正餐三餐应尽量保证之前的饮食原则，如早餐吃好，午餐吃饱，晚餐吃少。而加餐则主要是补充机体容易缺乏的营养素，如钙、铁、碘、维生素等。比如在早餐后两个小时吃点海苔，可补充碘元素，在午餐后两小时吃个苹果，可补充铁和维生素等。

瘦弱准妈妈要重视补充营养

瘦弱的准妈妈在孕期易发生贫血、低钙和营养不良，这对胎宝宝的危害更为严重。因此，身体瘦弱的准妈妈应加强营养的补充，如优质蛋白、钙、磷、铁和多种维生素等。体质过于瘦弱者，应在医生的指导下，辅以一些营养药物和适当的补品。

适合准妈妈吃的零食

准妈妈可以选择一些营养丰富、低糖、高膳食纤维的食物来充当零食。如红枣、瓜子、板栗、花生等；也可以吃一定量的水果、酸奶、煮熟的鸡蛋、粗纤维饼干等。

什么时候吃零食好

零食最好在两餐之间吃，离正餐远一点儿，每次吃零食的量不要太多，这样就不会影响正餐的进食量。

适合准妈妈吃的零食

零食	功效
红　枣	红枣具有补血安神、补中益气、养胃健脾等功效，还能防治妊娠期高血压，非常适合准妈妈食用
板　栗	准妈妈经常适量吃板栗既可以健身壮骨，利于胎宝宝的健康发育，又可以消除自身的疲劳
花　生	花生的内衣(即红色薄皮)中含有止血成分，可防治再生障碍性贫血。但花生脂肪含量较多，食用要适量，不可过多
葡萄干	葡萄干能补气血、利水消肿，可以预防预期贫血和水肿
海　苔	海苔营养丰富，且热量很低，膳食纤维含量也很高，是不错的零食
无花果	无花果能健胃润肠，孕期便秘的准妈妈可经常吃
酸　奶	酸奶里面含益生菌，可以帮准妈妈调理肠胃
苹　果	苹果有润肠通便的功效，有便秘的准妈妈最好每天吃一个
全麦面包	全麦面包能够增加体内的膳食纤维，还能补充碳水化合物、B族维生素，有便秘问题的准妈妈可以尝试把它作为小零食

科学安排吃零食的时间

你觉得饿的时候，或者想吃点东西的时候可以选择自己喜欢的零食吃，下列零食安排表供准妈妈参考：

时　间	零食种类	食用提示
8：30～9：00	麦片、奶茶	在选择麦片方面，要选择低糖的，并且在冲泡时适量加入一些牛奶，保证营养的同时还改善了味道
9：30～10：30	苏打饼干、燕麦饼干	饼干分为酥性饼干、苏打饼干，苏打饼干含有的油脂相对少一些，食用起来更健康；而燕麦饼干含丰富的膳食纤维，有利于准妈妈顺肠排毒
12：30～13：00	酸梅汤、豆浆、牛奶、鲜榨果汁等	餐后半小时喝一些健康的饮品，可以避免反酸
14：00～14：30	新鲜水果	水果要洗干净，要吃时令水果。草莓、圣女果等水果尤其要吃当季的
15：00～16：00	果干或坚果	菠萝干、葡萄干等果干不但营养丰富，而且对身体健康非常有益。现在的果干也分油炸型和脱水型，购买时一定要仔细辨认，只选脱水型的果干。而核桃、板栗、花生等坚果，营养与保健效果各有千秋，准妈妈可以随自己喜好适量选择

专家提示

如果不是特别饿，建议准妈妈睡前的半小时内不要再吃零食，以免增加肠胃负担，或引发危及孕育的身体疾病。

准妈妈孕中期怎样喝牛奶

牛奶可以补充身体所需的多种营养素，孕早期还没有喝牛奶的准妈妈，现在可以赶快行动了。而有些不喜欢牛奶味的准妈妈，为了肚子里的宝宝，坚持每天喝酸奶或其他奶制品，对身体也大有益处。

每天喝多少

一般推荐，孕中期以后，准妈妈每天要喝250～500毫升牛奶(1～2袋)，以补充钙和蛋白质。同时，还可以补充一些其他营养素，如维生素、水等。

需要注意的是，如果准妈妈肾功能低下，应适当减少牛奶摄入量，或根据医生、临床营养师的饮食医嘱，合理调整饮食内容。

怎样选择牛奶

选择牛奶时，准妈妈可根据自己的口味和喜好随意选择无糖或加糖的，以提高食欲。此外要注意：

♣ 如果食量过小，膳食能量不足，可在牛奶中加3%～5%的糖。

♣ 血糖偏高的，应选择无糖奶或无糖脱脂奶。

♣ 体重超重或肥胖时，可选择无糖脱脂奶。

♣ 如有乳糖不耐症，可选择酸奶或由少量服用鲜牛奶、纯牛奶开始，逐渐适应后再加量。

♣ 如果不喜欢喝纯牛奶，可以用牛奶来做菜或煮粥。

有人认为孕期女性因营养需求高，应喝全脂奶，其实不管是全脂、低脂还是脱脂奶，所含的营养成分并无差异，主要差别只是脂肪量而已，而乳脂肪只是让乳品较香浓，因此喝低脂或脱脂奶时，会觉得较稀、不香醇，就误以为其营养价值较差，其实并不正确；再加上乳脂肪主要是饱和脂肪酸，所以建议准妈妈选择低脂或脱脂乳品。

有益胎宝宝发育的食物要常吃

孕期准妈妈可以经常吃一些自己爱吃、营养丰富、对胎宝宝发育有好处的食物，如下表所列：

食品名称	营养功效
杏仁	在平底锅里稍微焙一下，香脆且富含蛋白质
酸奶+麦片	富含钙质、蛋白质以及纤维素
麦片制成的小饼干	含丰富的碳水化合物，可补充能量，缓解饥饿
麦片制成的麻花卷	当零食食用，可增加膳食纤维和B族维生素
半个香蕉卷进全麦面包	既能补充能量，又可增加膳食纤维，防止便秘
全熟的白煮蛋	可以摄取丰富的蛋白质，促进胎宝宝大脑发育
猕猴桃、葡萄及西红柿	含丰富的维生素C，提高准妈妈身体抵抗力
蓝莓或者蓝莓干	既美味又能为准妈妈补充丰富的维生素
新鲜的樱桃	是贫血准妈妈最佳补血食品
芒果	丰富的维生素A，有助于胎宝宝的细胞成长
圆白菜卷	富含维生素A和维生素C，是素食主义者的最爱
蔬菜+面包片	在获得能量的同时补充了多种维生素和矿物质
低脂肪南瓜糕点	南瓜含多种维生素和矿物质，且容易消化，适合准妈妈食用

哪些食用油适合准妈妈吃

准妈妈孕期多吃植物油，少吃动物油，植物油种类繁多，每种油所含营养成分不一样，准妈妈可在孕期将几种适合准妈妈食用的油换着吃，以保证营养的均衡摄取。

怀孕后，准妈妈可以选择以下几种食用油交替食用：

大豆调和油

特点：具有良好的风味和稳定性且价格合理，最适合日常炒菜及煎炸之用。

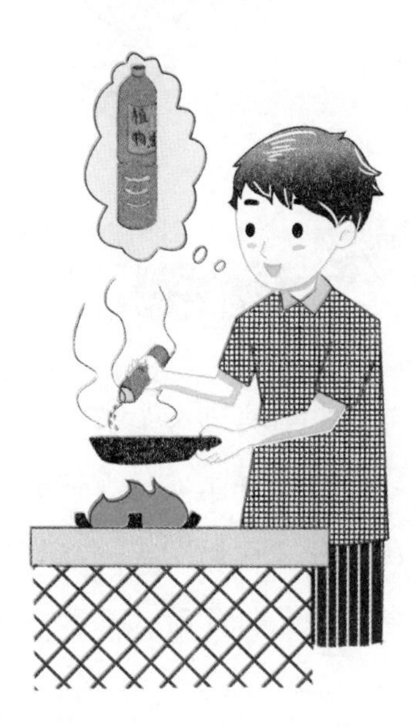

花生油

特点：它的热稳定性比大豆油要好，适合日常炒菜用，但不适合用来煎炸食物。

橄榄油

特点：橄榄油最好用来凉拌。其缺点是维生素E比较少。

菜籽油

特点：精炼菜籽油风味良好、耐储存、耐高温，适合作为炒菜油和煎炸油使用。

葵花子油

特点：精炼向日葵油适合温度不高的炖炒，但不宜单独用于煎炸食品。

玉米油

特点：玉米油可以用于炒菜，也适合用于凉拌菜。

芝麻油

特点：芝麻油在高温加热后失去香气，因而适合做凉拌菜，或在菜肴烹调完成后用来提香。

亚麻子油

特点：亚麻子油有特殊风味，多不饱和脂肪酸含量非常高，不耐热，属于保健用油，适合用来做炖煮菜和凉拌菜。

黄油

特点：黄油适合煎食物、炒青菜。

晚上饿了可以吃宵夜吗

常听人说吃宵夜对肠胃不好，且容易发胖，可怀孕了“一人吃两人补”是不是可以吃夜宵呢？答案是否定的！准妈妈最好不要养成吃夜宵的习惯。

吃宵夜对身体不利

依照人体的生理变化，夜晚是身体休息的时间，吃下宵夜之后容易增加肠胃道的负担，使肠胃道在夜间无法得到充分的休息。

此外，夜间身体的代谢率会下降，热量消耗也减少，因此容易将多余的热量转化为脂肪堆积起来，造成体重过重的问题。

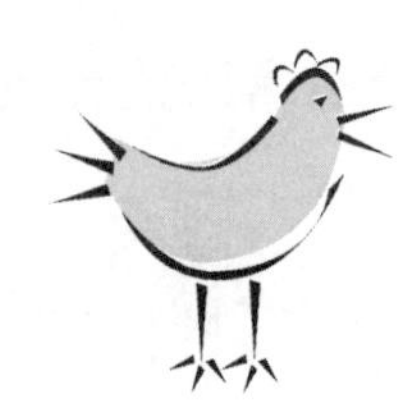

有些准妈妈到怀孕末期容易产生睡眠的问题，如果再吃宵夜，也可能会影响准妈妈的睡眠品质，因此一般不建议准妈妈吃宵夜。

> **特别提示**
>
> 家里其他人如果有吃宵夜的习惯，最好能够适当调整，因为在这种“诱惑”下，准妈妈可能会更难克制自己。

特别想吃怎么办

如果你真的想吃宵夜，必须先弄清：是因为肚子饿？还是认为多吃点可以为胎宝宝补充营养？

如果真是因为肚子饿了想吃宵夜，建议最好在睡前2～3小时吃完，且避免高油脂高热量的食物，如油炸食品、垃圾食品等。因为油腻的食物会使消化变慢，加重肠胃负荷，甚至可能影响隔天的食欲。

准妈妈在晚上饿的时候可以吃点全麦面包或饼干，也可以做点清淡的粥喝，但不能吃得太饱。

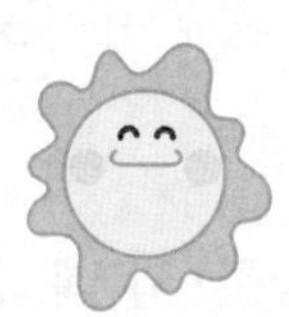

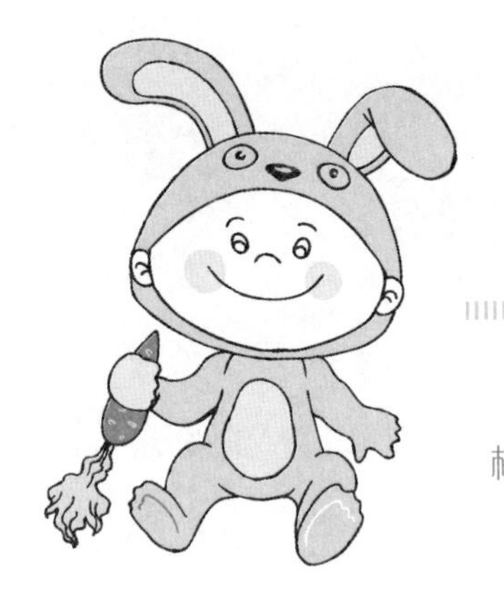

不可不懂的保健措施

孕中期胎宝宝与母体的连接比较紧密，流产风险较小，可以适当放松，但也不可完全放松警惕。

选择合适的孕妇装

大多数准妈妈在怀孕4个月时，隆起的腰身使腰带派不上用场，节省的准妈妈在孕期选择穿自己和准爸爸的一些宽大的衣服；手巧的准妈妈会通过改一些衣服的款式，让它在孕期穿来不但得体美观而且舒适；更多的准妈妈开始选购漂亮的孕妇装，因为孕期很可能只有一次，一定要让自己时刻美美的。

怎样选购孕妇装

给爱美的准妈妈提个建议，选购孕妇装，舒适比款式更重要，关于怎样选购，准妈妈可以参考以下几点建议：

♣ 孕妇装的选择应以不妨碍胎宝宝的生长发育为前提，孕期如果穿着束胸束腹的孕妇装，肯定不舒服。而且，由于孕期容易发热出汗，准妈妈最好选购质地为天然纤维的衣物（如纯棉、羊毛、亚麻等），以利于通气降热。款式上以宽大舒适、穿脱方便为原则，结合个人喜好选择衣服的颜色与款式。

♣ 色彩鲜艳的衣服穿起来能调节准妈妈孕期的情绪、显得精神好，有利于准妈妈和胎宝宝的身心健康。如果喜欢鲜艳的颜色，不要顾及周围人的眼光，穿着漂亮就好。赏心悦目的柔和性色彩也是孕妇装的好选择，如米白、浅灰、粉红、苹果绿等。

♣ 可以选择能够完美地体现胸部线条的款式。

♣ 不要一下子把所有的东西买齐。不同孕期需要不同型号的衣物，同时也要考虑到季节的需要。

孕期可以去KTV唱歌吗

一些爱玩会玩的准妈妈在怀孕后经常苦恼，孕期里还能重温三五成群与闺蜜好友一起去KTV唱歌的快乐时光吗？答案是否定的，准妈妈孕期不宜去KTV唱歌，这对准妈妈和胎宝宝都有一定的不良影响。

去KTV唱歌会有什么害处

♣ KTV包厢里空气污染较重，首先是密闭的环境，空气不流通，如果朋友在里面吸烟，环境会更糟糕，对于准妈妈来说，处于烟雾环境会导致自身抵抗力下降，更易感冒、头痛。有研究表明，出生前接受到严重空气污染的孩子比母亲妊娠期所处环境空气污染较轻的孩子平均智力水平低4～5分。

♣ 高分贝的音量会影响胎宝宝的听觉发育。研究表明，如果准妈妈经常处于高分贝噪音下，会影响胎宝宝听觉器官的发育。

因此，不建议准妈妈在聚会时去KTV等环境并不理想的场所。实在想去KTV的话，也不要逗留太久，声音不能放得太大。尤其是孕中晚期，胎宝宝耳器官已发育完善，已经能听到外界的声音，太大的声音会伤害胎宝宝的听力，也会引起胎宝宝不安。

特别提示

准妈妈如果想唱歌可以在自己家里安置一个音响，配置麦克风，将音量调到合适的高度，尽情地唱。

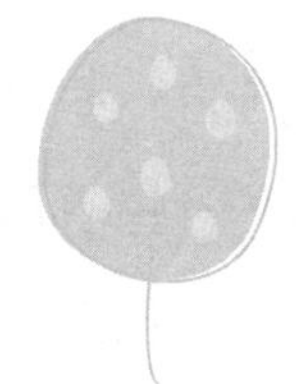

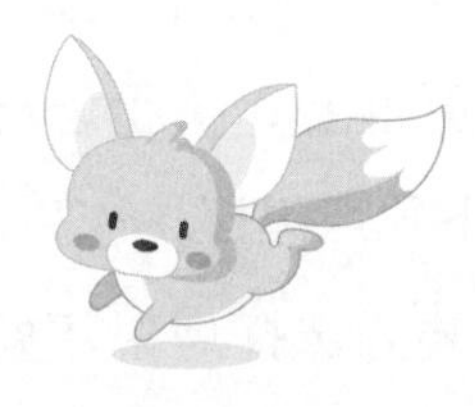

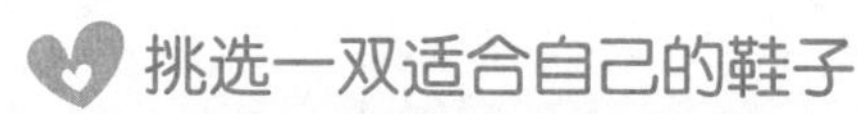

挑选一双适合自己的鞋子

一双合脚的鞋，可以帮准妈妈减轻足部的压力，让准妈妈感觉更舒适。准妈妈在给自己挑选鞋子的时候，可以参考以下选购要点：

♣ 选择圆头且较宽、鞋面材质较软的鞋子。鞋底要选择耐磨度好且止滑性较佳的大底。

♣ 鞋型选择上开式，即系鞋带式或魔术黏贴带式较佳，其次可以选择有松紧带或可调节宽度的款式。

♣ 鞋类尺码需依脚长而定，并且略比脚大1厘米，为脚的胀大留出空间。

♣ 注意鞋跟高度，理想的鞋跟高度为1.5～3厘米。平跟的鞋子则会由于准妈妈身体重心前移、体重增加等原因，给准妈妈带来足底筋膜炎等足部不适的困扰。

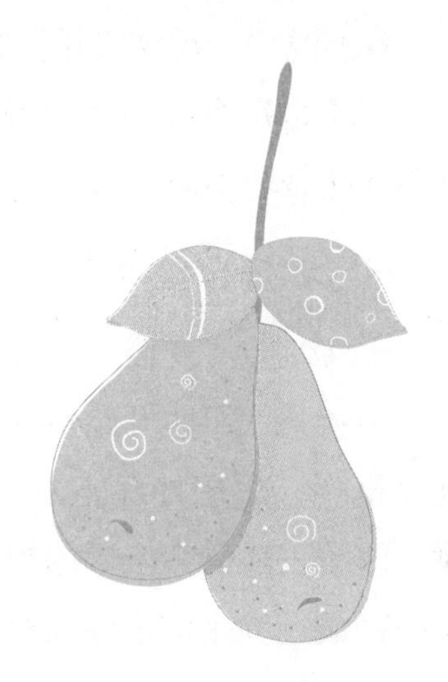

专家指导

准妈妈站立过久或行走较远时，双脚常有不同程度的水肿，鞋底、鞋帮若太硬，不利于下肢血液循环。建议准妈妈穿柔韧易弯曲的软底布鞋、旅游鞋，这些鞋有一定的弹性，可随脚的形状进行变化，穿着舒适，可减轻准妈妈的身体负担。

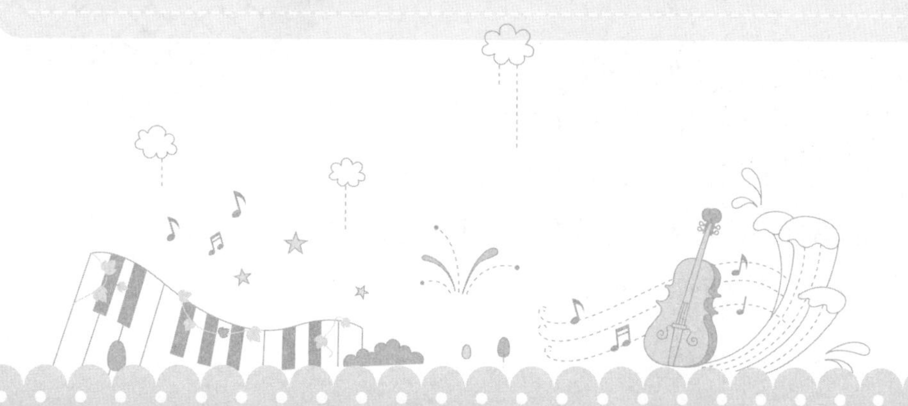

怀孕后感觉“变傻”怎么办

俗话说“一孕傻三年”，意思是女性一旦怀孕，会出现记忆力衰退、丢三落四等现象。当然，并不是每个人都会经历这样的症状，当类似症状发生的时候，其影响也由于个人体质和性格不同而表现不同。

怀孕为什么会“变傻”

准妈妈会“变傻”主要是激素的变化引起的，尤其是妊娠的前3个月中，孕酮激素稳步上升，甲状腺水平也开始下降。这种组合能够使准妈妈大脑“变傻”，导致准妈妈健忘、注意力难以集中、思想处理能力放慢，甚至出现头晕现象。到了孕晚期，孕激素的影响开始显著减少，但雌三醇激素水平的提高会导致怀孕女性的大脑出现“临时记忆”问题。准妈妈会变得很难回顾最近发生的事件以及反省自己的情绪变化。这同时也是为什么准妈妈孕期情绪变化多端的原因。

怎样做可以防止记忆力下降

为了防止自己记忆力下降而忘记一些重要事情，准妈妈可以做好以下几件事：

♣ 保持良好的睡眠，放松心情，缓解压力。

♣ 保证摄入充足的水分。因为血液不断地流向增长的子宫，准妈妈需要保持水分，让血液更多地流向大脑。

♣ 多吃富含铁的食物，这样能让血液携带更多的氧气到达大脑。

♣ 定期、适度运动可以帮助血液的流动。

♣ 制作任务清单，并且把自己的清单列表在电脑上复制一份，如果丢了的话，还可以找回它们。

♣ 把钥匙、钱包等随身物件每天都放在同一个地方。

♣ 养成大事小事记录下来的好习惯。

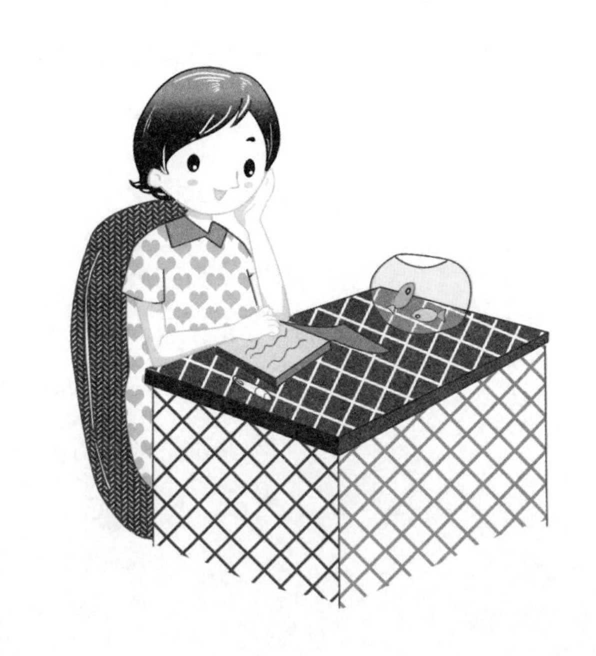

孕期打麻将对胎宝宝有害

打麻将成为很多准妈妈打发时间的首选方式，但孕期沉迷于打麻将，不仅对准妈妈自身不利，而且有害于胎宝宝的身心健康。

打麻将对身体的害处

♣ 在孕期，医生都建议准妈妈要有适当活动，尤其是不能长时间坐着不动。而打麻将往往一坐就是几个小时，既令准妈妈身体疲乏，也会影响胎宝宝发育。

♣ 打麻将时坐着不动，腹部的压迫会使盆腔静脉血液回流受阻，肛门周围静脉丛充血，引发痔疮、下肢静脉曲张和下肢严重水肿，甚至小腿抽筋。

♣ 另外，准妈妈怀孕后身体比较敏感，容易患上某种传染性疾病，一副麻将上面沾染着多种致病微生物，这无疑增加了准妈妈患传染性疾病的风险，准妈妈一旦患上传染性疾病，则可能殃及胎宝宝。

♣ 打麻将时不少准妈妈保持紧张与兴奋的情绪，这种情绪持续时间太长，对胎宝宝是不利的刺激。

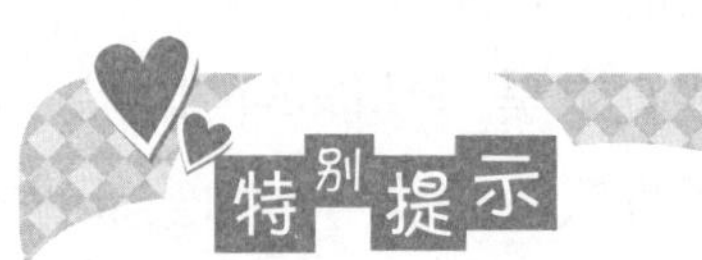

如果孕期实在闲来无事，可以尝试开发更多的兴趣爱好，如读书、写字、画画，甚至去公园散步等，这些都能给腹中胎宝宝带来好的影响。

打麻将注意事项

如果准妈妈很想打麻将的话，可以偶尔打打。只是要注意：

♣ 一定要选择安静干净通风的场所，时间也不宜过长，最好打一两个小时后就换其他人打。

♣ 每次打完麻将都要清洗双手。

♣ 打麻将期间更不能用手拿东西吃，或到处乱摸，以免将病菌带入体内。

如何挑选孕期防晒品

准妈妈在户外进行活动时，应注意防晒，为此一定要使用安全的防晒品，以很好地保护肌肤。那么怎样选择最适合孕期的防晒品呢？

拒绝美白防晒品

选购防晒霜的时候要注意看防晒品所含的成分，孕期不要使用同时具有防晒美白功效的防晒品。因为一些具有美白功能的防晒品中添加了有害金属元素汞、铅、砷或使用了大量研细的钛白粉。皮肤长期吸收汞会导致神经系统失调、视力减退、肾脏损坏、听力下降、皮肤黏膜敏感，甚至可以由母体进入胚胎，影响胚胎发育。

避免具有速效嫩肤功效的防晒品

如果某种防晒品称不仅能防晒还能在一周内让皮肤变得细腻光洁，那么它其中的成分就值得质疑。研究发现，当防晒用品中添加少量的激素时，会使皮肤变得饱满润泽，但大量使用后会出现干涩、起斑等现象。而长期使用激素类防晒产品，会使细胞受损，皮肤就离老化越来越近。

大凡防晒产品对身体或多或少总有些副作用，因此，不管涂的是哪种防晒霜，一回到家中就应立即将防晒霜洗掉。

别碰易引起皮肤过敏的物质

防腐剂、芳香化合物、色素是怀孕期绝对不能沾的物质。同时，它们还是引起皮肤过敏的三大物质。香料成分越复杂，用量越大，刺激越重，越容易引起皮肤过敏和光敏反应。

选择SPF低点的防晒霜

SPF值（防晒指数）越高防晒的效果越好，但SPF值越高，刺激性就越强，容易导致肌肤干燥。所以建议准妈妈选择SPF值低一点、刺激性小一些的防晒产品。另外，防晒用品用新不用旧，这样更能减少皮肤的敏感性。

孕中期是游泳的最佳时间

准妈妈游泳的最佳时间是在孕4~7月，此时已经进入妊娠的稳定期，胎宝宝的各个器官已经生长到位，身体健康的准妈妈可以在有人看护的情况下适当进行游泳运动了。

准妈妈游泳的好处

♣ 游泳让全身肌肉都参加了活动，促进血液流通，能让胎宝宝更好地发育。

♣ 游泳体能耗较大，准妈妈可通过游泳来控制增长过快的体重。

♣ 水的浮力能够减轻身体负担，从而缓解或消除孕期常有的腰背痛症状，并促进骨盆内血液回流，消除瘀血现象，有利于减少便秘、痔疮、四肢水肿和静脉曲张等问题的发生。

♣ 游泳还可以锻炼准妈妈的肺活量，让准妈妈在分娩时能长时间地憋气用力，缩短产程。

怎样游泳最安全

♣ 准妈妈可以每周游泳一两次，每次500米左右。

♣ 进行游泳锻炼的游泳池水一定要干净合格，以免发生感染，不利于胎宝宝健康发育。

♣ 最好能选择室内恒温的游泳池，水温在29～31℃为宜，并能避开阳光的直射。

♣ 在游泳之前，有条件的准妈妈最好先量血压和脉搏，做各种检查，合格的话再下水游泳。

♣ 进行游泳锻炼时，要控制好运动量，每次运动时间不宜超过半小时。

♣ 不要过度伸展关节，也不能潜水、跳水，不要仰泳，以免发生溺水危险。

♣ 游泳池周边要有专人看护。

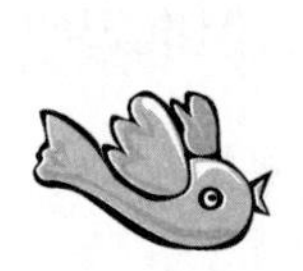

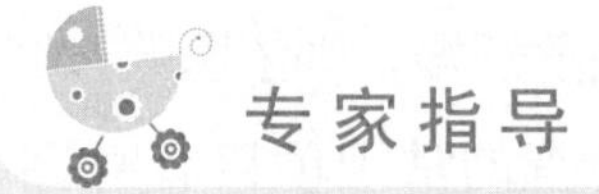

专家指导

有过流产、早产史、阴道出血、腹痛、妊娠高血压疾病、心脏病的准妈妈，在孕期要避免游泳。

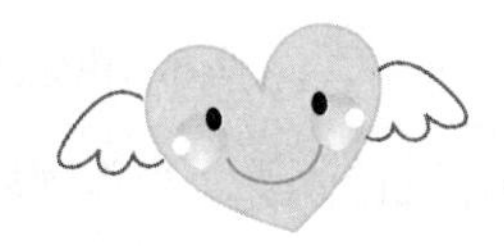

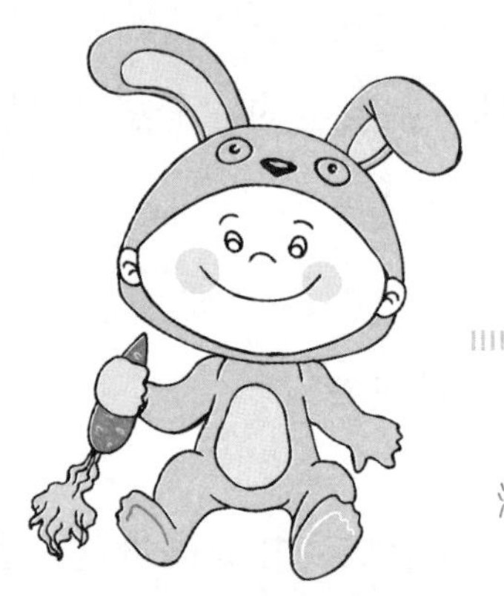

不可忽视的不适与疾病防治

在本月，由于阴道分泌物增多，准妈妈容易罹患阴道炎，需要特别注意私密处的卫生。同时也要记得按期进行孕期检查。

孕中期定期检查及产检项目

从本月开始到怀孕7月末，历时4个月，医学上定为孕中期。孕中期是整个孕期感觉最舒适、最安全的时期，但准妈妈千万不能忘了按时进行孕期检查。

孕中期检查频率与项目

孕中期无特别情况时，每4周检查一次。如果被列为高危妊娠，则依医嘱按时孕检。

孕中期检查的常规项目有身高、体重、血压、子宫底高度、胎动情况、胎心率、胎位、尿糖、尿蛋白等，必要时做B超、心电图等检查。

另外，在孕中期可以做些特别的筛查。例如怀孕15～20周可进行唐氏综合征及神经管畸形筛查；怀孕24～28周可进行妊娠糖尿病筛查；怀孕16周时准妈妈可以考虑到医院做ABO溶血检查，当准妈妈的血型为O型，准爸爸的血型为A型、B型血或AB型时，胎宝宝容易发生溶血症，可致胎宝宝心脏扩展、肝脾肿大、脐带水肿、血液中红细胞增多，严重时胎宝宝可能缺氧窒息。

孕中期检查的好处

孕中期检查除了能及时发现异常情况外，医生还会根据准妈妈的具体情况提出保健指导建议，为顺利度过孕晚期和分娩期奠定基础。

如果孕中期不注意保健，例如有的准妈妈无节制地大吃，体重增加远远超标，孕晚期各种并发症也会增多，如妊娠高血压疾病、巨大儿等，分娩时容易出现子宫收缩乏力、大出血等，应予以重视。

特殊产检：畸形儿检查

怀孕3个月后，通过羊膜囊穿刺术和超声波检查可以检查出胎宝宝是否有畸形。

羊膜囊穿刺术

胎宝宝在子宫内的羊水中生活，羊水所含的化学物质和细胞成分能准确地反映胎宝宝的情况，穿刺抽出一些羊水，检查其中的一种叫甲胎蛋白的物质。这种物质在正常妊娠15～20周时，含量应每毫升含10微克以下，如果胎宝宝有畸形（如神经管畸形、泌尿系畸形或脊柱裂等），甲胎蛋白比正常增高15～20倍。

超声波检查

通过超声波检查可以发现胎宝宝是否有无脑或脑积水、小脑畸形、死胎、先天性神经管的缺陷以及先天性心脏病等。

专家提示

胎儿镜检查可以不做，但对于可能有异常的胎宝宝进行产前诊断是优生的一项重要措施。有产前诊断指征的准妈妈应该听从医生的劝告，接受检查，千万不要因为某些不必要的疑虑而失去产前诊断的最佳时机。

特殊产检：胎儿镜检查

胎儿镜检查是一项技术性较强的产前诊断项目。一般在怀孕第15～20周时进行检查。

胎儿镜检查的具体操作方式是：用超声波定位后，经过局部麻醉在腹部切一小口，将此镜插入羊膜囊，可以直接观察胎宝宝的外形、性别，判断有无畸形，进行皮肤活检或从胎盘表面的静脉抽取胎宝宝血标本，能对胎宝宝的某些遗传性代谢疾病、血液病进行产前诊断。它的应用使产前诊断发展到了一个新的水平。但事实上只有极少数准妈妈需要进行胎儿镜检查，而且它造成的胎宝宝流产率达5%，由操作引起的胎宝宝死亡率达4.7%。因此，目前使用尚不广泛。

预防滴虫性阴道炎

滴虫性阴道炎是一种常见的阴道炎症，它是由阴道毛滴虫感染而引起。患有滴虫性阴道炎的准妈妈必须先向医生进行咨询，然后在医生指导下进行治疗，以免对胎宝宝造成不良影响。

滴虫性阴道炎的危害

滴虫不仅在准妈妈阴道内的皱襞上寄存，还可侵入尿道，甚至上行到膀胱、肾盂，引起泌尿道的感染。

一旦准妈妈患了滴虫性阴道炎，往往继发其他细菌感染，感染可由阴道上行蔓延到子宫腔，进一步引起宫腔感染。

在孕早期感染容易引起流产、胎宝宝发育畸形；孕中期感染可引起绒毛膜发炎，造成胎膜早破、胎盘早剥，同时通过胎盘直接引发胎宝宝感染。

如果没得到及时的诊治，可能会引起急性肾盂肾炎，严重时还会导致准妈妈患上败血病。

预防措施

要预防滴虫性阴道炎，准妈妈和准爸爸最好养成以下卫生习惯：

♣ 准妈妈一定要注意孕期卫生，不要光顾不正规的游泳、洗浴场所。

♣ 孕期检查要选正规的医院，避免去不正规的医疗单位做器械检查而发生间接感染。

♣ 准爸爸患病，应严禁同房，积极治疗，以免引起滴虫的直接传播。

♣ 用过的内裤、浴巾及洗浴用盆，应该采取5～10分钟的煮沸方法消毒。

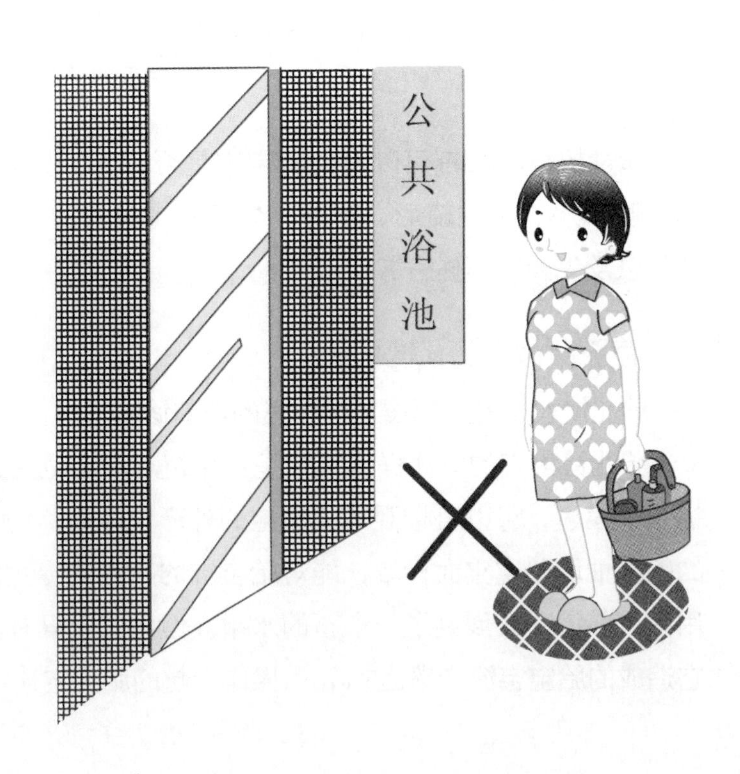

患霉菌性阴道炎怎么办

女性怀孕后性激素水平高，加上阴道充血、分泌旺盛、外阴湿润等，创造了一个非常有利于霉菌生长的环境。孕期最常见的生殖系统疾病就是霉菌性阴道炎。

霉菌性阴道炎症状

准妈妈患霉菌性阴道炎可出现以下症状：白带增多、稠厚，呈白色豆腐渣状或凝乳样。外阴和阴道瘙痒、灼痛，排尿时疼痛，伴有尿急、尿频。

如何防治霉菌性阴道炎

防治霉菌性阴道炎应注意以下几个事项：

♣ 霉菌对干燥、紫外线以及化学制剂的抵抗力较强，但惧怕高温。所以，准妈妈最好每天将换下的内裤清洗后放在太阳下晾晒。

♣ 性生活时，应使用安全套，防止夫妻双方交叉感染、反复感染。必要时，准爸爸也需要到医院做相应的检查，如果感染也应进行治疗。

♣ 孕期本身尿糖含量就会增加，加之处于代谢特异时期，就很容易合并糖尿病。一旦合并糖尿病，阴道的糖原含量就会更高，准妈妈本身的抵抗力会降低，对于霉菌的抵抗力也就更低。所以，还要控制饮食，加强锻炼，保持正常的血糖水平。

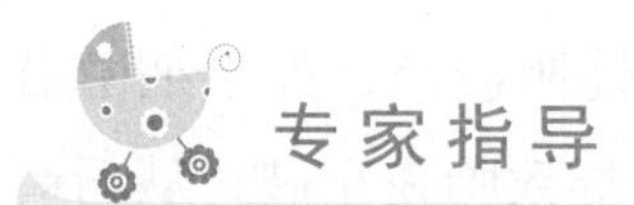

专家指导

一般来说，准妈妈患了霉菌性阴道炎，孕早期的3个月不需治疗。如果发展严重，医生会在怀孕3个月后酌情用药治疗，不会对胎宝宝造成感染。在分娩之前，通常都能治好。

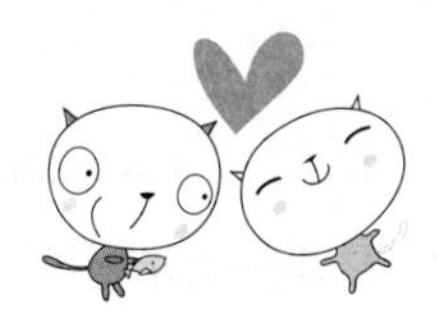

患细菌性阴道炎怎么办

细菌性阴道炎实际上是寄生在阴道内的正常菌群平衡失调引起的阴道感染性疾病。

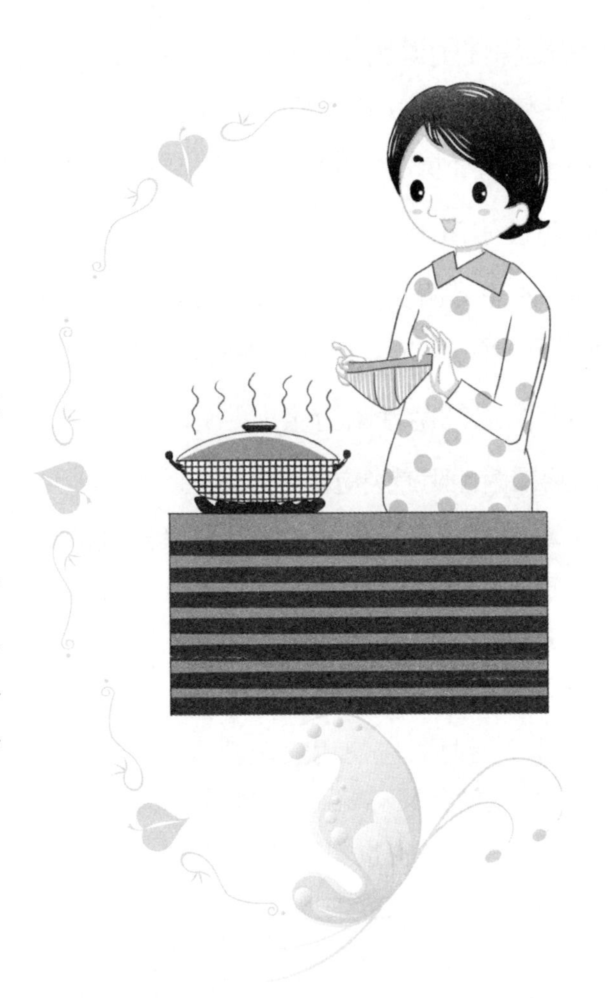

细菌性阴道炎症状

准妈妈患细菌性阴道炎可出现以下症状：主要还是白带增多，黏稠均匀，像酸奶状，有氨臭味(像臭鸡蛋的味道)，伴有外阴瘙痒或烧灼感。

细菌性阴道炎的害处

孕期患细菌性阴道炎，如果细菌沿子宫颈上行，可能会导致胎膜早破，从而造成早产。在治疗方面，医生会根据症状轻重进行筛查，再根据准妈妈自身状况来决定治疗措施。

怎样防治细菌性阴道炎

防治细菌性阴道炎应注意以下几个事项：

♣ 内裤每日烫煮，避免重复感染。

♣ 一旦发现感染，准爸爸也一定要到医院进行检查和治疗。细菌性阴道病多是通过性生活传染，所以准爸爸也一定要彻底根治，以免准妈妈治愈后同房，再次被感染。

不要擅自使用妇炎洁类洗液

感觉私处不适时，最好去医院做检查，不要擅自使用药店出售的一些洗液，尤其是孕期前3个月和后3个月不要使用阴道清洗液，这个时期是胎宝宝脑部及其他重要部位发育的时期，而且一些阴道清洗液容易破坏阴道正常的酸碱环境，可能还会加重感染。

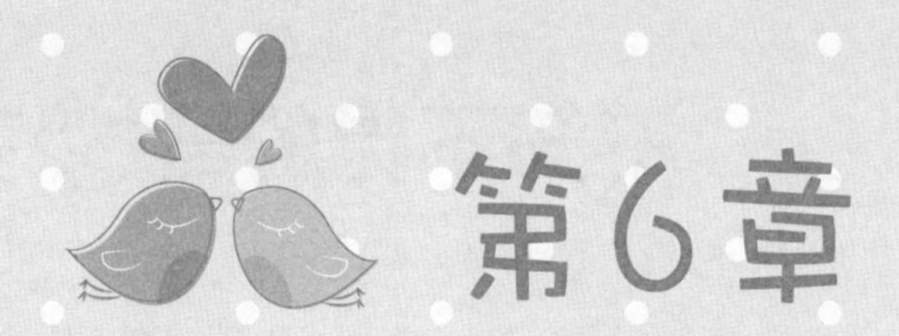

第6章

孕5月：胎动像鱼儿游过

进入这个月，胎宝宝在子宫里的活动增强，大部分准妈妈已经能更真切地感受到胎宝宝的存在，这会让准妈妈和胎宝宝之间的联系更为亲密和谐。在充分享受做妈妈的快乐和骄傲时，准妈妈要给胎宝宝提供更多的爱护和充足的营养。

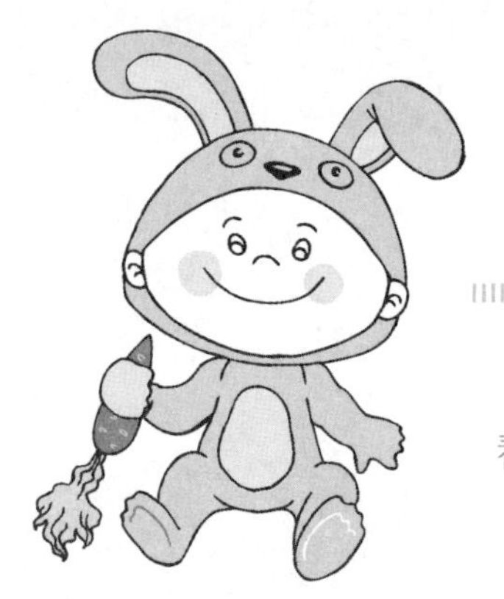

不知不觉的奇妙变化

到了这个月，从外观上看，准妈妈腹部明显增大，前凸明显，已经看得出是一个孕妇了，且多数准妈妈都能感觉到胎宝宝在腹中的动静。

准妈妈：感觉到了胎动

到了这个月，准妈妈的体重至少会增加2千克，有的甚至会增加5千克。从外观上看，腹部明显增大，前凸明显。

胎动的感觉明显起来

胎动是很奇异的感觉，是准妈妈在孕期中和胎宝宝互动的方式之一，胎动的感觉会让准妈妈获得由衷的满足与愉悦。在子宫中，胎宝宝也许在翻滚，也许在舒展四肢，也许在张口呼吸，这些都是准妈妈与胎宝宝建立起亲密联系的方式之一。

感觉到胎动的时间因人而异，有早有晚，一般来说，第一次生育的女性，大多在18周以后才能感觉到胎动；而有过生育史的女性，第16周左右就差不多可以感觉到胎动。在本月，无论是初产妇还是经产妇，基本都可以感觉到胎宝宝在肚子里的活动了。

身体出现水肿

由于子宫增大压迫盆腔静脉，引起准妈妈下肢静脉血液回流不畅，可出现双腿水肿，足背及内、外踝部水肿尤多见。往往下午和晚上加重，晨起减轻。

分泌初乳

准妈妈可能会发现自己的乳晕和乳头颜色继续加深，而且乳房越来越大，除了乳腺发达、乳房增大，乳房还开始分泌一种淡黄色的稀薄液体，这就是初乳，这是正常现象，是身体在为哺育宝宝做准备，准妈妈不用太担心。这时需要开始注重乳头和乳房的保养，如果忽略保养，乳房组织就会松弛，乳腺管的发育也会异常，生产后有可能缺乏母乳。

胎宝宝：能够感受外部世界

长到第5个月，胎宝宝的头部已占全身长的1/3了，身体上长出一层薄薄的胎毛，白色的脂肪逐渐覆盖皮肤。

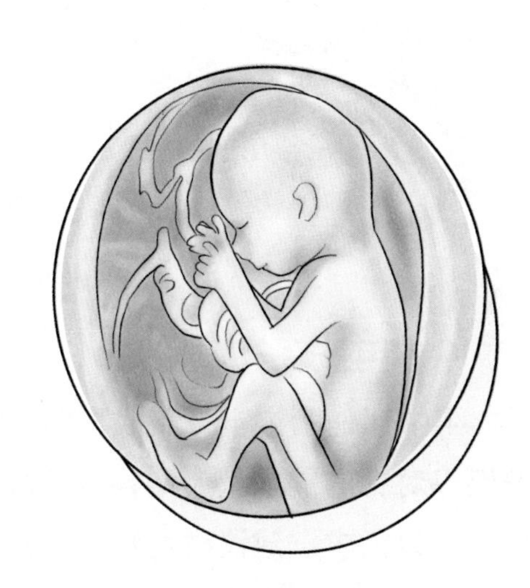

主要器官发育更完善

胎宝宝手指、脚趾长出指甲，并呈现出隆起，耳朵的入口张开；牙床开始形成；头发、眉毛齐备。

由于皮下脂肪开始堆积，胎宝宝的皮肤变成半透明，但皮下血管仍清晰可见；骨骼和肌肉也越来越结实，四肢活动增强。

胎宝宝的循环系统和尿道完全进入正常的工作状态，肺也开始工作，已经能够不断地吸入和呼出羊水。

正常胎宝宝的心跳逐渐有力，胎心率每分钟120～160次。如果胎宝宝是女孩，则阴道已发育成形。

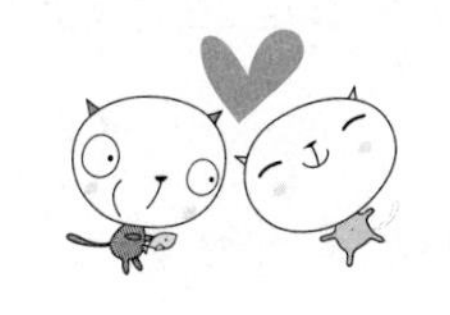

感觉器官进入成长关键期

此时，胎宝宝的感觉器官开始按区域迅速发育，进入成长关键期，神经元分成各个不同的感官，味觉、嗅觉、听觉、视觉和触觉都从此时开始在大脑里的专门区域里发育，神经元数量的增长开始减慢，但是神经元之间的相互联通开始增多。

这个时期，胎宝宝已经可以听到外界较强的声音。他已能听准妈妈的心脏和动脉血流动声及肠鸣声。

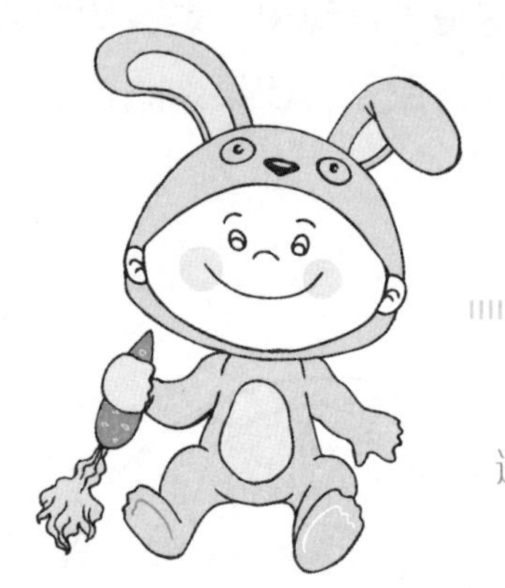

不可或缺的营养知识

这个阶段，胎宝宝开始形成骨骼、牙齿、五官和四肢，同时大脑也进一步发育，准妈妈的营养重点是补钙和DHA。

从本月开始全面补钙

孕中期是胎宝宝骨骼成形的关键时期，准妈妈对钙的需求量大增，日常饮食可能无法满足该需求。建议准妈妈从本月开始，在医生的指导下适当补充一些含钙营养素制剂或者钙片。

孕期缺钙的危害

♣ 孕期缺钙，不仅母体会引起相关疾病，并发妊娠高血压疾病，宝宝也易发生骨骼病变、生长迟缓、佝偻病以及新生儿脊髓炎等。

♣ 准妈妈严重缺钙，可致骨质软化、骨盆畸形而诱发难产。

怎样判断自己是否缺钙

准妈妈如果身体缺钙，会有一些症状，下面列举了一些缺钙的常见症状，准妈妈可以据此判断一下身体是否缺钙：

小腿抽筋

一般在怀孕5个月时就可出现，往往在夜间发生。但是有些准妈妈虽然体内缺钙，却没有表现为小腿抽筋，容易忽视补钙。

牙齿松动

钙是构成人体骨骼和牙齿硬组织的主要元素，缺钙能造成牙齿珐琅质发育异常、抗龋能力降低、硬组织结构疏松，如果准妈妈感觉牙齿松动，可能是缺钙了。

关节、骨盆疼痛

如果钙摄取不足，为了保证血液中的钙浓度维持在正常范围内，在激素的作用下，准妈妈骨骼中的钙会大量释放出来，从而引起关节、骨盆疼痛等。

如果准妈妈发生了以上症状的一种或者几种，应及时求助产科医生，确认是否缺钙，以确定治疗方案。

选择高性价比的钙制剂

选择高性价比的钙制剂要从品牌、钙片的体积、种类、吸收率等多方面入手。

品牌

应该选择由国家卫生部门批准的、品牌好、信得过的优质钙产品。注意查看产品的外包装，主要查看生产日期、有效期限以及生产批号等。

钙片体积

钙片的体积不宜太大，也不宜太小。准妈妈因妊娠反应或者腹部逐渐增大导致的食欲下降，太大则难以服下，过小又会增加服用次数，对肠胃都会造成刺激。

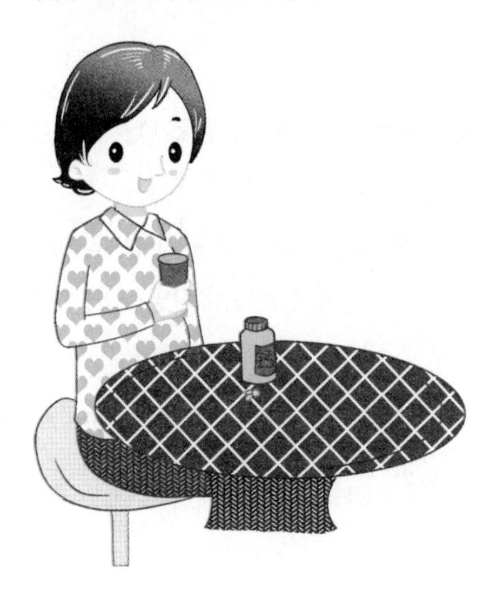

钙剂种类

常见的几种钙制剂中钙的含量差别很大，依次为碳酸钙含40%、碳酸氢钙含23.3%、枸橼酸钙含21%、乳酸钙含13%、葡萄酸钙含9%。

钙剂吸收率

研究表明，虽然在不同的人身上得到结果稍有出入，但相差不大，各种钙剂在人体内的吸收率为28%～39%。如果厂商宣传吸收率过高，则是虚假广告。

怎样服用钙片更有效

在两餐之间服用钙制剂可避免食物中不利因素的影响，有利于钙的吸收和利用，而且分次服用钙剂比集中服用的效果更好。

有些准妈妈服用钙剂后会造成胃肠道胀气、大便不畅，加重便秘和不适。建议这类准妈妈选择枸橼酸。因为它可在空腹时摄入，剂量大，吸收率和生物利用度高，不会中和胃酸，不易引起胃肠胀气和便秘。

准妈妈补钙需要注意哪些问题

准妈妈补钙时，需要注意钙的摄入量和人体对钙的吸收能力。

♣ 准妈妈在饮食中应有意安排富含钙质的食物，特别是早期孕吐反应剧烈的准妈妈更要在此期加强补钙。多吃一些虾皮、腐竹、黄豆以及绿叶蔬菜等含钙量丰富的食物，并且保证每天500毫升牛奶的摄入量。

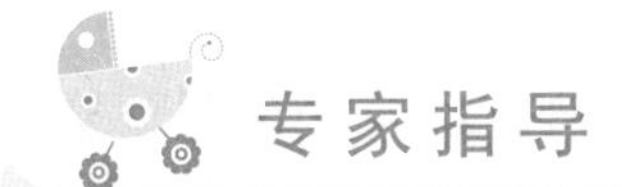

准妈妈千万要注意控制每日盐分的摄入，食盐摄入过多会增加钙从尿中的流失。

♣ 补钙的同时还要注意补充磷。如果磷摄入不足，钙磷比例不适当，尽管补充了足够的钙，钙的吸收和沉积并无明显增加。海产品中磷的含量十分丰富，如海带、虾、蛤蜊、鱼类等，另外蛋黄、肉松、动物肝脏等也含有丰富的磷。

♣ 铁对钙的吸收有一定的抑制作用，同样钙对铁的吸收也不利，如果准妈妈有缺铁性贫血，那么补钙与补铁的时间最好隔开。

♣ 准妈妈平时要多晒太阳。准妈妈如果多晒太阳，就能得到足量的维生素D，维生素D有利于钙的吸收。

♣ 钙容易与草酸、植酸等结合，影响钙的吸收，因此补钙最佳时间应是在睡觉前、两餐之间。注意要距离睡觉有一段的时间，最好是晚饭后休息半小时，因为血钙浓度在后半夜和早晨最低，最适合补钙。

♣ 碳酸饮料、酒精等食物中含植物酸、草酸和鞣酸，可与钙离子结合成不溶性的钙盐，影响钙的吸收。准妈妈要尽量少食用。

合理摄入滋养皮肤的营养素

不少准妈妈到孕中期后，会发现皮肤变黑，长妊娠斑，这与孕期激素分泌有关。皮肤分泌的黑色素增加了，色素沉积就增多了。

除了孕激素分泌对皮肤会造成影响，皮肤可能还会因为缺乏足够的营养素而出现问题。建议准妈妈在日常饮食中坚持合理的饮食结构，补充滋养皮肤的营养素，减轻上述各类皮肤问题。

营养素	对皮肤的作用	缺乏时对皮肤的影响
蛋白质	保持皮肤的弹性和水分，并使之娇嫩	皮肤干燥，严重的会导致胶原蛋白无法得到足够的养分，发生断裂，形成妊娠纹
脂　肪	使皮肤富有弹性	皮肤松弛，失去弹性
维生素A	保持头发和皮肤的健康，可改善角化过度，让皮肤保持细腻	皮肤会变得干燥、粗糙有鳞屑
维生素B_1	改善皮肤粗糙	容易出现脚气病
维生素B_2	保持皮肤新陈代谢正常，使皮肤光洁柔滑，展平褶皱，淡化色素，消除斑点	可引起痤疮，甚至皮炎、口角溃疡、口唇炎等
维生素B_6	使皮肤和头发更健康	可引起周围神经炎和皮炎
维生素B_{12}	参与脂肪和糖的代谢，防止皮脂的过剩分泌	皮肤会变得苍白，毛发也变得稀黄，手、足部位色素沉着加重
维生素C	减轻皮肤色素沉着，防止黑色素生成	皮肤干燥、松弛，肤色暗沉、暗黄，容易出现妊娠斑
维生素E	能软化角质，延缓皮肤的衰老	皮肤发干、粗糙、过度老化等（如产生干纹）
铁和锌	摄入充足的铁能使脸色红润，摄入充足的锌能使皮肤光滑有弹性	皮肤干燥、苍白，嘴角容易有裂口

一日饮食搭配

这个阶段，胎宝宝开始形成骨骼、牙齿、五官和四肢，同时大脑进一步发育，因此准妈妈需要摄取足量的蛋白质和能量。合理饮食，三餐为主。

早餐

馒头1个（100克）	煮鸡蛋1个（70克）	牛奶1杯（250克）	什锦蔬菜丝1碟（50克）
补充碳水化合物、膳食纤维、维生素	补充蛋白质、脂肪	补充水分、蛋白质、脂肪	补充维生素、钙

加餐

早餐后或午餐前一两个小时	苹果1个	补充水分、维生素、膳食纤维

午餐

大米饭1碗（150克）	鹌鹑豆腐1碟（200克）	烩白菜三丁1碟（100克）
补充碳水化合物、B族维生素	补充蛋白质、钙	补充各种维生素、膳食纤维

加餐

午餐后或晚餐前一两个小时	核桃3个（20克）	补充蛋白质、脂肪

晚餐

玉米饼1个（150克）	木耳香葱爆河虾1碟（100克）	鸡蛋炒黄瓜1碟（100克）	紫菜萝卜丝汤1碗（100毫升）
补充碳水化合物、B族维生素	补充维生素、膳食纤维、钙、铁	补充维生素、铁	补充钙、蛋白质

加餐

晚餐后1小时	全麦面包1片（25克）	补充B族维生素、膳食纤维
临睡前1小时	酸奶1杯（100克）	补充蛋白质、钙

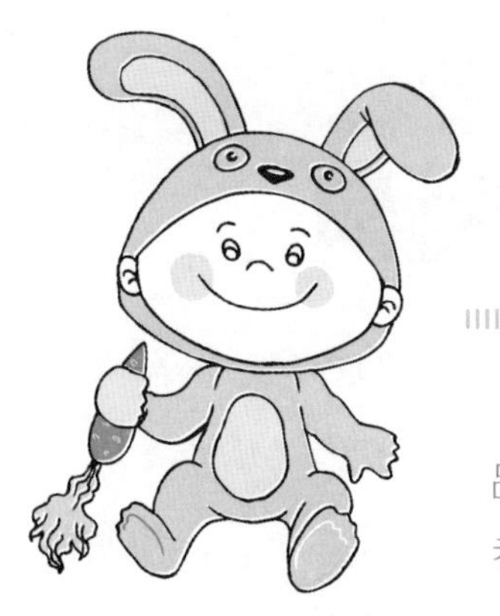

不可不知的饮食细节

本月准妈妈要按时吃饭，每天的食物中都应该考虑新鲜蔬菜、豆制品、菌藻类、禽肉类、蛋类的均衡摄入，保证每天能喝上一两杯牛奶或者酸奶。

准妈妈孕期怎么吃鸡蛋好

鸡蛋是优质蛋白质(氨基酸组合良好)的来源，利用率很高。鸡蛋中的脂肪绝大部分含于蛋黄中，而且分散成小颗粒，容易被吸收。蛋黄中还含有丰富的钙、铁、维生素A、维生素B_1、维生素B_2、维生素D以及磷脂等。准妈妈在孕期适量吃鸡蛋对身体好，但要注意控制量，同时要注意烹调方式。

孕期每天2个鸡蛋已经足以满足准妈妈的需求，摄入太多，一方面吸收不了会造成浪费，另一方面也会加重准妈妈的消化负担。

身体肥胖和胎宝宝较大的准妈妈不要多吃鸡蛋，因为蛋黄中含有较高的胆固醇，对肥胖的准妈妈很不利，一般一天1个即可。

除了注意每天食鸡蛋的量，还应该注意鸡蛋的食用方法。一般蒸煮鸡蛋营养最佳，营养存留率最高，而且比煎、炸更容易消化。但蒸煮鸡蛋不宜过老或过嫩，太老不易消化，太嫩不熟，存留细菌，也不卫生。

不爱吃蛋的准妈妈应多补铁

不爱吃蛋的准妈妈可能会缺蛋白质、铁、钙。因此，在日常饮食中尤其要注意补充这类易缺营养素。

♣ 适当补铁。鸡蛋不仅含有丰富的蛋白质，还含有各种维生素及锌、铁元素。不喜欢吃蛋的准妈妈可以吃些替代食品。可多吃木耳、红枣、猪血等富含铁质的食物。

♣ 每天固定两份坚果。

♣ 多吃点富含维生素C的蔬菜和水果，可以促进铁质的吸收。

孕期不可无节制进食

进入孕中期之后，准妈妈就可以摆脱孕早期的恶心、呕吐、没有食欲的早孕反应了，胃口会迅速好转，不过好胃口的准妈妈也需要注意节制饮食，不可无限制进食或暴饮暴食。

并非吃得越多就营养越丰富。身体对于营养的需求是有量的标准的，超过这个量，部分营养素还会转变成对身体不利的物质，影响身体健康。

饮食调整，不要过量摄入

在孕中期，由于胎宝宝也开始进入了迅速发育的时期，虽然胎宝宝每周增长的体重还不太多，但整个身体和组织器官都在不断地分化、完善，需要大量的营养素。所以，相对于孕早期而言，准妈妈在孕中期的饮食量会相应增多，也会变得比较容易饥饿。

准妈妈可抓住孕中期的良好改变，不失时机地调整饮食，补充营养。但也不能不加限制地过多进食，否则会使胎宝宝发育成巨大儿（胎宝宝的体重超过8斤），影响生产。

怎样安排每日饮食

准妈妈在安排孕中期的饮食的时候可以参考本月的“一日饮食搭配”，然后结合产检时的医生指导，了解胎宝宝发育是否良好、偏大或偏小，同时结合自己身体的胖瘦、是否有妊娠糖尿病、工作量大小等，综合考虑，制定出一个适当的饮食方案。

准妈妈可以吃鱼油制品吗

深海鱼油适应人群应是血脂较高的成年人。如果准妈妈能正常进食各种食物，特别是鱼类等水产品，就不要补充这类保健品。

如果准妈妈饮食结构很不合理，如从来不吃鱼，那么为了胎宝宝大脑的发育，可以适量服用DHA营养品。

怎样做到既补充营养又不发胖

准妈妈在孕中期，体重的控制很重要，准妈妈每周体重增加不超过500克才合理。如果体重增长速度超出了这个范围，就属于增重过多，需要及时加以控制。

用蔬菜代替高糖水果

水果含有大量糖分，吃太多容易发胖，并可能引发妊娠糖尿病。所以，准妈妈不妨用一些口感较好的蔬菜来代替高糖水果，或者与水果混合在一起食用。比如把西红柿、黄瓜当作水果吃，或者用黄瓜汁兑水果汁饮用，还可将橙子与黄瓜拌成香橙黄瓜沙拉；或者将胡萝卜与苹果混合打成果汁等。

尽量采用清炖的方法来烹饪肉类

烹饪肉类时，如果采用红烧的办法就很容易摄取过多热量，因为红烧时会加入大量的料酒、糖、酱油，这些调料也具有一定热量。所以，怀孕期间可以多用清炖的方法来烹饪肉类。如果想吃烤的也可以，但是注意不要用明火烤肉，而使用烤箱。

多用豆类、玉米、红薯等充当主食

调整主食的结构，适当在主食中增加豆类和杂粮，比如蒸一碗杂粮饭。或者用红薯、玉米、芋头当作主食，这样可以多摄入一些膳食纤维，有利于肠蠕动，缓解孕期经常发生的便秘现象，也是确保体重缓慢增加的好办法。

改变进餐顺序

先喝水→再喝汤→再吃青菜→最后才吃饭和肉类。这样的进餐顺序可防止准妈妈摄入过多的主食和肉类。

将晚餐时间提前，并坚持饭后散步

准妈妈可以把吃晚餐的时间提前一个小时，吃过晚餐后稍微休息下即可以外出散步30～45分钟，既可以消耗一定热量，还可以帮助自然分娩。

睡眠不佳吃什么安神助眠

睡眠不佳的准妈妈可以在饮食上注意一些，多吃一些安神助眠的食物。

睡前喝一杯牛奶

牛奶中含有两种催眠物质，其中一种是能够促进睡眠的以血清素合成的色氨酸，另外一种则是具有类似麻醉镇静作用的天然吗啡类的物质。睡前喝一杯加糖的牛奶可以让准妈妈睡得更熟。

小米也具有安神催眠的作用

这是因为小米含有较丰富的色氨酸，它具有催眠作用。将小米熬成稍稠的粥，睡前半小时适量进食，有助于睡眠。

葵花子有催眠作用

葵花子含多种氨基酸和维生素，可调节脑细胞的新陈代谢，改善脑细胞的抑制机能。睡前嗑些葵花子，可促进消化液分泌，有利消食化滞、镇静安神、促进睡眠。同类食品还有蜂蜜、莲子、桂圆、核桃、红枣、豆类、百合、食醋等，经常在睡前食用可改善睡眠。

多吃含铜食物

矿物质铜和人体神经系统的正常活动有密切关系。当人体缺少铜时，会使神经系统的抑制过程失调，致使内分泌系统处于兴奋状态，从而导致失眠。含铜较多的食物有乌贼、鱿鱼、蛤蜊、蚶子、虾、动物肝肾、蚕豆、豌豆和玉米等。

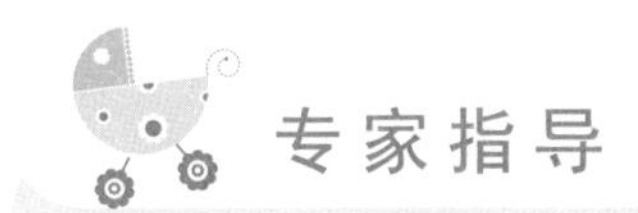

专家指导

孕期出现失眠时，最好是通过改变生活方式和饮食和饮食来达到催眠目的。安眠药能不用则不用，必须用时应谨慎选择，合理用药，以防安眠药对胎宝宝造成不利影响。

别犯了睡前饮食禁忌

临睡前可吃点对睡眠有促进作用的食物，但是有些饮食习惯反而会让人失眠。

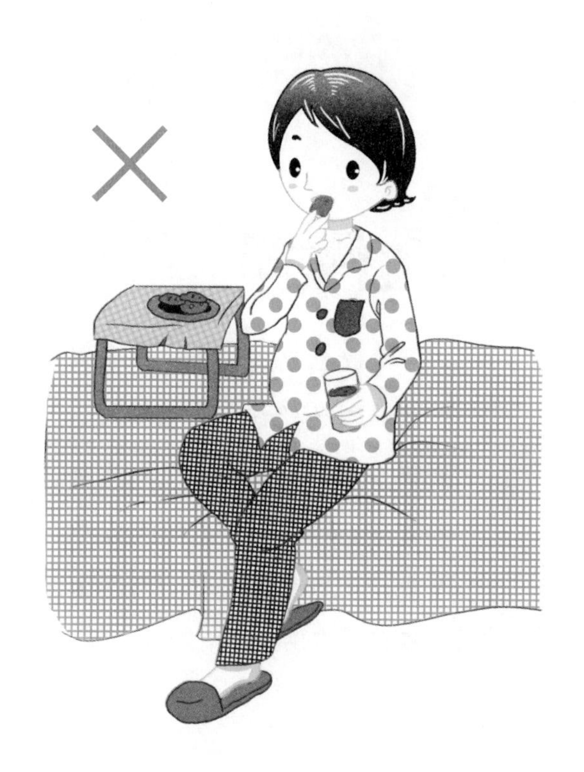

临睡前吃过多食物

因为准妈妈的肠胃功能在孕期有所下降，临睡前进食过多会加重肠胃负担，带来烧心、消化不良的恶果。建议准妈妈晚上早一点吃饭，吃得简单些，让自己睡前有两三个小时的时间来消化晚饭。即使吃宵夜，也要选择易消化的食物。

空腹睡眠

尤其是在孕早期，准妈妈可能经常会觉得恶心想吐，即使临睡了也不会减轻，影响睡眠。这时建议准妈妈吃些清淡的零食，比如饼干，让自己的胃不要空着，以减轻恶心感觉。

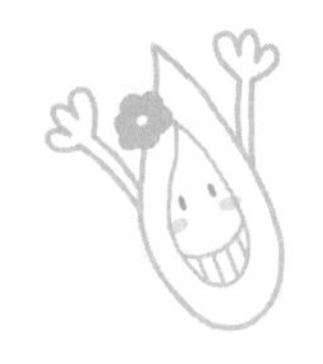

睡前吃辛辣的食物

像辣椒之类的辛辣食物睡前要少吃，它可能引起烧心和消化不良。

临睡前喝水

睡前提前2小时饮水，以免因为饮水而导致频繁起夜上厕所，打扰睡眠。

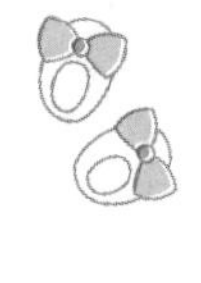

睡前喝兴奋性饮料

睡前喝咖啡、浓茶等易引起兴奋的饮料，会让准妈妈更加难以入睡。

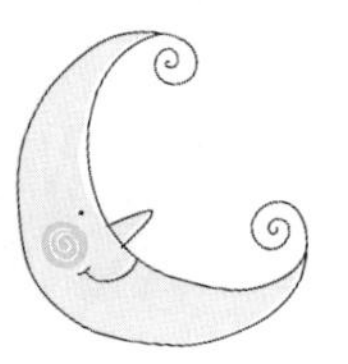

准妈妈吃加餐需要注意什么

进入孕中期之后，准妈妈的食欲会大增。很多准妈妈在正餐的时候吃得不多，剩下的一部分量就只能放在加餐的时候吃。

怎样吃加餐

准妈妈在加餐的时候，一定要注意安排好加餐时间、摄入量及食物的选择。

一般准妈妈饭后两小时就可以加餐了，加餐的食物可以稍微丰富一点，且一定要营养又健康。

推荐加餐食物

♣ 谷类食物：如全麦面包或者燕麦片等，这是加餐的基础。

♣ 牛奶或酸奶：准妈妈每天可以饮用500毫升牛奶，建议分两次喝完。早上喝一杯，临睡之前喝一杯。

♣ 新鲜水果：准妈妈每天可食用的水果量以不超过500克为宜，并且应尽量少吃含糖量丰富的水果，以免导致肥胖。

♣ 坚果：坚果是准妈妈补充微量元素的良好食物。但不论哪种坚果，每天的进食量也不宜过多，建议一天吃上3次，每次一小把即可。

特别提示

建议准妈妈不要选择市售含添加剂的饮料、膨化食品、腌制食品作为加餐食物（如薯片、豌豆脆、腌制的香肠等），这些食物中含有对胎宝宝不利的有害成分。

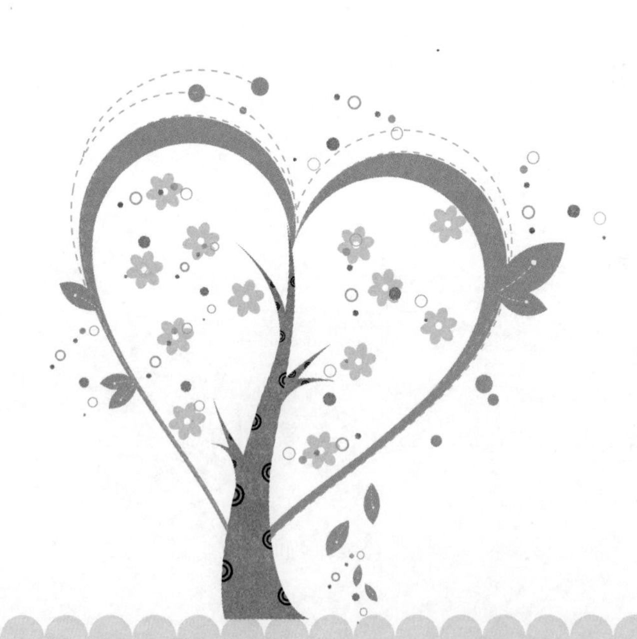

高龄准妈妈需要注意补充什么营养

高龄准妈妈在体质上略逊于年轻准妈妈，因此，孕期不可掉以轻心，要注意补充高蛋白、低脂肪的食物，避免食用高糖食物，还要注意补钙、叶酸等。

高龄准妈妈的孕期饮食注意事项可参考以下内容：

饮食需注意高蛋白、低脂肪

奶类、蛋类、肉类（瘦肉）等都含丰富的蛋白质；杂粮、水果、蔬菜、小鱼干等属于低脂肪食物。

控制体重

高龄准妈妈容易发胖，需要控制体重，需避免吃高糖食物，并降低动物性脂肪食物的摄取，如：肥肉、牛油、猪油、汉堡、香肠等。

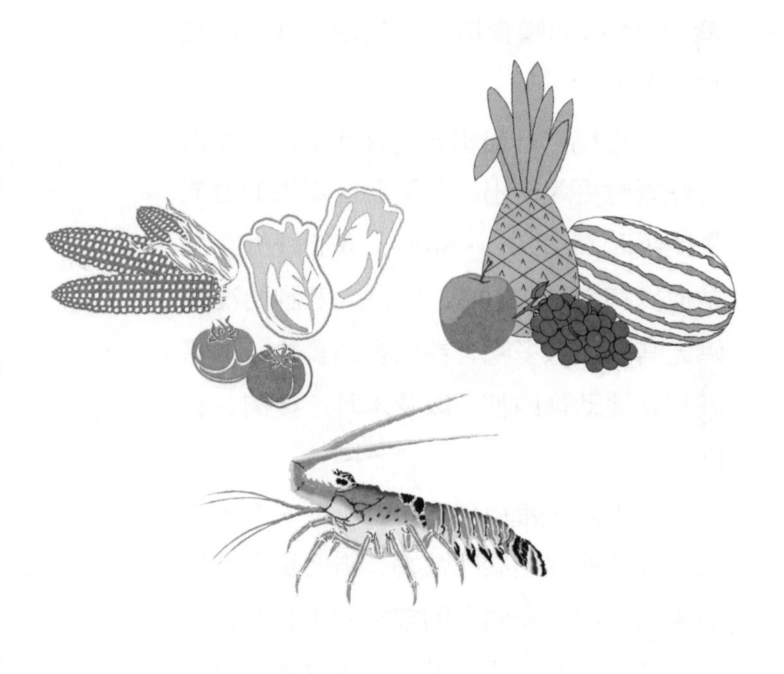

注意补充叶酸

高龄准妈妈可以在医生指导下酌情增加叶酸的摄入量，叶酸可预防胎宝宝脑神经管发育异常。

尤其注意补钙

女性的身体特征容易造成钙流失，25岁之后的女性都需要注意补钙，而高龄准妈妈补钙问题更加严峻。

注意补铁补血

高龄准妈妈可多吃瘦肉、深海鱼类、奶制品、蔬菜、水果，以补充维生素与矿物质。

怀双胞胎的准妈妈应如何保证营养

怀双胞胎的准妈妈尤其要注意营养，如果孕期体检是双胞胎，准妈妈可以在饮食上注意以下几点：

♣ 双胞胎准妈妈的负担比普通准妈妈重得多，两个胎宝宝生长所需营养量较大，因此准妈妈应调节饮食摄入的量与质。怀双胞胎的准妈妈大约需比一般准妈妈增加10%的膳食摄入，包括主食、肉类和蔬果等。

♣ 准妈妈一般都有生理性贫血，在双胎妊娠时更为突出。双胞胎准妈妈的血流量比平时高出70%～80%，双胎妊娠合并贫血发病率约为40%，所以，双胞胎准妈妈尤其要注意多吃含铁较多的食物，如猪肝和其他动物内脏，以及木耳、瘦肉、芝麻等。

♣ 双胞胎准妈妈要多补钙。一个人吃三个人补的双胞胎准妈妈，需要更多的钙质来满足自己和两个胎宝宝的生长发育。平时多喝一些牛奶、果汁，多吃各种新鲜蔬菜、豆类、鱼类和鸡蛋等营养丰富的食物。

♣ 双胎妊娠时易患妊娠高血压疾病，因此，准妈妈平时在饮食上要严格控制食盐的摄入，并保障充足的睡眠和休息。

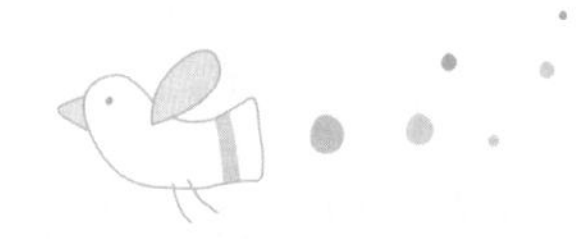

特别提示

由于双胎导致子宫过度膨大，往往难以维持到足月而提前分娩。所以，双胎准妈妈需要提前住院待产，以保证安全顺利分娩。

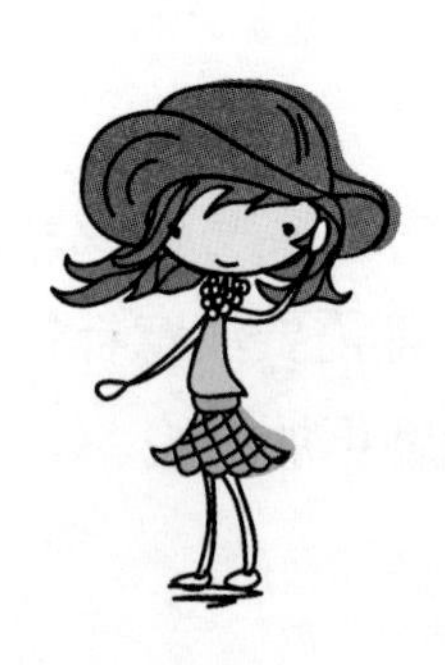

准妈妈怎样安全吃火锅

准妈妈偶尔吃火锅是可以的，但要注意吃火锅的方式，以及火锅的安全卫生。

不要伸手够离自己远的食物

如果火锅的位置距准妈妈太远，不要勉强伸手夹食物，以免加重腰背压力，导致腰背疲倦及酸痛，最好请家人或朋友代劳。

不要用自己的筷子夹生食物

准妈妈应尽量避免用同一双筷子取生食和熟食，这样容易将生食上沾染的细菌带进肚子里，从而造成腹泻及其他疾病。

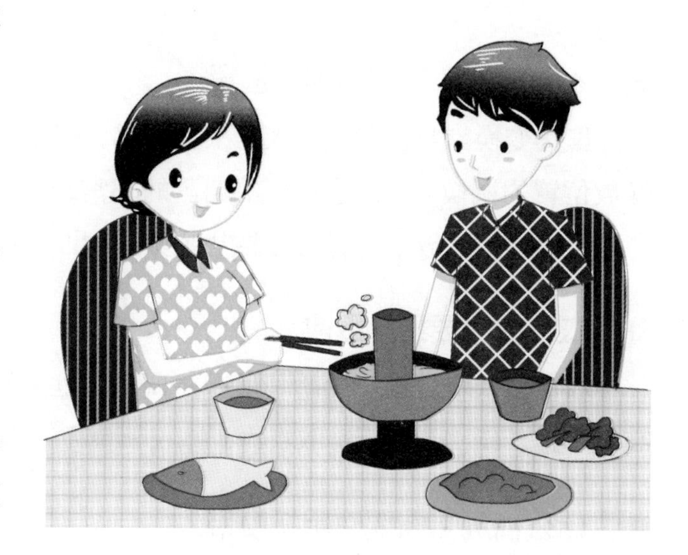

在家里比在外面吃安全

准妈妈喜爱吃火锅，最好自己在家准备，材料由自己安排，食物卫生就可以保证，汤底可以购买现成品调制，味道不逊于饭店。

进食顺序很重要

涮火锅的顺序很有讲究，最好吃前先喝小半杯新鲜果汁，接着吃蔬菜，然后是肉。这样，既可以减少胃肠负担，又可以合理利用食物的营养，达到健康饮食的目的。

食物要完全涮熟

无论在饭店或在家吃火锅，任何食物都要煮至熟透才可进食，特别是肉类食物，如牛肉、羊肉等，这些肉片中都可能含有弓形虫的幼虫。幼虫可通过胎盘感染胎宝宝，严重的发生小头、大头（脑积水）、无脑儿等畸形。

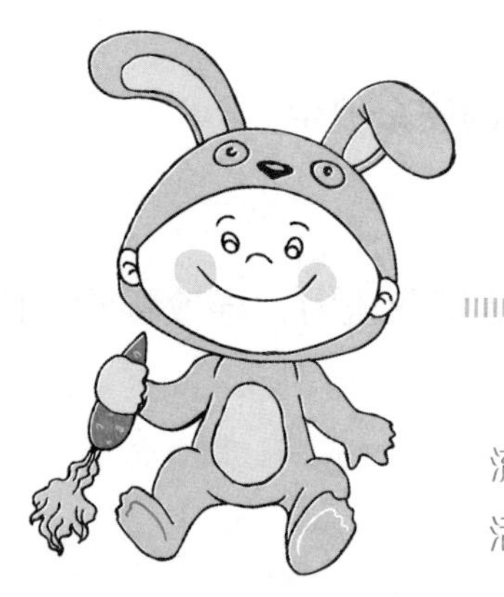

不可不懂的保健措施

在这个月，腹中的胎宝宝相对来说比较稳定，胎盘已经发育成形，流产的危险大大降低，但随着肚子增大，准妈妈要注意寻找最舒适的生活方式了。

不要轻易改变家具摆放位置

虽然变换家具位置能给人带来新鲜感，但是随着准妈妈肚子增大，行动变得不方便，家具摆放位置的调换可能无意中影响自己的正常起居。如果准妈妈有经常变换家具位置的习惯，现在可千万要暂时放下，而且还要提醒家里人别这么做，安全第一。

衣物摆放要易于取放

衣柜中衣物的摆放要趁早做一些调整，准妈妈的常用衣物要放在方便易拿的地方，不过于高也不过于低。为便于挂取衣物，挂衣架也应适当放低，尽量避免登高爬低。

什么情况下需要使用托腹带

是否需要托腹带是因人而异的，并非所有的准妈妈都需要使用托腹带。一般情况下准妈妈不需要用托腹带，但若存在以下特殊情况，准妈妈可以使用托腹带：

♣ 胎位为臀位，经医生做外倒转术转为头位后，为防止其又回到原来的臀位，可以用托腹带来控制。

♣ 连接骨盆的各条韧带发生松弛性疼痛的准妈妈。

♣ 多胞胎或者胎宝宝过大，站立时腹壁下垂比较厉害的准妈妈。

♣ 有过生育史，腹壁非常松弛，成为悬垂腹的准妈妈。

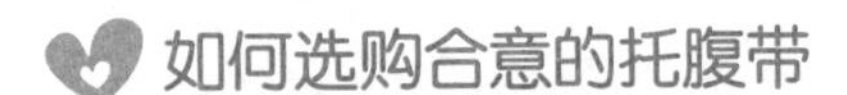

如何选购合意的托腹带

选择合适的托腹带，可以保护胎宝宝不受伤害，同时身体也能感觉舒适。

♣ 应选用可随腹部的增大而增大，方便穿戴及拆下，透气性强不会闷热的托腹带。

♣ 选择伸缩性强的托腹带，这样才可以从下腹部托起增大的腹部，从而阻止子宫下垂，保护胎位并能减轻腰部的压力。

为了不影响胎宝宝的发育，托腹带不可包得过紧，并且在晚上睡觉的时候应解开托腹带。

准妈妈最好不穿高跟鞋

高跟鞋虽然可以让女性显得身形挺拔、格外精神。但是准妈妈不适宜再穿高跟鞋。

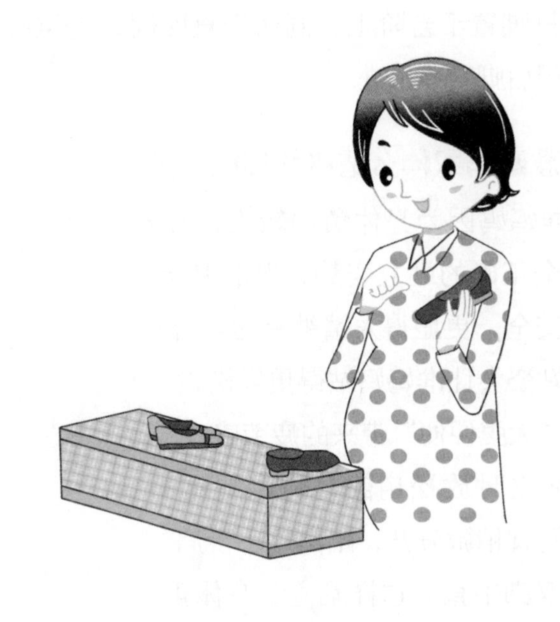

孕期穿高跟鞋的害处

♣ 随着肚子的一天天增大以及体重的增加，准妈妈的身体重心前移，站立或行走时腰背部肌肉和双脚的负担加重，如果穿高跟鞋，就会使身体站不稳，对准妈妈和胎宝宝都太不安全。

♣ 日益加重的身体会加重脚部的负担，准妈妈在穿高跟鞋走路或站立的时候，都会感到脚部吃力。

孕期鞋跟多少合适

适合准妈妈的鞋跟高度为1.5～3厘米，这种高度的鞋底造型也正好符合人的生理正常足弓，这样可使脚掌受力均匀，准妈妈无论是站立还是行走都不会感到很累。

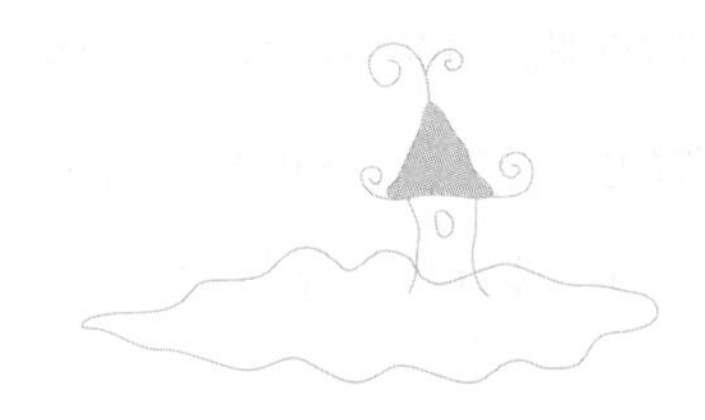

准妈妈取什么走姿既轻松又安全

行走姿势得当不易使人感觉累，还显得精神抖擞，也有利于安全。

很多人用猫腰或过分挺胸的姿势行走，这不但不好看，而且会感到劳累。尤其是准妈妈这样走会压迫腹部或使重心后移，不但劳累，而且很不安全。

准妈妈应选择正确的行走姿势：抬头，伸直脖子，挺直后背，绷紧臀部，使身体重心稍有前移，并能使较大的腹部抬起来，保持全身平衡地向前行走，眼睛既能远眺前方又能平视脚前。这样一步一步踩实了再往前走，既可防止摔跤，又能轻松不累。

准妈妈在上楼梯时，应按照先脚尖、后脚跟的顺序，将一只脚置于台阶上，同时挺直腰部，将重心前移，用后脚向前推进。

准妈妈取什么站姿既轻松又安全

准妈妈因为身体负担较重，必须有一个正确的站立姿势，既有利于稳定安全，更显得人精神有力。合理的站姿会让准妈妈站得更轻松，减少“大腹便便”带来的疲劳感。

站立时放松肩部，将两腿平行，两脚稍微分开，距离略小于肩宽，双脚平直。这样站立，身体重心落在两脚之中，不易疲劳。如长时间站立时，则将两脚一前一后站立，并每隔几分钟变换前后位置，使体重落在伸出的前腿上，这也可以减少疲劳。

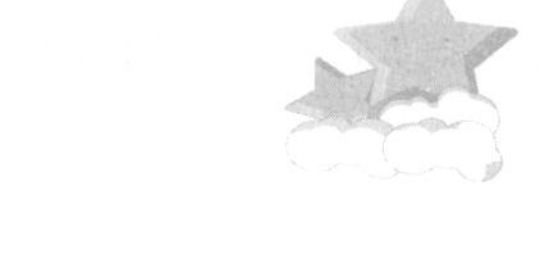

当准妈妈从地面拾东西时，不要直接弯腰，那样会压迫腹部及胎宝宝。正确的姿势应该是先屈膝，然后落腰下蹲，将东西捡起。放东西在地上时也一样，先屈膝，然后落腰下蹲，放下东西后，双手扶腿慢慢起立。

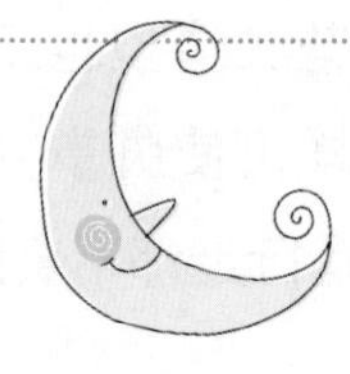

准妈妈取什么坐姿既轻松又安全

对于准妈妈来说，坐姿不当会发累，稍不注意还可能坐空或坐歪椅子而摔倒，这可不是小事，有引起流产的危险。

准妈妈坐椅子的正确姿势应该是：要深深地正正地坐在椅子上，后背笔直地靠着椅背。两腿股关节和膝关节要呈直角，大腿呈水平状态。坐在椅子边缘上容易滑倒，如果椅子放不稳还有跌倒的危险。

坐椅子一定要先检查椅子稳不稳，然后把屁股放在椅面上，再一点一点向后移动，靠上椅背。准妈妈最好坐有椅背的椅子，不要坐无背的方凳，方凳无依靠，危险性大，容易摔倒。坐椅子时间长时，可在脚下放一物体搁脚，有利于放松双腿，减轻腿部水肿。

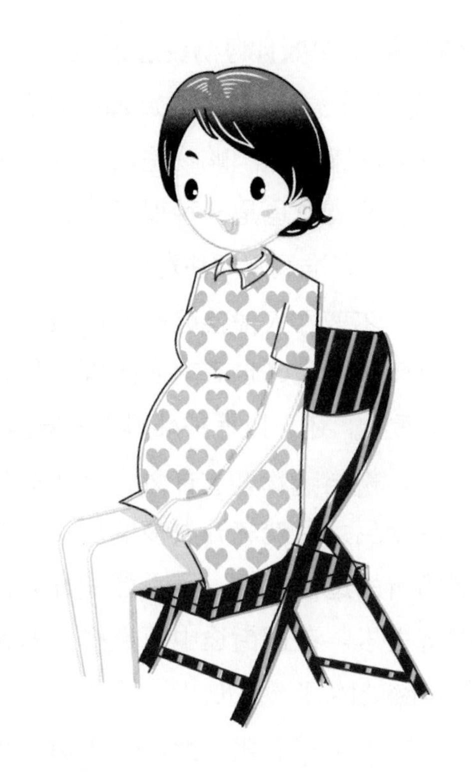

孕中期应该注意哪些生殖卫生问题

除了经常清洗护理阴道之外，准妈妈还应在生活的各个方面注意生殖卫生问题。

- ♣ 性生活时最好使用安全套，可以避免疾病的传播。
- ♣ 注意在公共场所的卫生，尽量避免出入公共浴室或到消毒条件不好的游泳池游泳。
- ♣ 应注意保持外阴部的清洁，坚持每天清洗。注意避免使用刺激性强的皂液。
- ♣ 洗漱用具及毛巾用品要与家人分开使用，便前、便后都要洗手。
- ♣ 内裤应选用纯棉织品。内衣裤最好单独清洗，切忌选择公共的洗衣店清洗内衣裤。
- ♣ 如果白带分泌量多而且颜色、性状有异常，应请医生检查。

准妈妈外出购物要注意什么

进入孕5月之后，准妈妈的身心日渐稳定，只要一切健康，出门购物是没有问题的。逛街走路等同于散步，也是一种很好的锻炼。但在出门逛街的时候，准妈妈要注意：

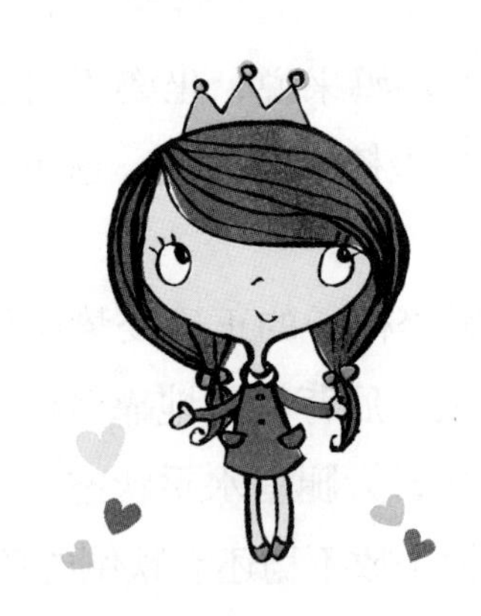

♣ 不要在人流高峰时间搭乘公交车出行。平时出行逛街最好也有家人陪同，那样不仅可以帮忙提重物，还可以保护准妈妈的安全。

♣ 逛街购物要有计划，预先列好清单，买齐所需物品之后就离开人多的场所，减少在一些拥挤场所的逗留时间。尽可能避开人流高峰，免受拥挤之累。在逛街途中可选择一些街心花园或人静境幽处休息一会儿。

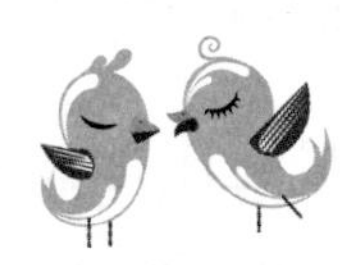

♣ 在天气恶劣（寒潮、大风、大雨、大雾）时不要上街购物，以免因身体笨重及不便而发生摔伤或扭伤，或因滑倒而引起流产或早产。在流感和其他传染病流行时，也不要到人群过于拥挤的地方去。

♣ 注意逛街的时间不要太久，最好不要超过2个小时。逛街时的行走速度不宜快，更不要穿高跟鞋。

♣ 不要在刚装修完毕的商场或商店停留过久，以免接触装修材料产生的化学污染物。

♣ 逛完街后回到家里应当及时洗手、洗脸，换下外衣。

特别提示

购回的物品要合理存放，发票、外包装要妥善处理，万一商品有质量问题，退换货物等都比较方便。

准妈妈居室温度多少为宜

准妈妈居室的温度保持在20～22℃为宜。

室内温度过高（如25℃以上）会使人感到精神不振、头昏脑涨、全身不适、总想睡觉；温度太低会影响人的正常工作和生活。

调节居室温度的方法：夏天要多开窗通风，也可以使用空调和电风扇调温，但不要用电风扇和空调直接吹准妈妈，这样会引起感冒。冬天用暖气取暖要注意控制室温，不可太热；若用煤炉取暖，应防止一氧化碳中毒。一氧化碳中毒很危险，可造成缺氧，对准妈妈和胎宝宝都有害。

写给
准爸爸的话
为更好地调节居室温度，准爸爸最好准备个温度表，注意室温调控。

双胞胎准妈妈需要什么特别照顾

怀双胞胎的准妈妈处于超负荷状态，如果不加注意，就会发生许多并发症，因此需要给予特别的照顾。

♣ 双胎妊娠时易患妊娠高血压疾病，严重危害自身及宝宝的生命安全。建议双胞胎准妈妈多去医院做产前检查，以便及早发现病情，早期治疗。

♣ 同普通准妈妈相比，多胞胎准妈妈更容易受到怀孕的压力，其反应也大得多。要好好照顾自己，多休息，保持心情愉快。每天的睡眠时间应不少于8小时，睡眠以左侧卧位为宜。

♣ 孕育双胞胎会使子宫过度膨胀，子宫难以拉长到适应双胎生长的程度，容易发生早产。因此，准妈妈在孕晚期应注意休息，避免早产的发生。建议双胞胎准妈妈在妊娠24周以后减少活动，30周后在家休息，35～36周即可提前住院待产。

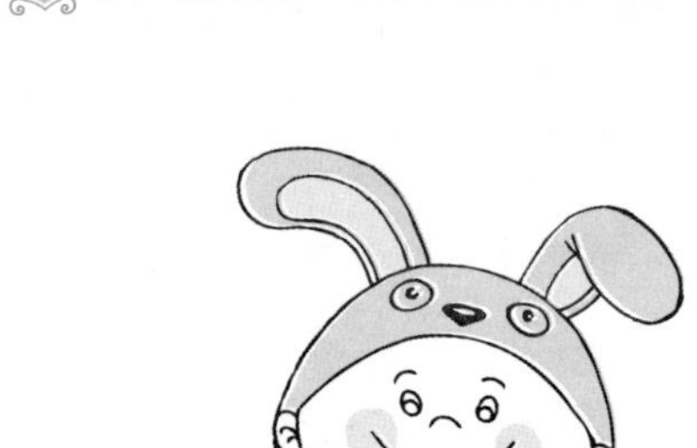

不可忽视的不适与疾病防治

孕期除了去医院进行产检，准妈妈还可以在家人的帮助下进行自我检测，随时监控身体的状况。

孕5月产检的注意事项

本月是妊娠第5个月，如果医生没有特别嘱咐的话，准妈妈应该去医院做第三次产前检查。

检查的内容

检查的内容包括：身高的测量、体重的测量、腹围和子宫底的测量、血压的测量、尿常规化验及骨盆外测量等。

检查前准备

出门之前准备好零钱、卫生纸、围产保健册等。

检查时要把这一段时间以来自己身体有无不适告诉医生，特别是还有没有呕吐的现象，有无头痛、眼花、水肿、阴道流血或腹痛等症状。

建议学会自我监测

在孕20周以后，医生会建议准妈妈在进行产前检查的同时，准妈妈自己或家人还应帮助进行自我监测，以便随时了解胎宝宝的生长情况，保证胎宝宝的正常发育。

孕期自我监测的方法很多，常用的方法是检测胎动，一般正常的胎动平均每小时在3～5次。如果发现胎动过少或胎动过多，则可能说明宝宝有缺氧、发育迟缓或存在其他不正常情况，甚至可能表明胎宝宝有危险，这时准妈妈应该及时到医院做进一步检查。

做唐氏综合征筛查

由于每个怀孕的准妈妈都有可能孕育先天愚儿，所以准妈妈都应该通过做检查来提早确定胎宝宝是否存在染色体方面的异常，如有异常，可提早结束妊娠。

什么是唐氏综合征筛查

唐氏综合征筛查是通过检测察看胎宝宝是否存在染色体方面的异常，如果存在染色体方面的异常，新生儿就是唐氏综合征患儿（畸形儿）。

患儿特点

患有唐氏综合征的新生儿多为小于胎龄儿或早产儿，表现为肌张力低下、韧带松弛、智力严重低下，同时还可能伴有先天性心脏病、消化道畸形，成年后可能伴有白内障、精神异常。

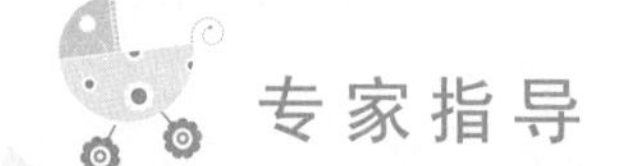

即使唐氏筛查的结果高于正常值也不要过于担心，因为这并不代表胎宝宝就一定不健康，保持心情愉快，不要有过多的心理负担。可以通过羊膜穿刺术再做进一步检查。

筛查如何做

做唐氏筛查时需要空腹，抽取准妈妈外周血就可以了，但唐氏筛查与月经周期、准妈妈年龄、体重、准确孕周、胎龄大小都有关，所以唐氏综合征筛查时间控制非常严格，一般是在孕期的15～20周，无论是提前或是推后，都会影响检查结果的准确性。如果错过了时间段，无法再补检，只能进行羊膜穿刺检查。

筛查结果多少算正常

各个医院的计算方法不完全一样，有的医院标准临界值是“1/270”，有的则是“1/380”，高于270或380就表示危险性比较低，胎宝宝出现唐氏综合征的机会不到1%。但如果数值低于270或380，就表示胎宝宝患病的风险性较高。

高龄准妈妈要不要做羊膜穿刺

羊膜穿刺是羊膜腔穿刺术的简称，通过抽取一定的羊水，帮助诊断胎宝宝染色体有无异常、有无先天畸形及一些遗传疾病等，还可以确定胎宝宝性别。

手术怎么做

因为羊水中有胎宝宝脱落的细胞、毳毛、清蛋白、脂肪、尿酸盐、矿物质、激素和酶类。羊膜穿刺手术就是在腹部超声波的导引下，利用特殊长针经准妈妈的腹部进入羊膜腔，抽取少量的羊水来作为检查标本。

做羊膜穿刺安全性高，一般不会增加母亲早产、流产和胎宝宝异常的几率。而且做的时候也不会引起身体不适的感觉。不过，为了确保安全，准妈妈需做羊膜腔穿刺检查时，应到条件相对好的大医院进行。严格掌握适应证，并且配合超声波检查，在严密消毒下由有经验的医生操作，这些都是很有必要的。

适合对象

- 年龄35岁以上的高龄产妇。
- 前次怀孕有过染色体异常胎宝宝者。
- 母血唐氏筛查结果显示为高危人群者。

羊膜穿刺多在怀孕17~23周进行。怀孕末期进行穿刺检查，能判断胎宝宝的成熟度，以及在怀疑母胎血型不合时，检查羊水中血型物质及胆红素、雌三醇，判断胎宝宝血型及预后。

测试自己是否有孕期抑郁症

抑郁的心境是一种忧伤、悲哀或沮丧情绪的体验，也就是我们常说的“不快活”。有近10%的女性在孕期会感觉到程度不同的抑郁。孕期抑郁症与产后抑郁症一样普遍，但往往容易被忽视。

测一测是不是有孕期抑郁症状

如果在一段时间（至少是两周内）有以下4种或以上症状，则说明你可能已患有孕期抑郁症，应注意调整。

- ♣ 注意力无法集中，记忆力减退。
- ♣ 总是感到焦虑、迷茫。
- ♣ 脾气变得很暴躁，非常容易生气。
- ♣ 睡眠质量很差，爱做梦，醒来后仍感到疲倦。
- ♣ 非常容易疲劳，或有持续的疲劳感。
- ♣ 不停地想吃东西或者毫无食欲。
- ♣ 对什么都不感兴趣，懒洋洋的，总是提不起精神。
- ♣ 持续的情绪低落，莫明其妙地想哭。
- ♣ 情绪起伏很大，喜怒无常。

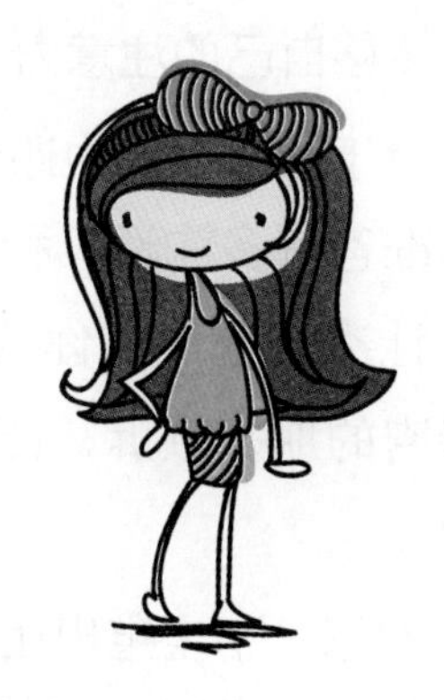

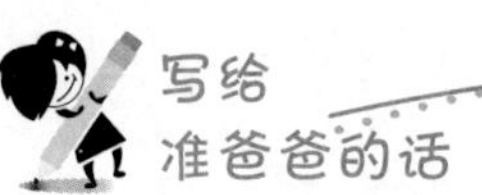

准妈妈情绪低落的时候，准爸爸一定要帮忙疏导情绪，可以陪准妈妈散步、谈心，多花点时间在准妈妈身上，同时，记住你们之间的纪念日，或者在平常的日子给准妈妈制造点小惊喜，都有助于准妈妈改善情绪。

怎样调整孕期抑郁情绪

准妈妈一定要学会自我调整孕期抑郁情绪。

孕期情绪抑郁的害处

♣ 孕期的抑郁情绪得不到及时调整，很容易增加产后抑郁症的几率。

♣ 如果准妈妈在孕期长期抑郁，可造成胎盘血液循环不良，影响胎宝宝发育，诱发妊娠高血压的发生，还可引起胎宝宝畸形、导致难产等。

♣ 它还会使准妈妈照料自己和胎宝宝的能力受到影响。出生的婴儿问题也更多。

怎样调整

♣ 准妈妈要尽量通过各种方式来使自己放松，也可以暂时离开令你郁闷的环境，培养一些积极的兴趣爱好，转移自己的注意力。

♣ 对于孕期生活中遇到的难题，准妈妈要注意和准爸爸多沟通，和准爸爸保持良好的关系，让准爸爸成为你的坚强后盾。还可以跟亲密的朋友倾诉，让他们给予你理解和帮助。

♣ 幻想一下宝宝出生后的美好生活，这样，当前的困难就变得不那么难解决了。一切的付出都会得到回报的。

如果准妈妈做了种种努力，情况仍不见好转，或者有伤害自己和他人的冲动，那么应该立即寻求医生的帮助，医生会指导你服用一些对自身和胎宝宝没有副作用的抗抑郁药物，以免病情延误，给自己和胎宝宝带来不良后果。

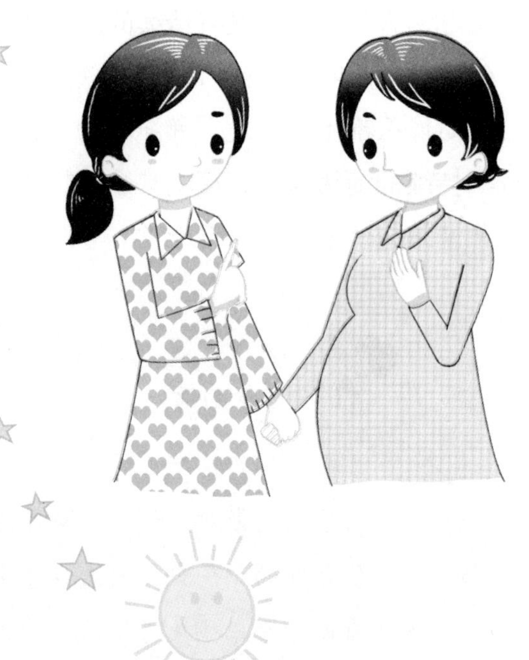

妊娠合并卵巢囊肿怎么办

妊娠合并卵巢囊肿一般是孕前就有卵巢肿物，只不过不知道，当怀孕后进行检查时才发现。卵巢长有囊肿，从性质上分有许多种，单一型或混合型、一侧性或双侧性、囊性或实质性、良性或恶性，其中以囊性多见。

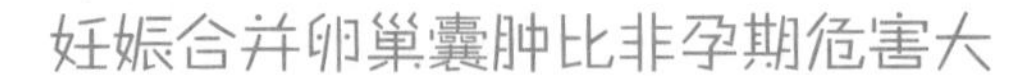

妊娠合并卵巢囊肿比非孕期危害大

♣ 怀孕早期合并较大卵巢囊肿，可嵌入盆腔引起流产。对于孕早期发现较大的良性卵巢肿瘤，医生一般会建议到妊娠中期(18～20周)再考虑手术切除。

♣ 怀孕中期合并卵巢囊肿，活动的囊肿容易发生蒂扭转，表现为腹痛。

♣ 怀孕晚期合并卵巢囊肿，如果囊肿较大可导致胎位异常。妊娠晚期的良性卵巢肿瘤若不影响足月妊娠及分娩的话，原则上可不立即做手术，密切观察，待分娩后再做手术。

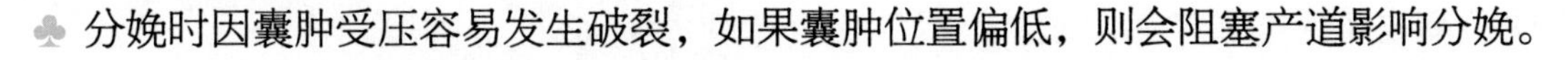

♣ 分娩时因囊肿受压容易发生破裂，如果囊肿位置偏低，则会阻塞产道影响分娩。

如何预防卵巢囊肿

♣ 一定要做孕前检查，查清盆腔脏器有无异常，在检查的过程中就会发现卵巢囊肿，如果卵巢囊肿的直径已经超过5厘米，就应先手术再怀孕。现在的手术比较简单，用腹腔镜微创手术，既简单损伤也小。

♣ 如果发现卵巢肿瘤，应该检查CA125、CA199、CEA，这些是肿瘤标记物，目的是区分肿物是良性还是恶性，以便尽早治疗。如果肿物很小，又是良性的，就可以先怀孕。

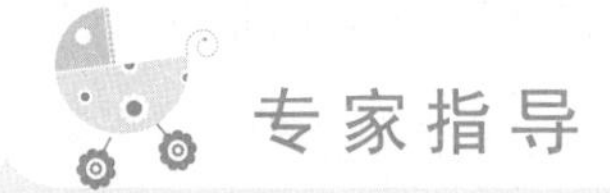

专家指导

有妊娠合并卵巢囊肿病症的准妈妈如果出现腹痛，特别是一侧腹痛明显加剧，要立刻去医院急诊治疗。平时的生活起居也要严格遵照医生的叮嘱行事，切不可大意。

妊娠合并子宫肌瘤怎么办

子宫肌瘤是女性生殖器官中最常见的一种良性肿瘤，妊娠合并子宫肌瘤在临床上并不少见。

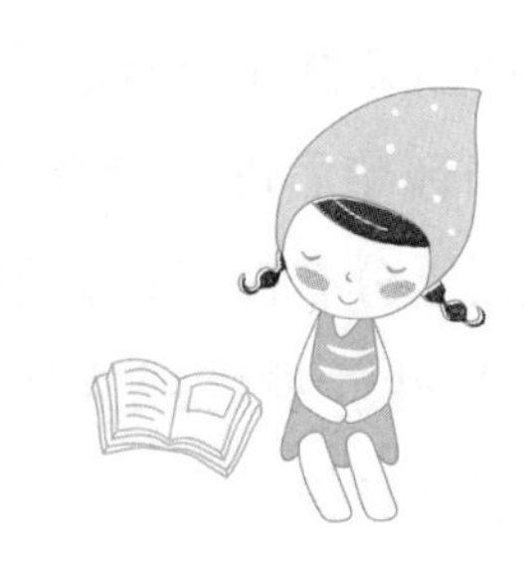

妊娠合并子宫肌瘤的危害

肌瘤可以随着孕周而增大。因为肌瘤增长迅速，可以出现肌瘤局部供血不足，出现红色退行性变；有些部位的肌瘤如浆膜下肌瘤，可发生子宫肌瘤的蒂扭转。这些情况都可表现为腹部疼痛、发热、呕吐、局部压痛及白细胞增高等急腹症症状，继发产生子宫收缩，出现阴道出血。

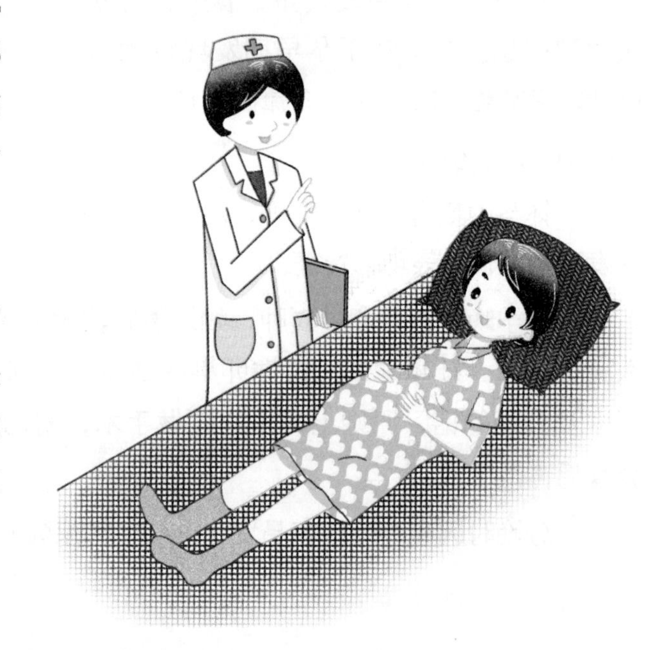

妊娠早期合并子宫肌瘤者容易出现流产，而且出血较多。大的肌瘤会影响胎宝宝在宫腔内的生长，可能出现胎位不正、手术率提高。巨大子宫肌瘤可能会阻塞产道，造成难产。分娩后，由于肌瘤影响子宫正常的收缩，易出现子宫收缩乏力和产后出血。

如何预防和治疗

♣ 准妈妈要按时做产检，早发现，早治疗。

♣ 妊娠期的子宫肌瘤以保守治疗、积极观察为原则，准妈妈一定要听从医生的建议和决定。

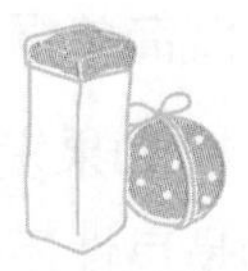

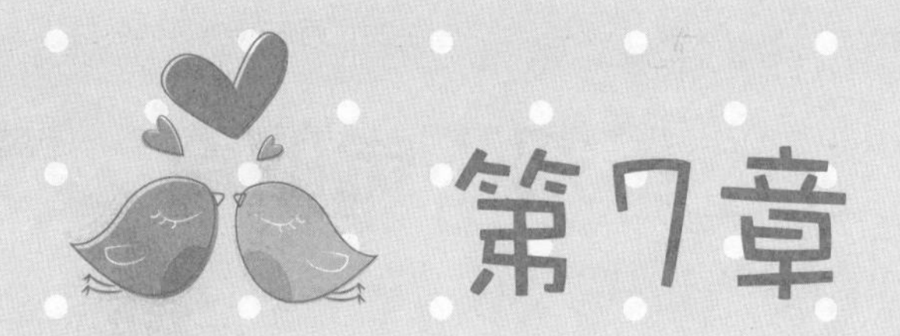

第7章

孕6月：越来越有孕味

这时，准妈妈的肚子特别明显，女性“大肚子”时是最美丽的，这一时期，也正好是身体最为舒适的时候，不妨逛逛街、来个短途旅游！

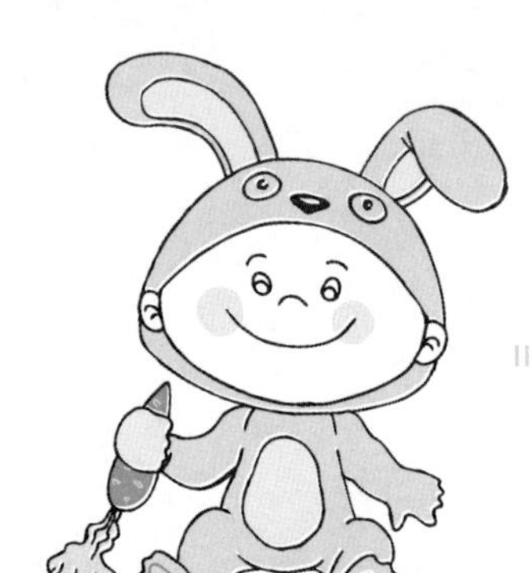

不知不觉的奇妙变化

这个月起，几乎所有的准妈妈都能感到明显的胎动和胎心音，胎宝宝的四肢也非常强健，是享受胎动乐趣的好时光，准妈妈要注意穿宽松些的衣服。

准妈妈：孕味十足

进入本月，准妈妈的子宫进一步变大，下腹部隆起更为突出，这个月起，几乎所有的准妈妈都能感到明显的胎动和胎心音，并感受到胎宝宝在腹中的位置，甚至在腹部可以摸到胎宝宝的位置。

体重增加很多，易出现疲劳

随着子宫增大，腰部明显增粗，体重也增加了很多，大约以每周250克的速度增长。随着体重的不断增加，准妈妈应该注意饮食要有所节制，尽量用健康食品来替代可能给胎宝宝带来伤害的食物。

与此同时，这段时间准妈妈们可能在坐下或站起时会觉得吃力，也容易觉得疲劳，甚至会出现头晕、目眩的状况。不用担心，这是正常现象。这是由于子宫增大迫使脊椎向后仰，身体重心前移的原因。准妈妈这段时间最好穿宽松的衣服和鞋子。

乳房继续发育

乳房越发变大，外形也更加饱满，乳晕、乳头色素持续加深，乳腺功能更加发达，挤压乳房时会流出一些黏性很强的黄色稀薄乳汁。

胎宝宝：听力和视力基本形成

经过几个月的成长，胎宝宝看起来已经是个“小人儿”了。

五官已经清晰

胎宝宝头上和脸上布满胎毛，眉毛和眼睑已经清晰可辨了，只是小脸皱巴巴的、红红的。

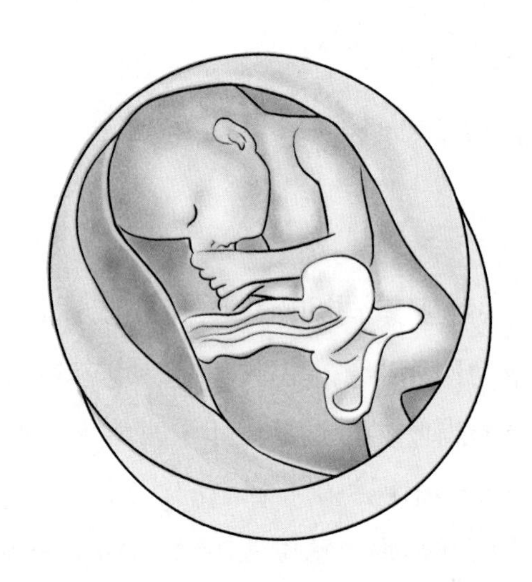

四肢发育更加完善

手指和脚趾长出指（趾）甲。胎宝宝的上下肢肌肉已经发育得很好，正在羊水中游泳，并且会用脚踢子宫，而且他还能咳嗽、皱眉、眯眼睛和听见妈妈的声音了。

器官发育更成熟

血液正在以每小时约6.5千米的速度穿过脐带，用氧和营养物质支持胎宝宝的成长。

脑部开始迅速生长，尤其是位于大脑中心的生发基质，它负责产生脑细胞。

此时，胎宝宝应该开始有呼吸动作了，只是离开妈妈的子宫还是很难存活。

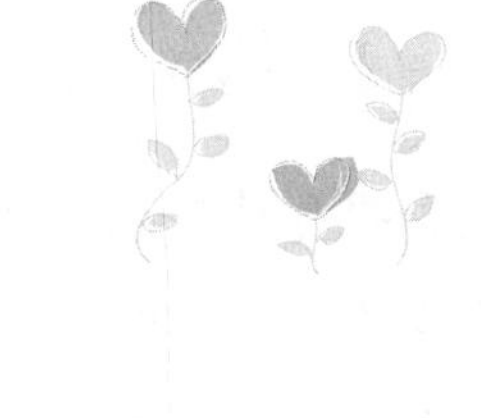

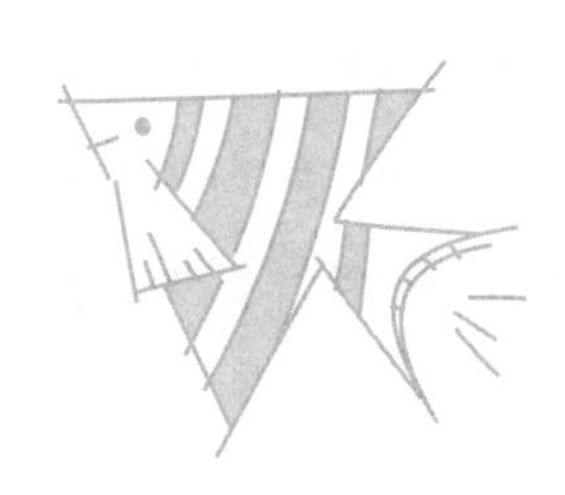

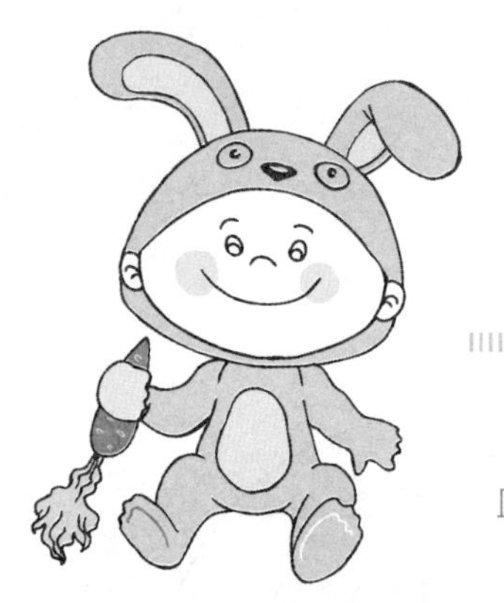

不可或缺的营养知识

准妈妈和胎宝宝的营养需要量都在猛增，许多准妈妈开始出现贫血、缺钙等症状，本月准妈妈要特别注意保质保量地摄入营养素。

B族维生素有助于缓解孕期疲劳感

孕中期如果能量摄入不足，也容易感到疲劳，尤其是坚持上班的准妈妈，可能在坐下或站起时会觉得吃力。这是由于子宫增大，迫使脊椎向后仰，身体重心前移的原因。也容易觉得疲劳，甚至会出现头晕、目眩的状况。

建议准妈妈注意摄入B族维生素以缓解疲劳。大多数食物都含有B族维生素，只要保持均衡的饮食结构，基本上都可以摄入足量的B族维生素。同时少吃油炸食物，这些食物会增加身体负担，让疲劳更为严重。

肥胖也是导致疲劳的原因之一，建议准妈妈坚持称重，控制好体重的增长幅度。

富含B族维生素的食物

- 富含维生素B_1的食物：全麦面包、猪肉、酵母、花生、燕麦等。
- 富含维生素B_2的食物：动物肝脏、瘦肉、大豆、牛奶和鸡蛋、菌类、鱼类、蔬菜等。
- 富含烟酸的食物：绿叶蔬菜、动物肝肾、蛋类等。
- 富含泛酸的食物：糙米、动物肝肾、蛋类、麦芽等。
- 富含维生素B_6的食物：瘦肉、果仁、糙米、绿叶蔬菜、香蕉等。
- 富含维生素B_{12}的食物：动物肝脏、瘦肉、蛋类、鱼肉、牛奶、奶酪等。

少吃含反营养物质的食物

反营养物质添加在食物中，会让食物颜色更漂亮、口感更诱人，但这些物质本身对人体健康没有益处，甚至有害，如果长期食用，其负面作用累积之后就会对健康产生负面影响。

常见的反营养物质

反营养物质	含有的食物	对食物的作用	对人体的影响
反式脂肪酸	焙烤食品、油炸食品和甜点、冷饮、奶茶等	延长食品保质期；让口感更酥脆或更柔软	干扰体内正常的脂肪酸平衡，增加肥胖、心脏病、糖尿病、老年痴呆和儿童神经系统发育障碍的危险
磷酸盐	可乐、甜饮料、加工肉制品、淀粉制品等	改善食品口感，增强食品的保水性	干扰钙、镁、铁、锌等矿物质的吸收，增加骨质疏松和贫血的危险
铝	煎炸食品、膨化食品、泡打粉、水发海蜇和粉丝、粉条等	让膨化、煎炸食品松脆或疏松；让淀粉食品口感更筋道	过多的铝会妨碍多种矿物质的吸收，抑制免疫系统，导致神经系统功能紊乱和大脑组织的损伤，抑制骨的发育
合成色素	各种颜色艳丽的零食、甜点、饮料	使食物的颜色更诱人	部分合成色素能与多种矿物质如锌、铬等形成人体难以吸收的物质，从而加剧微量元素的缺乏
亚硝酸盐	各种肉制品、餐馆肉菜、肉类熟食等	让肉色粉红诱人；增加口味；让食品不易腐败	会与血红素铁结合，妨碍人体的血红蛋白转运氧气，甚至形成致癌物亚硝胺

服用营养素补充剂要遵医嘱

怀孕期间，准妈妈如果觉得自己缺乏某类营养素或营养不良，最好的办法是到医院做一个简单的检查，在医生指导下，看是通过饮食调理还是直接服用营养素补充剂来弥补营养缺陷。

补充营养素补充剂要注意

- 要选择权威部门认可、审批通过的营养素补充剂。
- 要选择物有所值的产品，不要片面追求价格昂贵的营养素补充剂。
- 产品应在标签和说明书中标示每种营养素含量、推荐摄入量、贮藏方法和注意事项等。

营养素的补充量参考

营养素	最低量	最高量	营养素	最低量	最高量
钙Ca	300毫克/天	1200毫克/天	维生素B_6	1毫克/天	10毫克/天
镁Mg	100毫克/天	300毫克/天	维生素B_{12}	2.6微克/天	10微克/天
钾K	1000毫克/天	3000毫克/天	维生素D	2.5微克/天	10微克/天
铁Fe	5毫克/天	30毫克/天	维生素E	10毫克/天	300毫克/天
锌Zn	5毫克/天	20毫克/天	维生素K	40微克 /天	100微克/天
硒Se	20微克/天	100微克/天	烟酸	5毫克/天	15毫克/天
铬Cr	50微克/天	150微克/天	视黄醇当量	400μgRE/天	800μgRE/天
铜Cu	0.5毫克/天	1.5毫克/天	烟酰胺	5毫克/天	50毫克/天
维生素B_1	1毫克/天	20毫克/天	叶酸	100微克/天	400微克/天
维生素B_2	1毫克/天	20毫克/天	泛酸	2毫克/天	20毫克/天

注：视黄醇当量表示包括视黄醇和β-胡萝卜素在内的具有维生素A活性的物质，相当于视黄醇的量。

一日饮食搭配

孕6月胎宝宝生长发育明显加快，骨骼开始骨化，大脑的重量还要继续增长，准妈妈需要继续注意加强营养，与此同时，还必须防止体重增长过快。

早餐

小笼包3个（100克）	煮鸡蛋1个（70克）	牛奶1杯（250克）	新鲜蔬菜丝1碟（50克）
补充碳水化合物、膳食纤维、维生素	补充蛋白质、脂肪	补充水分、蛋白质、脂肪	补充维生素、钙

加餐

早餐后或午餐前一两个小时	樱桃10个	补充水分、维生素、膳食纤维

午餐

二米饭1碗（150克）	清炒猪血1碟（200克）	白萝卜煲羊肉（200克）
补充碳水化合物、B族维生素	补充铁质	补充各种维生素、蛋白质

加餐

午餐后或晚餐前一两个小时	葵花子1把（30克）	补充蛋白质、脂肪

晚餐

大米饭1碗（150克）	番茄菜花1碟（100克）	葱烧鲫鱼1碟（200克）	菠菜柳橙汁1碗（100毫升）
补充碳水化合物、B族维生素	补充维生素、膳食纤维、钙、铁	补充蛋白质	补充维生素B_1、维生素C

加餐

晚餐后1小时	全麦面包1片（25克）	补充B族维生素、膳食纤维
临睡前1小时	酸奶1杯（100克）	补充蛋白质、钙

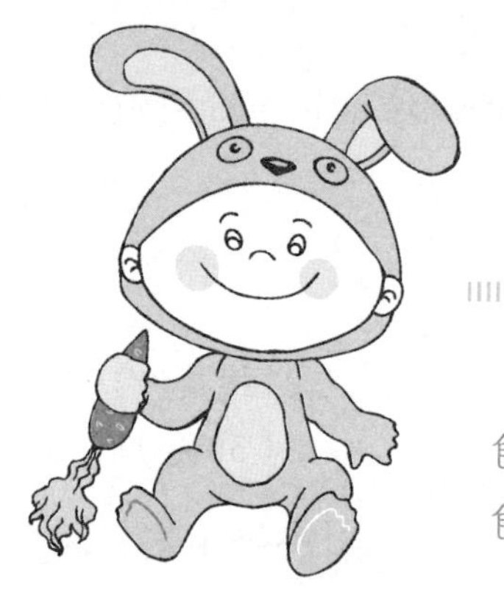

不可不知的饮食细节

这时，准妈妈会发现自己异常能吃，不仅如此，很多以前不喜欢的食品现在反倒成了最喜欢的东西，不妨好好利用这段时间调整自己的饮食习惯，加强营养，增强体质。

避免用搪瓷杯喝热饮

很多家庭里面都会用搪瓷杯来盛开水或者一些汤类，殊不知，这危害着身体的健康，尤其对于已经怀孕的准妈妈来说，危害更大。

搪瓷器皿盛热饮的害处

搪瓷器皿表面的瓷是由硅酸钠与金属盐组成的，其中铅含量很高，还含有铋、镉和锑等有毒金属元素。搪瓷器皿经4%的醋酸浸泡，即可渗出一定量的铅、镉等有害元素。经过100℃温度和一定时间煮沸，也可溶出一定量的铅和镉。

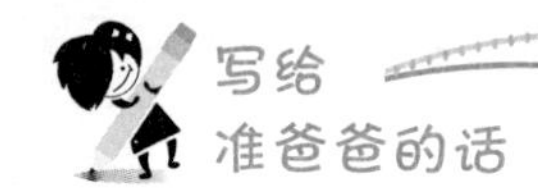

准爸爸可以给准妈妈准备专门喝水的器皿，玻璃水杯和纯色的骨瓷杯是比较好的选择，如果外出需要带水的话，可以选择正规厂家生产的塑料水杯，最好凉凉了灌进去。

铅可引起人体中枢神经系统的损害，从而导致行为改变，还能引起小细胞性贫血。镉能抑制并破坏体内许多酶系统的活性，并有致癌危险。

因此，准妈妈不应使用搪瓷器皿喝热饮料、酸性饮料或进食其他酸性食物，以防各种有毒金属元素对母体及胎宝宝造成危害。

不宜搭配食用的常见食物

各种各样的肉蛋蔬菜合理搭配食用可以让营养更充分，但是一些食物如果搭配不当，反而会引起身体的不适，严重的还会导致中毒，准妈妈一定要注意。下面列举几种不宜搭配的食物：

小葱拌豆腐

豆腐中的钙与葱中的草酸，会结合成白色沉淀物——草酸钙，影响人体对钙的吸收。

茶叶煮鸡蛋

茶叶中除了含有生物碱外，还含有酸性物质，这些化合物与鸡蛋中的铁元素结合，对胃有刺激作用，且不利于消化吸收。

鸡蛋与豆浆搭配

生豆浆中含有胰蛋白酶抑制物，它能抑制人体蛋白酶的活性，影响蛋白质在人体内的消化和吸收，鸡蛋的蛋清里含有黏性蛋白，可以同豆浆中的胰蛋白酶结合，使蛋白质的分解受到阻碍，从而降低人体对蛋白质的吸收率。

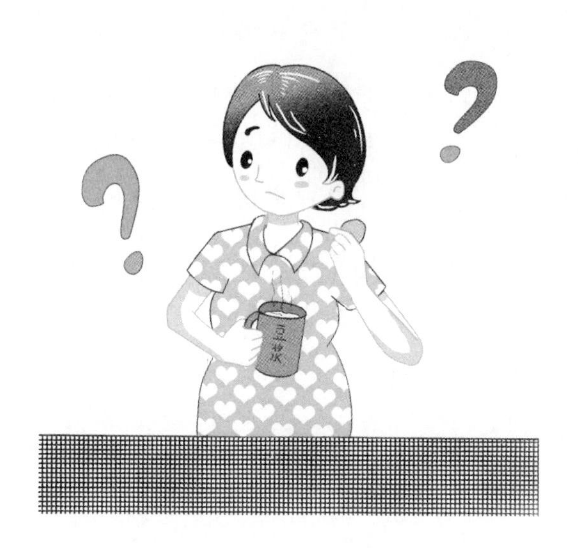

水果与海鲜

吃海鲜的同时若再吃葡萄、山楂、石榴、柿子等水果，容易出现呕吐、腹胀、腹痛、腹泻等。

生菠菜与豆腐

豆腐里含有氯化镁、硫酸钙，而菠菜中则含有草酸，两种食物遇到一起可生成草酸镁和草酸钙。这两种白色的沉淀物不能被人体吸收，不仅影响人体吸收钙质，而且还容易患结石症。

蜂蜜与生葱

蜂蜜的营养成分比较复杂，葱和蜂蜜一起吃后，蜂蜜中的有机酸、酶类遇上葱中的含硫化合物等，会发生有害的生化反应，或产生有毒物质，刺激肠胃道而导致腹泻。

孕期水肿要避免吃过咸食物

孕期水肿时要尽量少吃过咸食物如咸鸭蛋，腌制食品如咸鱼、咸肉、咸菜、香肠等，这些食物都会造成准妈妈水肿。

过咸食物是造成水肿的因素之一

准妈妈体内雌激素随妊娠月份的增加而不断升高，雌激素有促使水分和盐在身体内过多存留的作用。如果准妈妈饮食调配不当，极易造成孕期水肿。

过咸食物，比如咸鸭蛋，每只咸蛋含有盐10克以上，而人体每日需盐量约6克。可见，一只咸蛋所含的盐已超过准妈妈一天的需要量，加之除咸蛋外，准妈妈每天还要食用含盐食物，这样便使盐的摄入量远远超过机体需要量。在人体内，盐和水分是一对孪生姐妹，食盐过多会产生口渴，必然大量饮水，水盐潴留在体内超过肾脏排泄能力，从而导致准妈妈严重水肿。

容易水肿是因为吃盐太多吗

吃盐较多可能引起水肿或加重水肿的症状，因为食盐中的钠离子是亲水性的，摄入过多就会使体内的水大量潴留，从而导致或加重水肿。但吃盐太多不是引起孕期水肿的唯一原因。

孕期水肿的其他原因

孕期容易发生水肿的原因很多：子宫压迫下腔静脉，使静脉血液回流受阻；胎盘分泌的激素及肾上腺分泌的醛固酮增多，造成体内钠和水分潴留；体内水分积存，尿量相应减少；母体合并较重的贫血，血浆蛋白低，水分从血管内渗出到周围的组织间隙等，都会导致准妈妈水肿。

容易水肿的准妈妈要注意控制每日的食盐摄入量，孕中、晚期每日的食盐量控制在6克以内。如果觉得低盐食物让人没有食欲，可以用些不含盐的调味品来增加口味，比如番茄汁、柠檬汁、醋、无盐芥末等。

水肿准妈妈吃什么好

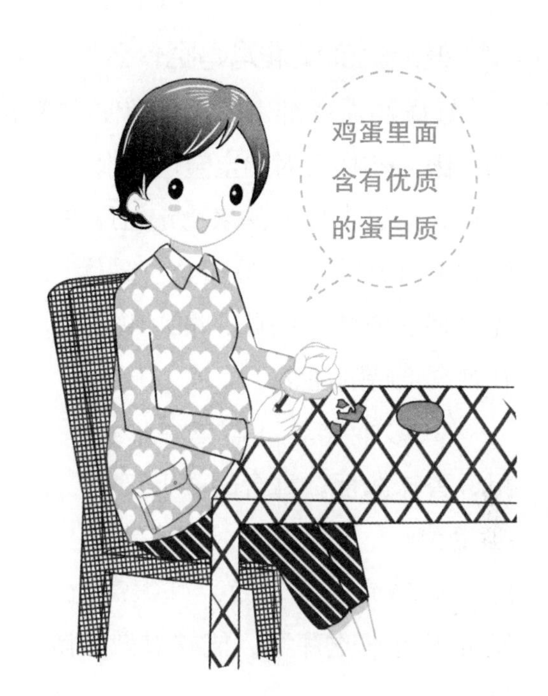

妊娠水肿属于孕期正常反应，可以通过饮食上的适当调理来缓解，当准妈妈出现下肢甚至全身水肿，同时伴有心悸、气短、四肢无力、尿少等不适症状时，要及时去医院检查、确诊和治疗，同时要注意饮食调理。

进食足够量的蛋白质

每天一定要保证食入畜、禽、肉、鱼、虾、蛋、奶等动物类食物及豆类食物。这类食物含有丰富的优质蛋白质。贫血的准妈妈每周还要注意进食一两次动物肝脏以补充铁。

进食足量的蔬菜水果

蔬菜和水果中含有人体必需的多种维生素和微量元素，它们可以提高机体抵抗力，增强新陈代谢，还具有解毒利尿等作用。准妈妈每天不应忘记进食蔬菜和水果。

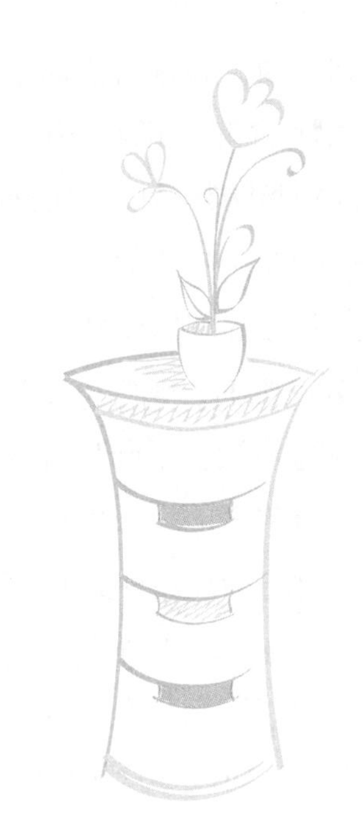

控制水分的摄入

水肿较严重的准妈妈应适当控制水分的摄入。

少吃或不吃难消化和易胀气的食物

如油炸的糯米糕、红薯、洋葱、土豆等，以免引起腹胀，使血液回流不畅，加重水肿。

摄取具利尿作用的食物

被认为有利尿作用的食物包括芦笋、洋葱、大蒜、南瓜、冬瓜、菠萝、葡萄、绿豆等。

妊娠高血压准妈妈吃什么好

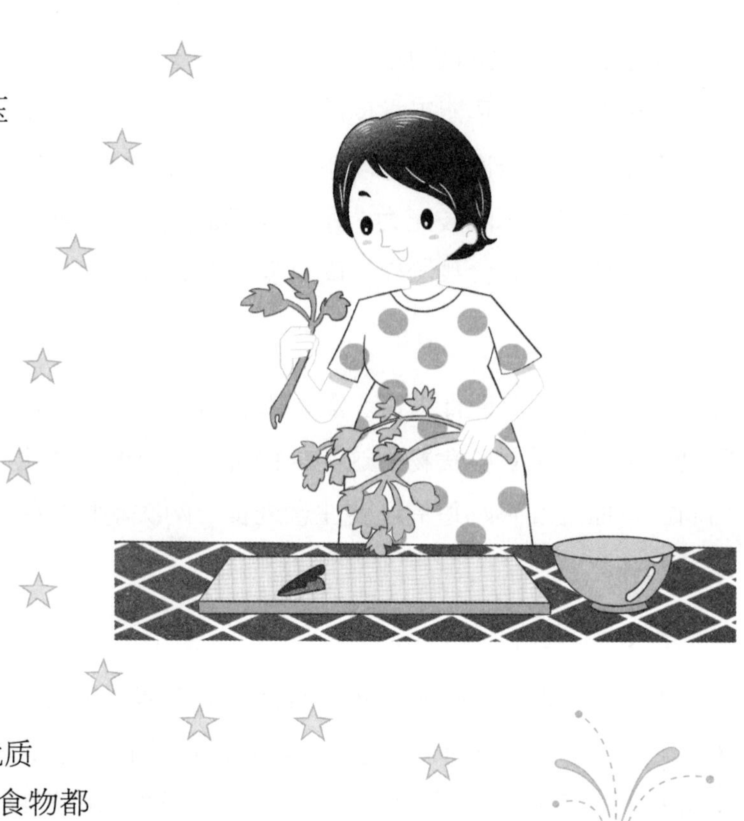

妊娠高血压准妈妈不能随便吃降压药，因为药物会对胎宝宝产生很大的危害，通过食疗方法来稳定血压是妊娠高血压准妈妈最安全、最优先选择的方法，因此，准妈妈应在饮食上特别注意。

♣ 多吃芹菜。芹菜纤维较粗，香味浓郁，富含胡萝卜素、维生素C、烟酸等，有镇静降压、清热凉血等功效。妊娠高血压准妈妈常吃芹菜，能够有效缓解症状。

♣ 多吃鱼。鱼富含优质蛋白质与优质脂肪，其所含的不饱和脂肪酸比其他食物都多。不饱和脂肪酸是抗氧化物质，可以降低血中的胆固醇，抑制血小板凝集，从而有效地防止全身小动脉硬化及血栓的形成。所以鱼是准妈妈防治妊娠期高血压的理想食品。

♣ 多吃鸭肉。鸭肉性平而不热，且富含蛋白质、铁、钾、糖等多种营养素，有清热凉血、祛病健身的功效。不同品种的鸭肉，食疗作用也不同。纯白鸭肉可清热凉血，妊娠高血压患者宜常食。研究表明，鸭肉中的脂肪不同于黄油或猪油，其化学成分近似橄榄油，有降低胆固醇的作用，对防治妊娠期高血压有益。

♣ 多吃黄鳝。鳝鱼是一种高蛋白、低脂肪的食品，能补中益气、治虚疗损。准妈妈常吃黄鳝可以防治妊娠期高血压病。需要注意的是，黄鳝一旦死亡，就和蟹一样，体内细菌大量繁殖并产生毒素，所以要食用鲜活的黄鳝。

给妊娠高血压准妈妈烹调食物需注意

妊娠高血压准妈妈需要限制盐分的摄入，而孕期食物低盐，容易没食欲，因此，在烹调的时候要注意烹调搭配与技巧，让低盐食物变得美味可口。

♣ 可在菜肴做熟后，在表面洒一点酱油，可提高口味，而摄入钠不多。

♣ 也可用其他不含钠的调味品，如香油、醋、糖、柠檬汁等，把食物做成香味、甜味、酸味，也可提高食欲。但妊娠高血压患者不宜食用刺激性调味品，如辣椒、芥末、姜等。

♣ 多吃新鲜食物，因为食物有鲜美味，即使不调味也会增进食欲。如吃新鲜西红柿、黄瓜、生菜等，营养也很丰富。

经常适量食用西蓝花可稳定血压

西蓝花是被公认的健康食品之一。女性怀孕期间每周吃3次西蓝花，每次200克，能稳定血压，增强准妈妈身体免疫力。

西蓝花降压的原因

西蓝花是蔬菜中的精品，含钾丰富，100克西蓝花中含有17毫克钾，钾是钠的克星，可以防止高盐摄入引起的血压升高。

此外，很多人认为西红柿是含维生素C最丰富的蔬菜，其实，西蓝花的维生素C含量几乎是西红柿的4倍。维生素C能增强准妈妈免疫力，保证胎宝宝不受病菌感染，同时还能促进铁质的吸收。

西蓝花中含有丰富的叶酸，叶酸性质不稳定，食物贮存时间太长、贮存温度太高、烹调时间过长等都会令叶酸受破坏。因此，西蓝花以少油快炒为佳，或者用鲜鸡汤焯一下直接吃。

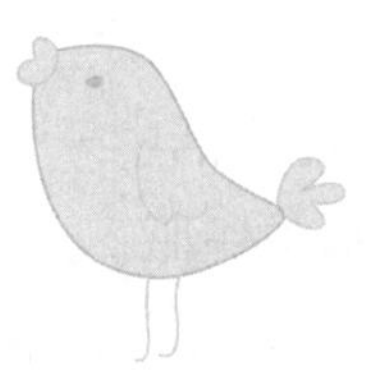

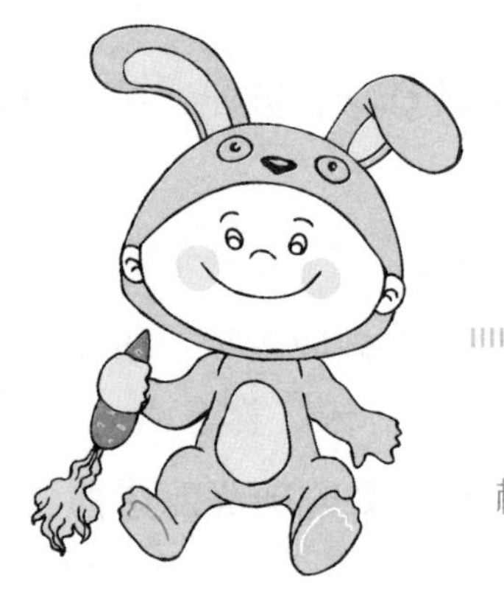

不可不懂的保健措施

女性在怀孕的时候，身体状况会发生很大的改变。有的变化应该积极处理，有的则只需要耐心等待，待宝宝出生便可消失。

妊娠高血压要早发现早处理

多运动、多休息，保持饮食平衡能够保证大多数准妈妈健康地度过孕期，但根据遗传学研究显示，妊娠高血压有家族遗传倾向，因此，休息和饮食的调理也不能完全杜绝准妈妈患妊娠高血压。因此早期发现、及时处理十分重要。

怎样发现妊娠高血压

♣ 除了要定期进行产前检查外，还要加强营养，在医生的指导下增加蛋白质、维生素的摄入，补充铁剂和钙剂。

♣ 准妈妈应该特别重视经常测量血压，应该把产前检查时测出的第一次血压记住，作为血压的基础值和以后测量的结果相对照。

患妊娠高血压怎么办

♣ 日常生活中一定要充分休息，保证充足而高质量的睡眠。

♣ 膳食平衡：蔬菜、水果、高蛋白的食物(如豆类、牛奶等)要多吃，维生素和矿物质的摄入量要相应增多，而且饮食要低脂肪(以植物油为主，不要大鱼大肉)、低碳水化合物、低钠盐(包括避免那些腌制品、咸菜、酱菜等)，也要注意糖的摄入量，以免体重过重而引发各种病症，包括妊娠高血压。

♣ 不要精神紧张、心理负担过重。乐观开朗、平和积极的心态才是对宝宝最大程度的负责任。

轻度妊娠高血压的准妈妈，要争取每天卧床10小时以上，并以侧卧位为佳，以增进血液循环，改善肾脏供血条件。

如何减轻妊娠纹

妊娠纹一旦出现后，很难彻底消失，因此准妈妈在孕期要尽量避免和减轻妊娠纹。

注意饮食

在怀孕期间要避免摄取过多的甜食及油炸食品，应摄取均衡的营养，改善皮肤的肤质，帮助皮肤增强弹性。

推荐方案：

♣ 吃些对皮肤胶原蛋白有利的食品，以增强皮肤弹性。

♣ 控制糖分摄入，少吃色素含量高的食物。

♣ 每天早晚喝两杯脱脂牛奶，吃膳食纤维丰富的蔬菜、水果和富含维生素C的食物，以增加细胞膜的通透性和皮肤的新陈代谢功能。

控制体重增长

在怀孕时体重会有所增长，孕晚期每个月体重增加不宜超过2千克，整个怀孕过程体重增加应控制在15千克之内。

推荐方案：

♣ 早上起床后，可先喝一大杯温开水，它可以刺激肠胃蠕动，使内脏进入工作状态，清晨，排出体内垃圾是非常重要的。

♣ 调整饮食习惯，尽量吃新鲜水果，少喝市售果汁；喝脱脂奶，少喝全脂奶；喝清汤，少喝浓汤；多吃低糖水果，少吃饼干和沙拉。

♣ 适度的运动或轻便的家务有助于防止脂肪过度堆积。

适度的按摩

适度的按摩可增加皮肤弹性，减轻妊娠纹。

推荐方案：

♣ 建议准妈妈坚持腹部按摩（孕早期不宜按摩腹部），可以有效预防妊娠纹生成或淡化已形成的细纹。

♣ 按摩时可以配合使用准妈妈专用的除纹霜，产后还可以配合使用精油按摩。不仅让按摩更容易进行，并保持肌肤滋润，避免过度强烈的拉扯。

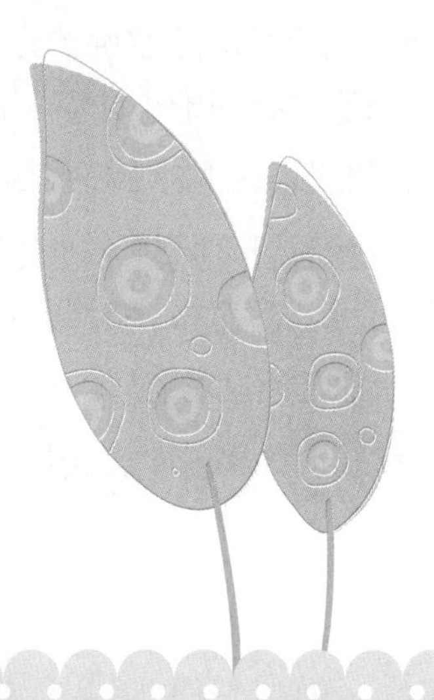

缓解水肿的生活小窍门

妊娠水肿多发生在孕中、晚期，是孕期正常的生理现象，除了注意饮食调理，进行体育锻炼或变换姿势来改善血液循环也可以缓解水肿。

♣ 避免久坐久站。要经常改换坐立姿势；坐着时应放个小凳子搁脚，促进腿部的血液循环；每一个半小时就要站起来走一走，站立一段时间之后就应适当坐下休息，步行时间也不要太久。

♣ 保持侧卧睡眠姿势，这可以最大限度地减少早晨的水肿；每天卧床休息9～10小时，中午最好能躺下休息1小时。另外，晚上睡觉时可以把腿部垫高，这样第二天起床时，会感到舒服一些。

♣ 坐着的时候，把脚稍稍垫高。使腿部积存的静脉血能够回到心脏，坐在椅子上的时候，可以把脚放到小台子上；坐在地板上的时候，就用座垫等把脚垫高。

♣ 穿自我感觉舒适的鞋子。注意不要穿太紧的衣物，以免阻碍体内血液循环。

♣ 适当运动也是消除水肿的好方法。如散步、游泳等都有利于小腿肌肉的收缩，使静脉血顺利地返回心脏，减轻水肿。

♣ 适量泡澡也可以减轻水肿症状。同时还可以配合适当的按摩。注意按摩时要从小腿方向逐渐向上，这样才有助于血液返回心脏。

♣ 控制体重。如果超重，会增加身体的负担，使静脉曲张更加严重。

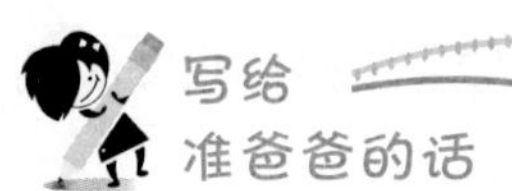

准爸爸可以帮助准妈妈按摩，通过按摩促进血液循环，对于水肿的预防是很有效的。做按摩时要注意，从脚向小腿方向逐渐向上，从而有助于血液返回心脏。睡前按摩可以解除腿部酸痛，有助于睡眠。

对付小腿水肿的办公室小妙招

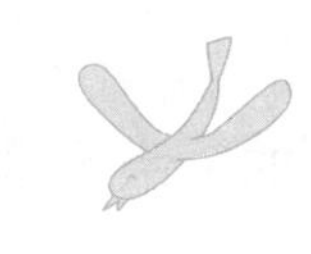

很多上班族准妈妈早上去上班的时候脚还不怎么肿，可一天下来，到晚上下班时脚便肿得厉害了。长时间保持坐姿的准妈妈，尤其容易发生小腿水肿。所以，坐办公室的准妈妈应学会一些小技巧以对付小腿水肿的现象。

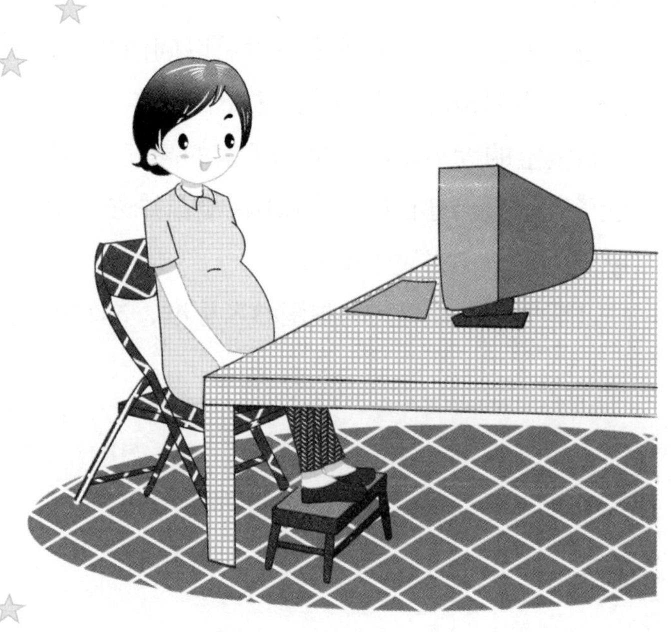

在办公室里，为避免水肿加重，应注意以下几点：

足量饮水

每天控制在2000毫升（包括流质食物的含水量），缩短代谢废物在体内停留的时间。

寻找合适的搁脚物体

可在办公室放一张小凳或一个木箱，或者几本书，借以搁脚，帮助脚部的体液回流，减少水肿。

经常休息与按摩

每工作两小时后可稍做伸展，并按摩小腿部位（按淋巴回流的方向由下向上按摩），可以减少水肿。考虑到腹部突出，不方便屈身弯腰，按摩时可以将腿搁在另一把椅子上垫高，保持上身挺直，这样在按摩时就不会太吃力。

不穿紧口袜子

不要穿袜口收紧的袜子，否则容易阻碍血液循环，加重小腿水肿的现象。

腹围增长较慢是什么原因

怀孕期间，肚子的大小跟营养的关系不是太大，而跟准妈妈本人的体形以及子宫的位置关系密切。

由于每位准妈妈的子宫位置可以向前倾、向后倾，再加上准妈妈高矮胖瘦各不相同，因此相同的妊娠月份肚子大小看上去不都一样。

胎宝宝的大小由医生根据子宫的高度、腹围、腹部检查来评估，如医生确实觉得准妈妈的“肚子”小，会建议准妈妈做B超检查并进一步评估胎宝宝的生长发育情况，如果胎宝宝一切正常就没问题，不必过于担心。

以下是孕中期之后的腹围参考标准，准妈妈们可以做一个对照。

孕月	腹围下限	腹围上限	标准
5	76厘米	89厘米	82厘米
6	80厘米	91厘米	85厘米
7	82厘米	94厘米	87厘米
8	84厘米	95厘米	89厘米
9	86厘米	98厘米	92厘米
10	89厘米	100厘米	94厘米

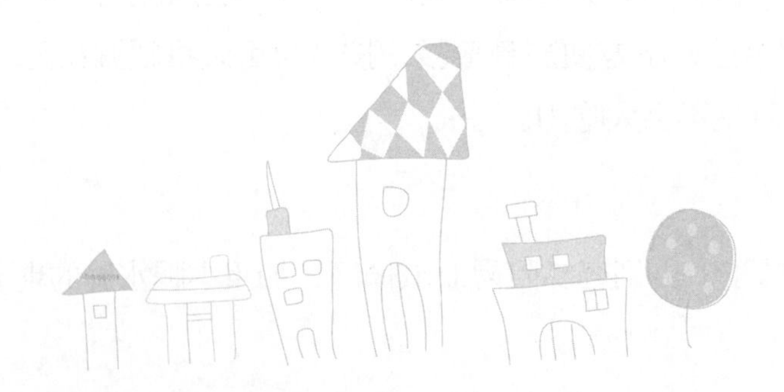

胎宝宝的体重并非一定随着准妈妈一起增加

胎宝宝的体重增加与准妈妈的营养摄入密切相关，但准妈妈体重增长并不意味着胎宝宝体重增长。

临床上，一些准妈妈的体重增加不少，但是胎宝宝体重却不足，如果通过检查排除了准妈妈和胎宝宝的疾病因素，那就是因为准妈妈在孕期摄取了过多高热量食物，饮食不均衡所致。比如准妈妈是因为暴饮暴食或运动不足等导致的体重增加，这只是准妈妈自己的皮下脂肪增多而已，与胎宝宝体重的增加并没有直接的联系。

准妈妈如果只想胎宝宝体重增长，在食物的选择方面应尽量选择健康、天然的食品，如蛋、新鲜蔬菜、鲜奶、鱼、瘦肉等，而不是选一些热量高的垃圾食品。如果能坚持做些适当的运动，那就更好了。

孕中期及时更换内衣与内裤

到了孕中期，随着乳房与臀部的不断增大，准妈妈要随时关注自己胸围和臀围的变化，并根据自身情况，及时更换内衣内裤，合身的内衣内裤不但能支撑并保护准妈妈的身体，而且对血液循环有好处，可以有效缓解身体水肿。

内衣可以选择全罩杯的胸罩，并有软钢托支撑，一定要是纯棉的，透气吸汗，这样穿着更为舒适。

内裤需要换用孕妇专用内裤，这种内裤裤腰比较高，可以护住腹部，让胎宝宝感觉更舒适，除此之外，这种内裤一般都有活动腰带的设计，可方便准妈妈根据腹围的变化随时调节内裤的腰围大小，十分方便。

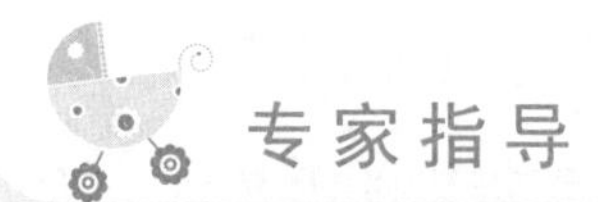

专家指导

准妈妈选择内衣内裤时，最好是去专门的孕妇服装店购买，至少准备2套，有条件的准妈妈不妨多准备几套。

准妈妈眼睛干涩怎么办

怀孕期间，准妈妈的泪液分泌会减少，同时泪液中的黏液成分增多，这些变化会让准妈妈经常性地感觉到眼睛干干的，不舒服。尤其是准妈妈在孕期如果还佩戴隐形眼镜，更会觉得干涩不适。

因此建议孕期准妈妈最好不要佩戴隐形眼镜，改用普通眼镜，以免增加眼部的干涩感和异物感。

感到眼睛干涩的时候，除了用一些物理手段，比如用水蒸气熏蒸眼睛、喝菊花枸杞茶等，准妈妈还可在医生的指导下，用适量的舒润型眼药水缓解这些症状。

当眼睛出现干涩的时候，最好先到医院检查一下原因

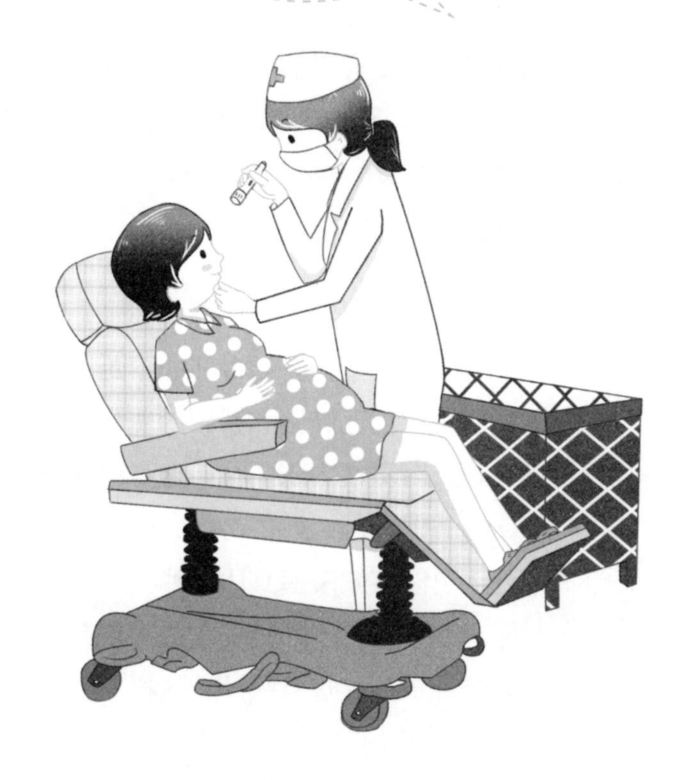

在眼药水的选择上要谨慎

♣ 不要选含氯霉素的眼药水，因为氯霉素具有严重的骨髓抑制作用，使用后可能导致新生儿产生严重的不良反应。

♣ 不要选含四环素的眼药水，四环素也容易导致胎宝宝畸形。

♣ 可选用红霉素类眼药水，这类眼药水相对安全，但也一定要咨询医生。

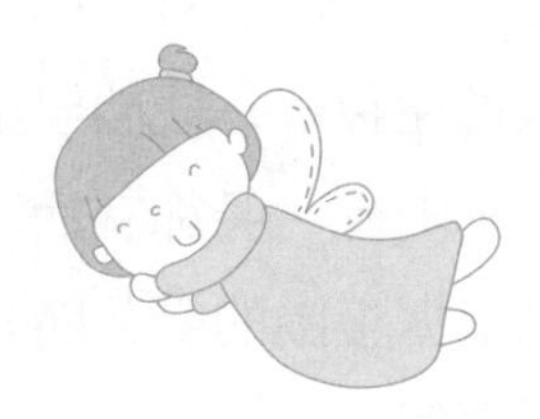

制定个旅行计划

孕中期的4～7个月是准妈妈旅游出行的最佳时间，因为这段时间妊娠反应已过，沉重的“大腹便便”与腿脚肿胀尚不严重，准妈妈的胃口不错，心理上一般也都摆脱了孕早期的疑惑、忧虑等不良情绪，是孕期最适合出行的时段。

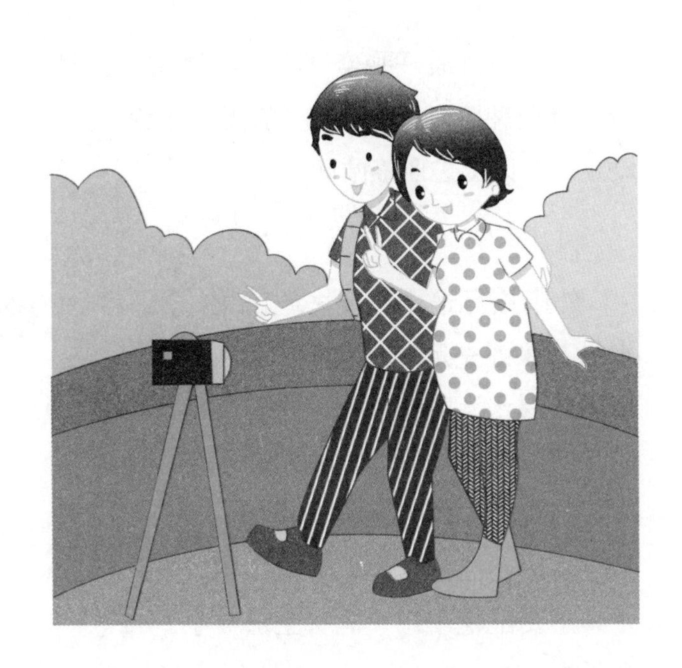

不过在去旅游前，准妈妈需做好以下准备：

♣ 必须事先咨询产科医生，看自己是否适合旅行，并让医生指导自己的旅行计划，以免在旅行中出现不利的突发状况。

♣ 带好证件和必备行李，再额外准备一个舒适的小枕头，有助于旅途中消除疲劳。

♣ 事先了解一下目的地的医疗状况，以便发生紧急状况时可以随时去医院。尽量不要去医疗水平落后的地区，以免发生意外情况无法及时就医。

♣ 要选择真正可以放松休息的旅游，逗留期为两三天的旅行比较理想。尽量避开旅游热线，选一些较冷的线路出行。对将去的地方进行了解，避免前往传染病流行地区。

♣ 应该有人全程陪同、照顾准妈妈。

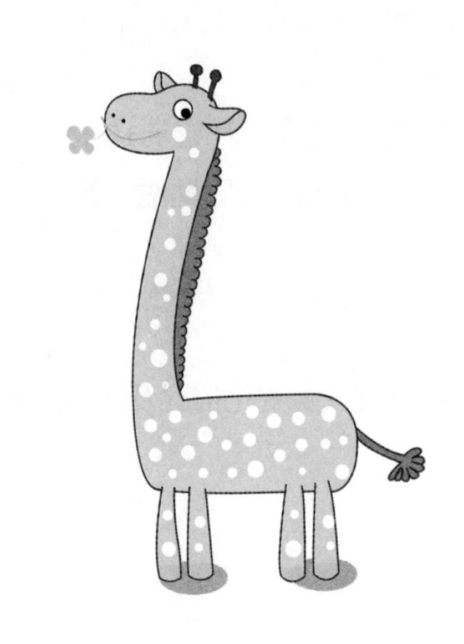

准妈妈旅行途中要注意哪些

交通工具

长途旅行最好乘坐飞机，尽量减少长时间的车马劳顿，短途旅行有条件的可以自驾车出游，避免拥挤碰撞准妈妈的腹部。不论在火车、汽车还是在飞机上，最好能每15分钟站起来走动走动，以促进血液循环。

外出饮食

外出旅行途中，要多吃蔬菜、水果，保证充足的膳食纤维摄入。还要多喝水，防止出现脱水、便秘以及消化不良等现象。同时要注意饮食卫生，应做到饭前便后洗手，不吃生冷不洁的食物，不喝生水，尤其不要乱吃车站、码头上那些小商贩的食物。

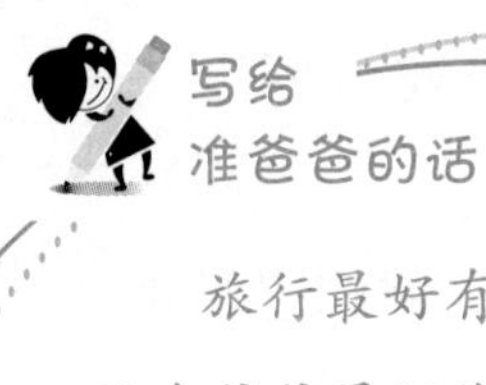

写给准爸爸的话

旅行最好有准爸爸陪同，而且准爸爸最好能提前做好旅行攻略，这样，到了一个陌生的地方，哪里有好玩的、哪里有好吃的，做到心中有数，同时也能避免旅游景点宰客的现象。

外出住宿

到达目的地之后，一定要选卫生条件好的宾馆住宿，可勤洗、勤换衣物。

关注天气

一定要根据气候变化情况及时增减衣服，防止着凉感冒。

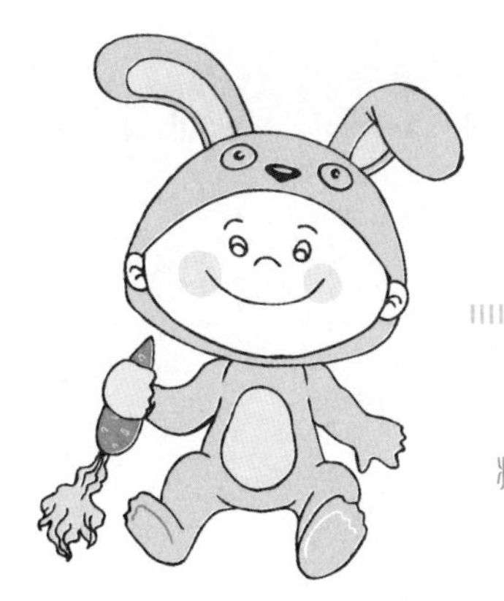

不可忽视的不适与疾病防治

除了跟之前一样继续坚持做孕期检查，准妈妈还要注意预防妊娠瘙痒症、妊娠高血压等本月多发疾病。

孕6月产检注意事项

孕6月的准妈妈子宫底高度为18～21厘米，或脐上一横指。

在这个月，准妈妈应该去医院进行孕期的第四次产前检查。

检查的内容

包括体重、腹围、子宫底、血压的测量及尿常规化验等。医生会根据准妈妈身体各项指标的变化，来判断准妈妈的身体是否健康、胎宝宝的生长发育是否正常。

在尿常规化验中，如果蛋白的排出量超过0.5克，则属异常。如果超过5克，则提示有重度妊娠高血压疾病。

产检前准备

去做产检之前，应携带准妈妈围产保健册、零钱、卫生纸，并在用餐完两小时之后再接受检查，以保证各项指标不受胃内食物的影响。

在检查时，准妈妈应该告诉医生这一段时间以来，身体是否出现不适，如水肿、体重突然增加、头痛、胃痛、恶心、尿量及次数等。如果有龋齿，医生会建议准妈妈在这个时期治疗。

需不需要做高层次超声波检查

孕20～24周，医院会建议准妈妈进行产检超声波，看看胎宝宝器官发育的状况。

高层次超声波的作用

一般超声波至多可筛查60%的缺陷，而高层次超声波至多能筛查80%的胎宝宝重大缺陷。

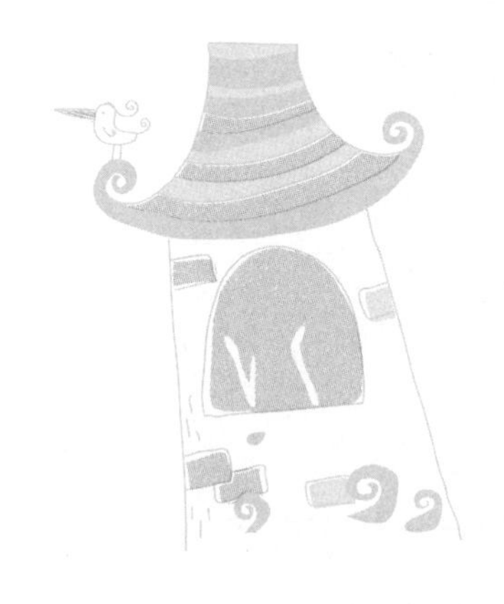

什么情况需要做高层次超声波

并不是每一个准妈妈都需要照高层次超声波，只有一些特殊群体才会建议照高层次超声波，例如有危险因子的准妈妈（有慢性疾病包括高血压、糖尿病、有免疫系统问题、遗传性的家族疾病，高龄产妇，前一胎曾发生问题等状况的准妈妈）。

如果准妈妈之前有做其他排畸检查，确定胎宝宝是健康的，加上自身健康没有问题，那么完全可以不做高层次超声波检查。反之，准妈妈可咨询医生，让医生决定有没有必要做高层次超声波检查。

如果需要的话，最好在20～24周进行，之后胎宝宝会长大，器官也会愈来愈大，骨骼会愈来愈钙化，超声波能透视看到的状况也会随之降低。

特别提示

从超声波如看到胎宝宝有异常如唇裂等，有些准妈妈就想终止妊娠。其实，如果胎宝宝的健康是没有问题的，这些缺陷生下来之后可以进行手术处理，医生会给你合理的建议。

患妊娠瘙痒症怎么办

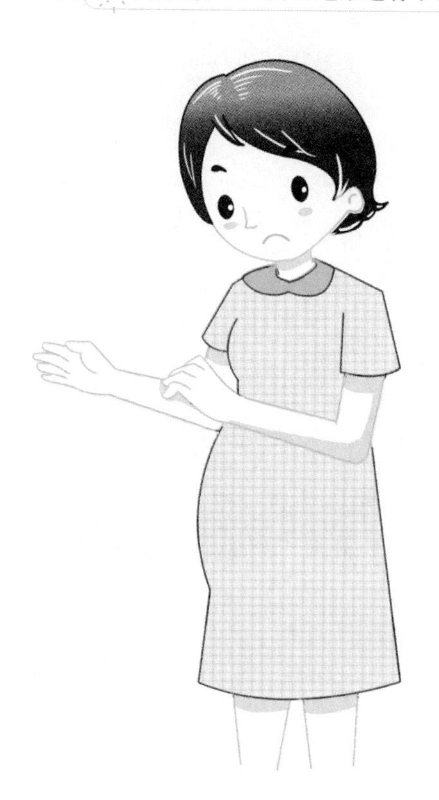

妊娠瘙痒症又叫妊娠期肝内胆汁淤积症、妊娠特发性黄疸，多发生于孕中、晚期。

有些准妈妈在孕期出现皮肤瘙痒，但没有引起足够重视，简单地认为是患了一般的皮肤病就放任不管，或自己买些药膏来涂抹。其实在这种情况下，应该考虑是否得了妊娠瘙痒症。

妊娠瘙痒症表现

妊娠瘙痒症的临床表现以皮肤瘙痒为主，严重时出现黄疸、红色丘疹、风团块、红斑和水疱等，少数患者会出现乏力、腹泻、腹胀。如果出现了这些警示信号，应该及时就诊，以免病情继续发展。

妊娠瘙痒症的原因

是由于体内雌激素水平升高，使肝细胞内的酶出现异常，导致胆盐代谢能力的改变，造成胆汁淤积而引起的。发生此病时，胆汁不能正常地排出体外，而是淤积在身体某些部位。淤积的胆汁刺激神经末梢，引起皮肤瘙痒，并可能出现黄疸。

怎样预防妊娠瘙痒症

妊娠瘙痒症具有家族遗传的特点，虽不能严格控制它的发生，但可以采取一些措施来积极预防。

♣ 注意卫生，保持皮肤清洁，不要穿着不透气的化纤内衣，避免进入湿热的环境。

♣ 皮肤出现瘙痒时可用毛巾热敷后涂抹一些炉甘石洗剂，并认真记录胎动，密切监测胎宝宝的情况，一旦出现异常，要及时采取相应的救治措施。

♣ 妊娠纹也会引起局部瘙痒，要和妊娠瘙痒症区别开。如果是妊娠纹引发的瘙痒，可涂抹橄榄油或润肤霜来缓解不适，切忌胡乱抓挠。

专家指导

如果准妈妈已证实患了妊娠高血压疾病，也不必担心，只要定期做产前检查，及早治疗，好好休息，病情多半可以得到控制并好转。

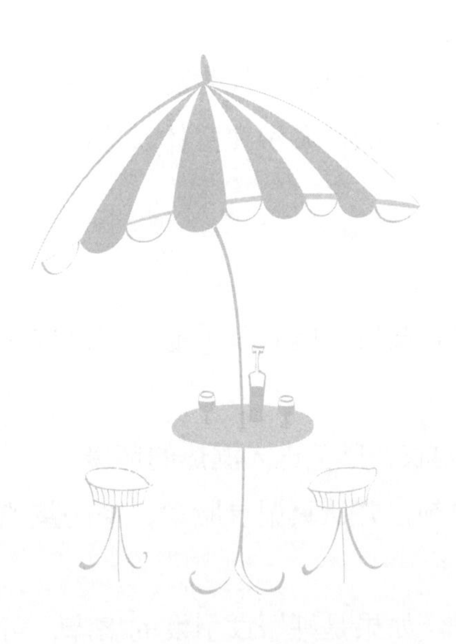

怎样防治妊娠高血压疾病

由于妊娠高血压疾病发病原因尚不清楚，难以完全避免，因此，预防胜于治疗。

♣ 在妊娠早期进行定期检查，主要是测血压、查尿蛋白和测体重。

♣ 注意休息和营养。准妈妈的心情要舒畅，精神要放松，争取每天卧床10小时以上，并以侧卧位为佳，以增进血液循环，改善肾脏供血条件。饮食不要过咸，保证蛋白质和维生素的摄入。

♣ 补充维生素C和维生素E能够抑制血中脂质过氧化，降低妊娠高血压疾病的反应。因此，准妈妈应多吃蔬菜、水果、坚果等食品。

♣ 整个孕期准妈妈的体重增长应控制在10～14千克。尤其是孕晚期，以每周增重0.5千克为宜。孕晚期热能摄入过多、每周体重增长过快都是妊娠高血压疾病的危险因素。

♣ 及时纠正异常情况。如发现贫血，要及时补充铁质；若发现下肢水肿，要增加卧床时间，把脚抬高休息；血压偏高时要按时服药。症状严重时要考虑终止妊娠。

♣ 注意既往史。曾患有肾炎、高血压等疾病以及上次怀孕有过妊娠高血压疾病的准妈妈要在医生指导下进行重点监护。

孕期腿痛怎么办

进入孕中期，准妈妈的小腿和大腿的后面可能会发生疼痛，与坐骨神经痛相似。

孕期腿痛的原因

主要是妊娠期间受卵巢松弛激素的影响，使腰椎附近韧带较正常松弛，另外由于脊椎过度前凸，使椎间盘受到异常挤压，因而导致疼痛。

如果准妈妈同时还患有下肢静脉曲张，则疼痛会更加剧烈。

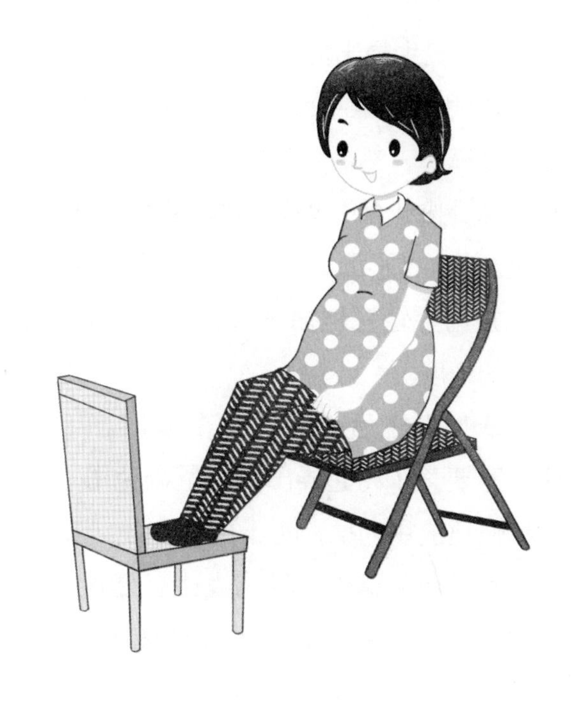

应对方案

建议有此种腿部疼痛的准妈妈尽量少做或不做重体力劳动，并保持正确的站姿、坐姿与行走姿势，尽量减少身体的负荷。

水肿和缺钙也可引起准妈妈双腿疼痛

♣ 缺钙引起的腿痛：表现为双腿痉挛抽筋引发的疼痛，准妈妈应该增加休息的时间，卧床时可将双腿垫高，同时要多吃一些含钙的食品，如牛奶、酸奶和奶酪等，也可在咨询医生后吃一点钙片。

♣ 水肿引起的腿痛：表现为腿部水肿。建议准妈妈坐下时把腿抬高，放在椅子或者高度适宜的桌子上，以减轻对血管造成的压力。睡觉时采取左侧卧的姿势，这样静脉血液容易回流心脏，改善血液循环。

孕期鼻子出血怎么办

准妈妈在孕期容易鼻子出血，原因多种多样，如休息不好、营养不均衡、体内雌激素水平升高等，这些都容易导致准妈妈血管扩张充血，而鼻子内部的血管很丰富，血管壁也较薄，因此很容易出现鼻出血。

孕期鼻出血怎么办

一旦发生鼻出血，准妈妈千万不要慌张，可走到阴凉处坐下或躺下，抬头，用手局部捏住鼻子，然后将蘸冷水的药棉或纸巾塞入鼻孔内止血。如果不能在短时间内止住流血，则可以在额头上敷上冷毛巾，并用手轻轻地拍额头，从而减缓血流的速度。

鼻血止住后，鼻孔中多有凝血块，不要急于将它弄出，尽量避免用力打喷嚏或用力揉，防止再出血。

为了避免鼻出血经常发生，建议准妈妈不要抠鼻子，或使劲揉鼻子。如果天气干燥，准妈妈应多吃苹果、梨、西瓜等滋阴的水果，少食辛辣食物，保持大便通畅。也可每天用热水泡脚，凉水洗脸，预防鼻出血。

对内热较大的鼻出血准妈妈，可在咨询中医师后，适当用些清热凉血的中草药如栀子、金银花、菊花、黄芩，泡水喝或煎煮饮用。

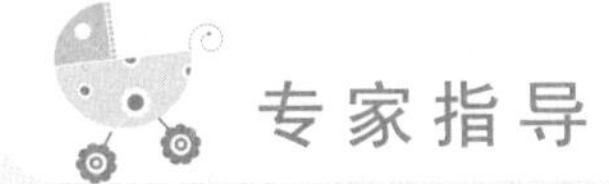

专家指导

若准妈妈有严重的鼻腔感染，一定要在医生指导下用抗生素治疗，因为感染本身也会影响胎宝宝发育，青霉素、头孢类抗菌素对准妈妈和胎宝宝是安全的。

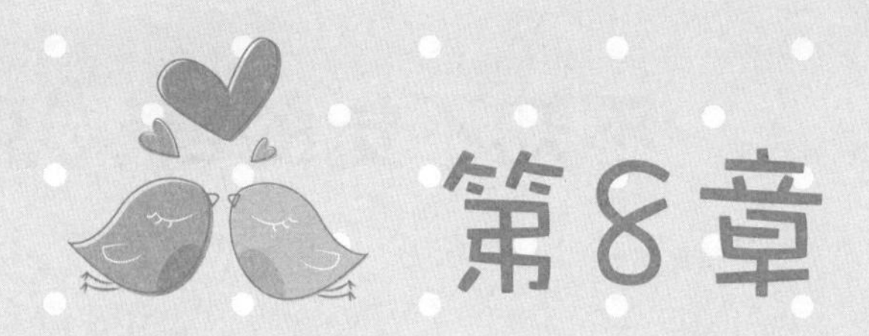

第8章

孕7月：躲在子宫里“监督”的小人儿

很快就到了孕中期的最后一个月，过完这个月，准妈妈将进入妊娠晚期，肚子也许会长得比想象的还要大。为确保胎宝宝的健康成长，准妈妈一定要从本月开始，更为严格地把好饮食和保健关，缓解孕期不适的同时，补充胎宝宝发育所需营养。

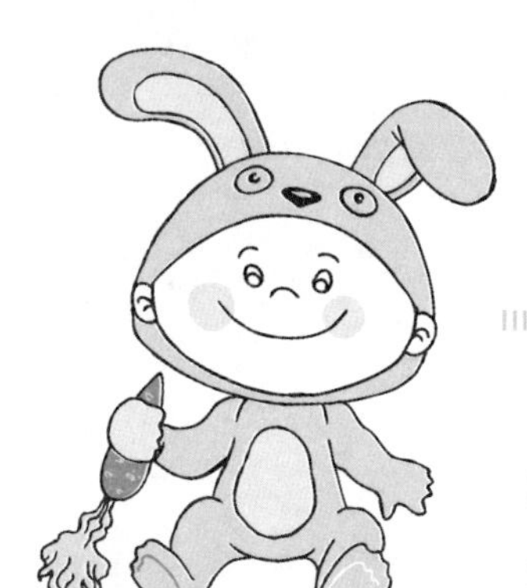

不知不觉的奇妙变化

日渐增大的胎宝宝已经使准妈妈的肚子有了明显的沉重感，准妈妈的动作因此而显得笨拙、迟缓，从外观上看，这时的准妈妈当真称得上是“大腹便便”。

准妈妈：动作越来越笨拙

子宫底在本月已到达肚脐的上方，在肚脐以上约8厘米的位置。如果从耻骨联合上缘测量其高度，为23～26厘米。

胸闷，呼吸有些困难

从外观上看，这时的准妈妈当真称得上是“大腹便便”。由于子宫快速增长，从而向上挤压到内脏，准妈妈可能会感到胸口憋闷、呼吸困难。

日渐增大的胎儿已经使准妈妈的肚子有了明显的沉重感，准妈妈的动作因此而显得笨拙、迟缓。这个时候建议准妈妈在睡觉的时候最好侧卧，以缓解压迫感。

心脏负担加重，谨防出现生理性贫血

随着胎宝宝的日渐成长，准妈妈的心脏负担也逐渐加重，血压开始明显升高，心脏跳动次数由原来65～70次/分钟增加至80次/分钟以上，这时候，准妈妈要谨防生理性贫血的出现。

妊娠不适加重

这段时间可能有这样几种妊娠不适：腿抽筋、腰背痛和坐骨神经痛。要缓解这些症状，首先要注意不要走太远的路，不要站立过长时间，还要有意改变自己的睡姿。睡觉时可以侧卧，并在两腿膝盖间夹放一个枕头，以增加流向子宫的血液。

腹部和乳房上的妊娠纹会更加明显，暗红的颜色也会逐渐加重，好像皮肤要被撑裂了似的。不过准妈妈不必太担心，分娩后这些妊娠纹会逐渐减轻。

胎宝宝：大脑发育达到一定水平

到这个月底，胎宝宝几乎已经快占满整个子宫空间。

皱巴巴的小老头

由于皮下脂肪仍然很少，皮肤呈现粉红色，有皱纹，因而此时的胎宝宝看上去像个皱巴巴的小老头。这时他的头发约有半厘米长了，指（趾）甲尚未超过指（趾）端。

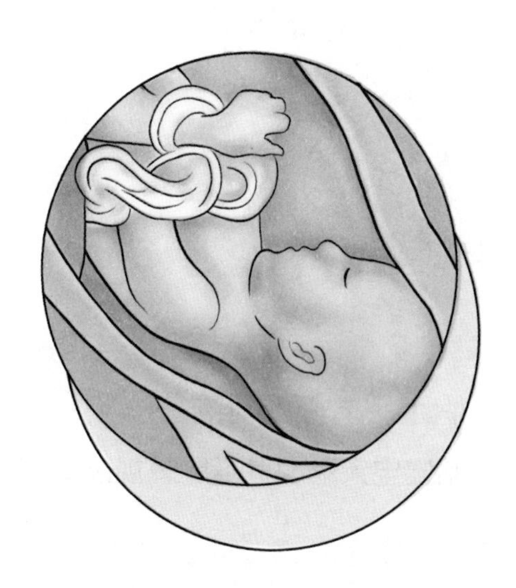

调皮可爱

这个时候眼睛也终于能睁开了，不再总是紧闭着，视网膜完全形成，能够区分光亮与黑暗了。而且还形成了自己的睡眠周期。胎宝宝变得更加调皮可爱，时不时会把自己的大拇指或是其他手指放进嘴里吮吸。

性别分化

到了这个月，男孩的阴囊已经明显，女孩的小阴唇、阴核也清楚地突起，已经可以清晰地分辨出男女了。其他器官的发育也在继续，逐渐趋于成熟。

器官发育趋于成熟

胎宝宝的大脑皮层已经很发达，能够控制身体的动作了，并能够分辨妈妈的声音，同时对于外界声音也已经有了反应能力。大约26周的时候胎宝宝开始有了呼吸，但是因为这个时候胎宝宝的肺部还没有发育完全，还不能呼出吸入真正的空气。

胎动变得更有力

随着胎宝宝的生长发育，他的力气也越来越大，此时胎宝宝在子宫中的动作、力度比以前要大，常常会让准妈妈感觉不舒服。

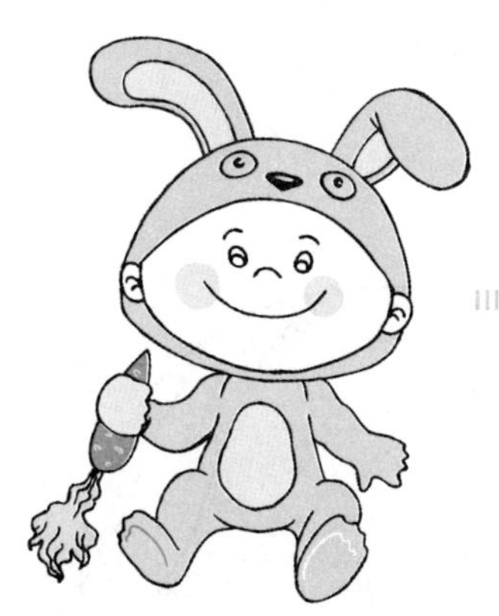

不可或缺的营养知识

本月是胎宝宝脑细胞迅速增殖的第二阶段，多摄入健脑食物能保证胎宝宝大脑和视网膜的正常发育。

胎宝宝大脑发育需要哪些营养素

胎宝宝大脑发育不能忽视以下营养素：

营养素	对大脑的作用	食物推荐
蛋白质	是人的大脑复杂智力活动中不可缺少的基本物质	肉、动物内脏、鱼、虾、蛋、乳类、豆类食品、谷类、坚果等
脂肪	含有对大脑发育最重要的脂质：不饱和脂肪酸、卵磷脂	食用油、核桃、鱼、虾、动物内脏等
维生素A	可以促进脑的发育	动物肝脏、海产品、鸡蛋、牛奶
B族维生素	通过帮助蛋白质代谢而促进脑部活动	芦笋、杏仁、肉、蛋、花生、牛奶、动物肝脏、五谷杂粮、绿叶蔬菜
维生素C	在胎宝宝大脑发育期起到提高脑功能敏锐度的作用	樱桃、猕猴桃、西蓝花、草莓、柿子、柠檬、西红柿、苦瓜等
维生素E	具有保护细胞膜的作用，还能防止脂质过氧化	坚果、植物油、谷物、新鲜绿叶蔬菜、动物内脏、豆类、蛋黄、瓜果、瘦肉等
钙	具有保证大脑工作以及对大脑产生异常兴奋起到抑制，使脑细胞避免有害刺激的作用	牛奶、乳酪、绿色蔬菜、大豆、小鱼干、芝麻等
碘	是胎宝宝神经系统发育的必要原料	碘盐、海带、海蜇、紫菜等

准妈妈不宜长期服用鱼肝油

鱼肝油有滋补作用，但不宜长期服用。

长期服用鱼肝油对身体无益

鱼肝油中所含的维生素D，虽然可促进钙和磷的吸收，但蓄积过多则会引起胎宝宝主动脉硬化，影响其智力发育。而且长期大量食用鱼肝油，会引起食欲减退、皮肤瘙痒、毛发脱落、感觉过敏、眼球突出、血中凝血酶原不足及维生素C代谢障碍等。同时，血中钙浓度过高，会出现肌肉软弱无力、呕吐和心律失常等。

晒太阳合成维生素D

准妈妈还应常到户外活动，接触阳光，这样在紫外线的照射下，可以自身制造出维生素D，不必长期服用鱼肝油，也可保证胎宝宝正常发育。如果因治病需要，应按医嘱服用。

怎样判断自己是不是营养过剩

营养过剩是指准妈妈摄入的营养超过了自身和胎宝宝的身体需求。

营养过剩的危害

无法消耗的热量会变成脂肪囤积在体内，让准妈妈和胎宝宝都变得肥胖，增加了准妈妈患妊娠并发症（高血压、糖尿病）的风险，过大的胎宝宝会增加分娩的难度。

查看体重，严控营养过剩

判断准妈妈摄入的营养是否过剩，最方便、最常用的判断方法就是查看准妈妈的体重增长速度。怀孕期间，建议准妈妈至少每月称体重1～2次。孕早期的3个月，准妈妈大约会增加1.2千克，孕中期每周体重的增加量在0.35～0.5千克，孕晚期大约增重4千克，其中孕9月体重增加会减缓，孕10月体重会停止增加，甚至会轻一些。如果准妈妈的体重超出以上的平均值太多，最好去医院就诊，在医生指导下进行调整。

一日饮食搭配

在即将到来的孕晚期里，准妈妈和胎宝宝需要充足的能量，这些能量的主要来源是碳水化合物，粮谷类食物是碳水化合物的主要来源，为了避免单一的谷类及精制米面引起的营养缺乏症，准妈妈的主食品种可以尽量多一些，大米、高粱米、小米、玉米、薯类等都可以适当吃些。

早餐

全麦面包1个（100克）	荷包蛋1个（70克）	酸奶1杯（250克）	西红柿1个（50克）
补充碳水化合物、膳食纤维、维生素	补充蛋白质、脂肪	补充蛋白质、脂肪	补充维生素

加餐

早餐后或午餐前一两个小时	桃子1个	补充水分、维生素、膳食纤维

午餐

大米饭1碗（150克）	茭白炒鸡蛋1碟（200克）	黄花熘猪腰1碟（100克）
补充碳水化合物、B族维生素	补充蛋白质、膳食纤维、维生素	补充各种维生素

加餐

午餐后或晚餐前一两个小时	嫩玉米1根（150克）	补充蛋白质、脂肪

晚餐

二米饭1碗（150克）	荸荠菜花羹1碟（100克）	黄豆煮肝片1碟（100克）	萝卜干炖带鱼1碗（100毫升）
补充碳水化合物、B族维生素	补充维生素、蛋白质、多种微量元素	补充蛋白质	补充蛋白质、脂肪、碳水化合物

加餐

晚餐后1小时	夏威夷果5颗（50克）	补充B族维生素、膳食纤维
临睡前1小时	酸奶1杯（100克）	补充蛋白质、钙

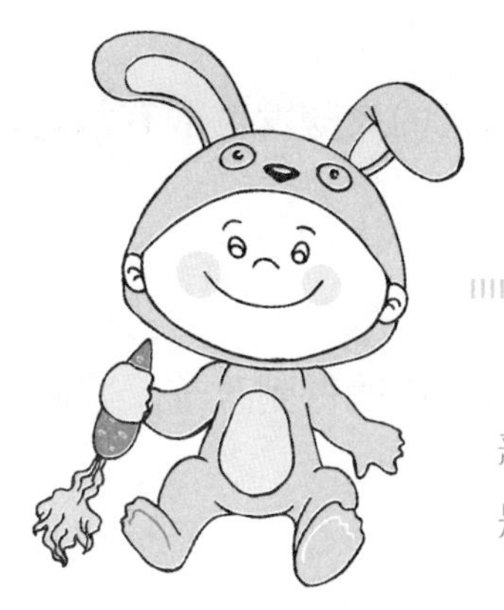

不可不知的饮食细节

食欲好、状态佳的准妈妈已经顺利步入孕中期的尾声了，在即将到来的孕晚期里，准妈妈和胎宝宝需要充足的能量，这些能量的主要来源是合理的饮食。

避免吃会伤害胎宝宝大脑的食物

在胎宝宝大脑发育关键期，准妈妈一定要避免食用以下食物：

过咸的食物

经常食用过咸的食物不但会引起高血压、动脉硬化等疾病，还会影响脑组织的血液供应，造成脑细胞的缺血缺氧，导致记忆力下降、反应迟钝。

人体对食盐的需要量，成人每天在6克以下。日常生活中准妈妈应少吃含盐较多的食物，如咸菜、榨菜、咸肉、豆瓣酱等。

含过氧化脂质的食物

过氧化脂质会导致大脑早衰或痴呆，直接有损于大脑的发育。腊肉、熏鱼等曾在200℃以上的油中煎炸或长时间曝晒的食物中含有较多的过氧化脂质，准妈妈应少吃。

含味精多的食物

准妈妈如果在妊娠晚期经常吃味精会引起胎宝宝缺锌。世界卫生组织提出：成人每天摄入味精量不得超过4克，准妈妈和周岁以内的宝宝禁食味精。即使宝宝大了也应尽量少给宝宝吃含味精多的食物。

含铅食物

铅会杀死脑细胞、损伤大脑。爆米花、松花蛋、啤酒等含铅较多，准妈妈最好不要吃这类食物。

含铝食物

准妈妈经常吃含铝量高的食物，会造成胎宝宝出生后记忆力下降、反应迟钝，甚至导致痴呆。所以，准妈妈最好不要常吃油条、油饼等含铝量高的食物。

孕期应经常吃些补脑的坚果

坚果类食品都非常营养，适合准妈妈经常适量食用，对促进胎宝宝的大脑发育很有益处，适合孕期食用的坚果主要有以下三种：

腰果

腰果对准妈妈具有补充体力和消除疲劳的良好功效，还能使干燥的皮肤得到改善。同时还可以为准妈妈补充铁、锌等。准妈妈可以每天摄入5～8粒(10～ 16克)的腰果。

核桃

核桃有补气养血、温肺润肠的作用。核桃含有的营养成分对于胎宝宝的脑发育非常有利。核桃可以生吃，也可以和栗子一起煮粥吃，还可以加适量的盐水煮着吃。准妈妈每天可以吃两三个核桃。

葵花子

葵花子富含亚油酸，可促进大脑发育，同时也含有大量维生素E，促进胎宝宝血管生长和发育，还有增强孕酮的作用，有助于安胎。葵花子还含有丰富的镁，对稳定血压和神经系统有重要作用，准妈妈每晚吃一把葵花子可起到安眠的作用。

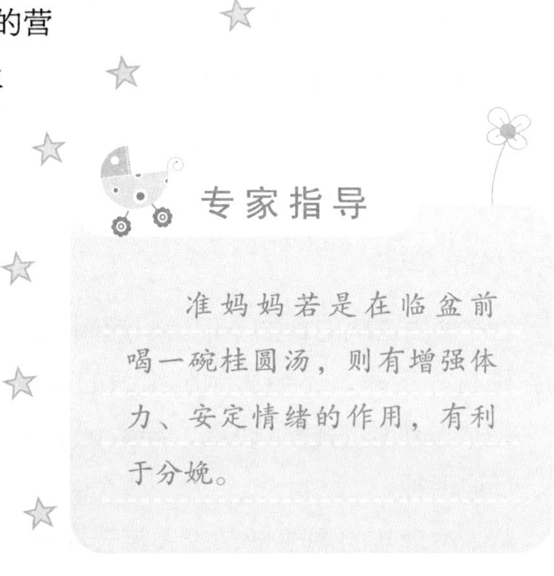

孕中晚期可不可以吃桂圆

准妈妈怀孕后，由于养胎而阴血损耗，所以大多表现为阴血偏虚，阴血虚常会使体内滋生内热，出现大便秘结、口苦舌干、心悸燥热等情况。

而桂圆性温味甘，准妈妈吃桂圆超过一定的量，不仅会增添胎热，而且易引起胃气上逆，出现诸多不适反应，因此孕期要少吃桂圆。

不爱吃鱼的准妈妈应注意补充什么营养

鱼肉和畜肉一样，蛋白质含量丰富，而且含有丰富的维生素D，能有效促进钙的吸收。此外，有些鱼还富含维生素A。鱼类含有大量DHA，这种物质与大脑发育及神经传导有很大关系。

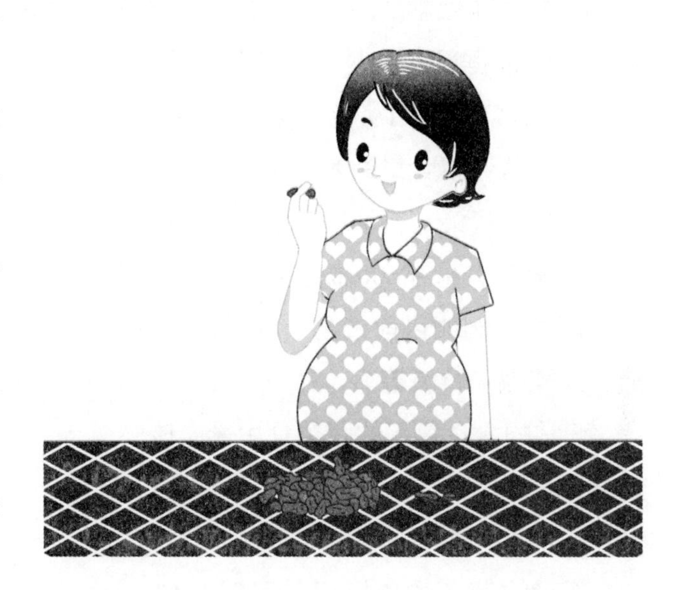

不爱吃鱼的准妈妈可能会缺乏蛋白质、脂肪、矿物质和维生素D、维生素A。

建议这类准妈妈在日常饮食中适当增加以下食物的摄入量，以补充易缺乏的营养：

♣ 食用鱼油。准妈妈最好选择以深海鱼为原料提炼而成的那种。

♣ 用坚果当加餐。坚果脂类含量丰富，可以作为不吃鱼的准妈妈的一种营养补充剂。

♣ 做菜时多选用植物油。植物油如大豆油、菜籽油、橄榄油等是脂肪酸的良好来源，但要控制用量。

不要过量食用高纤维蔬菜

吃适量含膳食纤维丰富的蔬菜可以促进肠道蠕动、促进排便、提供机体所需的微量营养素，发挥抗氧化作用和保证人体各器官的正常功能，但是，过多地摄入高纤维蔬菜也有危害。

♣ 影响钙、锌吸收。准妈妈大量摄入高纤维蔬菜会阻碍体内钙、锌吸收，影响胎宝宝智力发育和骨骼生长。

♣ 不易消化。粗纤维含量高的蔬菜，如芹菜、春笋等，大量进食后很难消化，患有胃肠疾病的准妈妈更不宜多食。

不爱吃蔬菜的准妈妈应注意补充什么营养

蔬菜是维生素C、膳食纤维、钾等重要营养素的食品源。根据颜色和种类的不同，蔬菜分为绿黄色蔬菜和其他蔬菜(淡色蔬菜)，其中尤以绿黄色蔬菜的营养素含量最为丰富。

绿黄色蔬菜是指那些可食部分100克中胡萝卜素含有量在600微克以上的黄绿颜色的蔬菜，例如目前市场上常见的西红柿、大辣椒、竹笋等。

正常的人，每天的蔬菜食用量应该是350克，其中120克是黄绿色蔬菜，作为准妈妈，需要的量更要增加。

不爱吃蔬菜的准妈妈，可能会缺乏各种维生素、纤维素以及微量元素。建议这类准妈妈在日常饮食中适当增加以下食物的摄入量，以补充易缺乏的营养：

♣ 日常饮食中多吃富含维生素C的食物。不爱吃蔬菜的准妈妈可在两餐之间多吃一些富含维生素C的水果，如橙子、草莓、猕猴桃等，也可以将它们榨成新鲜的果汁。

♣ 早餐增加一份燕麦。燕麦富含铁、B族维生素及膳食纤维，可以将其加在早餐的牛奶里。此外，也可以吃些全谷物粮食及坚果。

♣ 补充叶酸及铁剂。

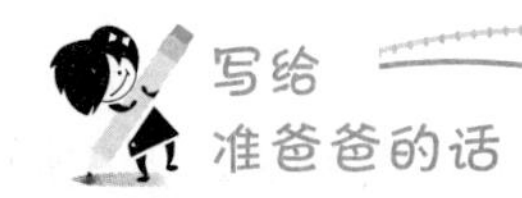

写给准爸爸的话

如果准妈妈不爱吃蔬菜，准爸爸不妨想办法将蔬菜掺在其他食物中，如在鸡蛋烙饼中加入切碎的黄绿色蔬菜，或者将蔬菜与水果一起榨成果蔬汁给准妈妈饮用。

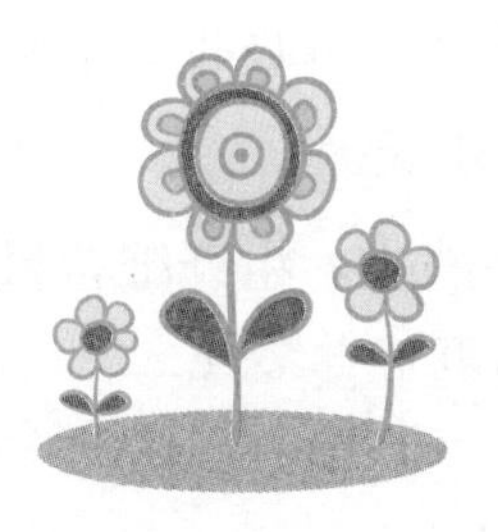

孕中期准妈妈太瘦该怎么进补

过于瘦弱的准妈妈，建议在日常饮食中适当增加坚果、肉类等油脂含量较高的食物，有意识地增加热量的摄入，达到逐渐强壮的目的。

在烹调食物的时候，可以巧妙地添加些坚果、芝麻等高营养、高热量的食物进去；蔬菜尽量炒来吃而不是凉拌；吃米饭时可以撒些芝麻；喝牛奶时可以撒些麦片等。但最好还是不要吃高热量、低营养的垃圾食品。

控制体重增长速度

体重过重或增长速度过快会使准妈妈患上高血压、糖尿病或怀上巨大儿的可能性增加。

体重增长异常也可能提示某些疾病的出现，如果准妈妈的体重在一段时间内迅速增加或降低，就要到医院进行详细检查了。

控制体重增长，准妈妈应该做好以下几点：

饮食要科学合理、营养均衡

五谷杂粮、蔬菜水果都要摄取到，但不要过量，少吃或不吃糖果、蛋糕、冰淇淋等糖分和热量高、但没什么营养的食物。

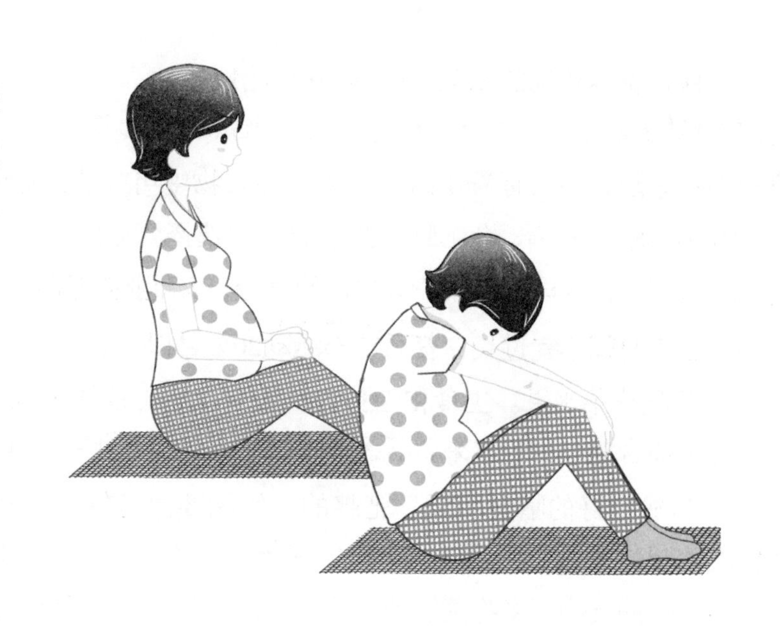

加强锻炼

在自己的身体能够承受的前提下，每天进行一定量的活动，减掉多余的体重。不要吃饱了就坐着或躺着，这对控制体重非常不利。

过胖的准妈妈此期该怎么吃

肥胖对准妈妈来说有害无益。准妈妈过于肥胖不仅可导致分娩巨大儿，还容易在孕期并发妊娠糖尿病、妊娠中毒症，导致难产、产后出血等，危及母婴安全。

但随着生活水平的日益提高，很多准妈妈怀孕以后都会大量地补充营养，体重在不知不觉中日益攀升。同时，在传统观念的影响下，长辈们总觉得准妈妈就是要胖，这样胎宝宝才能获取充足的营养，这也是造成准妈妈孕期容易肥胖的原因之一。

建议准妈妈买个体重秤，定期测量体重，一旦发现体重增长异常，就要调整饮食和锻炼计划，并在准爸的监督下实施。

肥胖的准妈妈在日常饮食中要注意以下几点：

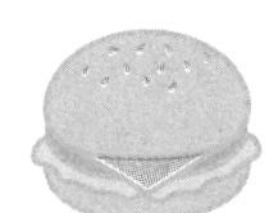

♣ 保证营养均衡的基础上控制热量的摄入。主要控制糖类食物和脂肪含量高的食物，米饭、面食等粮食均不宜超过每日标准供给量。动物性食物中可多选择脂肪含量相对较低的鸡、鱼、虾、蛋、奶，少选择含脂肪量相对较高的猪、牛、羊肉，并可适当增加一些豆类，这样可以保证蛋白质的供给，又能控制脂肪量。

♣ 卧床时间不宜过长，餐后室外活动20分钟以上，并进行一些力所能及的体力活动。

♣ 多吃蔬菜水果。主食和脂肪进食量减少后，往往饥饿感较严重，可多吃一些蔬菜水果，注意要选择含糖分少的水果，既缓解饥饿感，又可增加维生素和矿物质的摄入。

♣ 养成良好的膳食习惯。肥胖的准妈妈要注意饮食有规律，并按时进餐。可选择热量比较低的水果作零食，不要选择饼干、糖果、油炸土豆片等热量比较高的食物作零食。避免吃油炸、煎、熏的食物，多吃蒸、炖、烩、烧的食物，少食面制品、甜食、淀粉含量高的食物。

如何防止营养过剩生出巨大儿

新生儿的出生体重等于或大于4千克就可以称为巨大儿。超过4.5千克的，称为特大儿。

巨大儿的危害

对准妈妈来说，巨大儿是导致难产的重要原因之一。正常大小的胎宝宝都是通过母体的骨盆娩出的，但由于巨大儿的胎头大而硬，往往会在骨盆入口处“搁浅”，再加上胎宝宝身体过胖或肩部脂肪过多，同时并发肩难产，则困难更大，常需施行剖宫产。如果处理不当，可危及产妇的健康和生命。

对于胎宝宝来说，不仅增加了分娩时的危险，而且出生后的适应能力一般较差，比普通新生儿晚成熟一至两周，肺部尤其如此，因此易出现呼吸不良的状况。巨大儿长大后，比正常体重出生儿患成人病的几率也有所增加。

控制体重增长

一次正常的妊娠，体重增长应控制在13千克以内。胎宝宝的最佳出生体重应该控制在3～4千克。

为了符合这一标准，建议准妈妈进入孕晚期后，每周的体重增长应不超过500克。准妈妈要从饮食和运动两方面着手，在孕期控制好自己的体重。

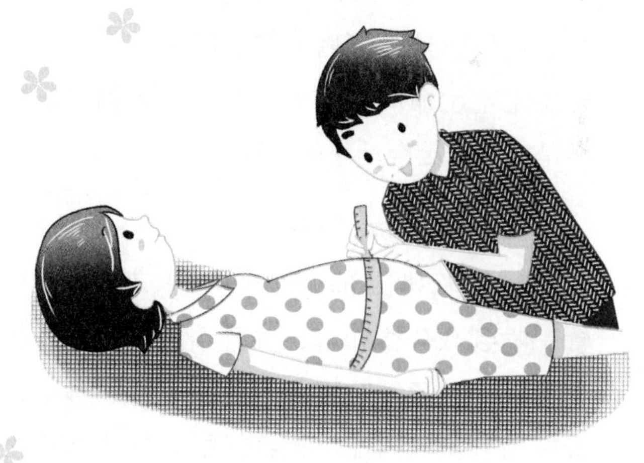

关注腹中胎儿发育

要密切关注胎宝宝的生长发育进程，当发现胎宝宝增长过快时，应该及早去医院做一次糖耐量检测和营养咨询，合理调整饮食，避免隐性糖尿病的发生。平时可以自己或请准爸爸测量腹围，以了解自己的体重变化和胎宝宝的发育情况。

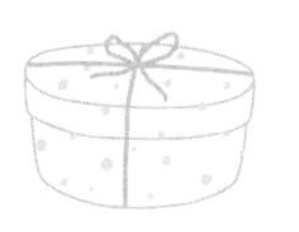

少吃脂肪丰富的食物防脂肪肝

为了防止得脂肪肝，准妈妈应注意少吃含脂肪丰富的食物。要多吃粗粮和蔬菜。

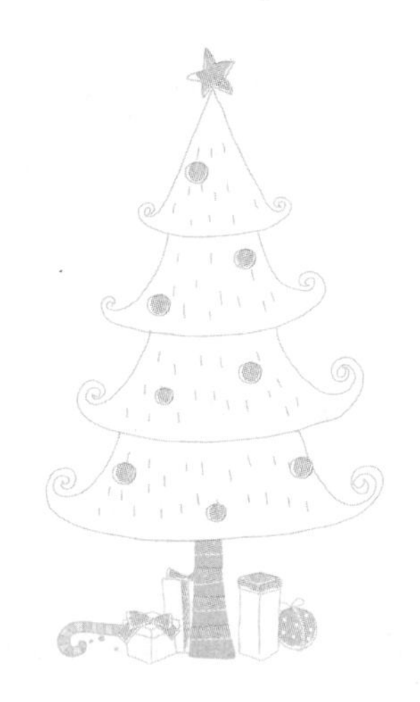

过量摄入高脂食物危害身体健康

怀孕期间，由于担心胎宝宝营养跟不上，准妈妈们往往会吃一些所谓比较“营养”的食物，这些食物大多富含脂质。

肝脏是脂肪代谢的重要器官，若因各种原因使肝脏脂肪代谢功能发生障碍，就会使脂类物质平衡失调，脂肪在组织细胞内储积。当储积量超过肝重量5%以上或在组织学上有5%以上肝细胞脂肪化时便可称为脂肪肝。

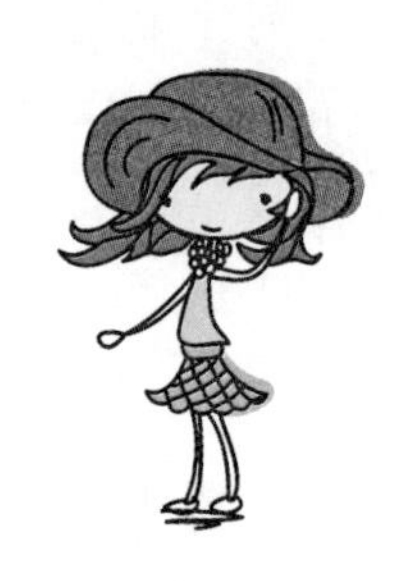

妊娠脂肪肝的死亡率很高，并且起病急骤、进展迅速而预后极差。所以在危及母亲与胎宝宝生命的情况下，及早诊断和终止妊娠是提高母婴存活率的关键。

准妈妈可以这样做

在整个孕期，准妈妈都要注意不要暴饮暴食，吃到八分饱即可，并且不能偏好某一类食物，尤其不能吃太多含脂肪丰富的食物，最好做到荤素搭配、粗细搭配，并适当饮用有消脂作用的淡绿茶，以减少发生脂肪肝的几率。

特别提示

准妈妈可以在煮饭的时候加入玉米、红豆、绿豆等各种粗粮，也可以在榨豆浆的时候加入各色豆类，榨一杯五谷豆浆饮用，食用粗粮可以减少脂肪肝的发生。

好吃甜食容易得糖尿病吗

吃糖多不代表一定会得糖尿病，不吃糖也不代表一定不会得糖尿病。不过，孕期准妈妈若吃了过多甜食，会增大患妊娠糖尿病的风险。

为什么甜食吃多了易患糖尿病

孕期吃甜食过多，影响最大的首先是准妈妈的身体健康。吃进去的糖分主要靠胰腺中胰岛分泌的胰岛素分解，准妈妈在孕期如果吃进去的糖分过多，分泌的胰岛素不足以分解糖分的话，多余的糖就会蓄积在体内，久而久之就会患糖尿病。所以说，孕期准妈妈若吃了过多甜食，会增大患妊娠糖尿病的风险。

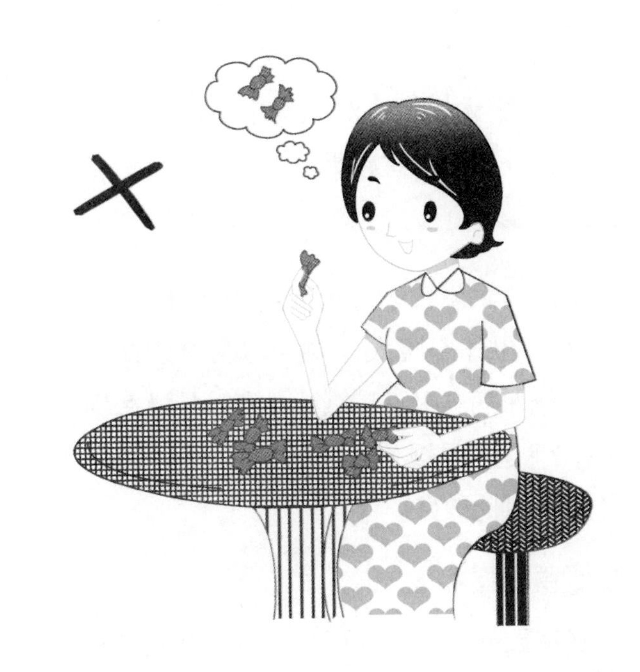

不过，肉、蛋、鱼虽然含糖量不高，却富含蛋白质和脂肪，在体内可转变成葡萄糖，如果准妈妈过多食用这些食物也会引起血糖升高，只是比主食迟缓一些。所以，任何食物都是过犹不及的，吃多了总会给身体带来伤害。

准妈妈孕期怎么吃甜食更安全

糖是一种营养丰富的食物，对于准妈妈的身体和胎宝宝的发育都是非常重要的，准妈妈不能完全拒绝摄入，特别是喜欢吃甜食的准妈妈。

如果喜欢吃甜食，一时口味调整不过来，可以不强迫自己突然戒掉，可适当、适时地减少吃甜食的量和次数，注意均衡饮食，不要因为爱吃糖而吃太多甜食。

患糖尿病的准妈妈该怎么吃

患糖尿病的准妈妈在孕期要特别注意饮食。

注意热量需求

妊娠初期不需要特别增加热量，孕中、晚期可在原来的基础上，每天再分别增加300千卡、600千卡。由于体重减轻可能会使母体内的酮体增加，对胎宝宝造成不良影响，故孕期中不宜减重。

有些糖尿病准妈妈在怀孕期间过分强调营养，结果吃得太多太好，体重增加过多，这样对血糖控制，特别是对产后血糖的控制不利。糖尿病准妈妈要勤测体重，使整个怀孕期间体重的增加量控制在10～12千克。

少食多餐

一次进食大量食物会造成血糖快速上升。另外，母体空腹太久时，容易产生酮体。而且糖尿病准妈妈易饥饿，也就是说每顿吃不多，但是容易饿，所以更强调少食多餐，如每天吃4～6顿比较好。

注重蛋白质摄取

最好每天喝至少两杯豆浆，以获得足够优质蛋白质，但千万不可以将豆浆当水喝，以免加重肾脏负担。

油脂类食物要注意

烹调用油以植物油为主，减少油炸、油煎、油酥食品，以及动物的皮、肥肉等。

多摄取膳食纤维

在可摄取的分量范围内，多摄取高纤维食物，如以糙米或五谷米饭取代白米饭、增加蔬菜的摄取量、吃新鲜水果而勿喝果汁等，如此可延缓血糖的升高，帮助控制血糖，也比较有饱足感。但千万不可无限量地吃水果。

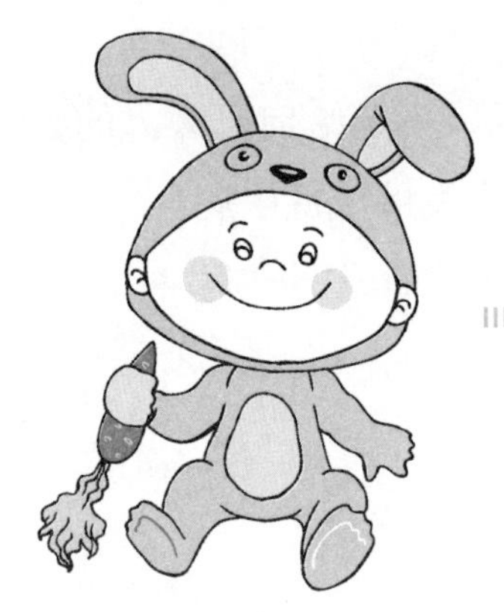

不可不懂的保健措施

因为血糖升高或贫血加重，有的准妈妈可能会有不适症状，此时一定要保持心情愉快，因为心理负担和精神因素会加重不适症状。

经常大量出汗怎么护理

准妈妈孕期多汗，一般来说属正常现象，无需担忧，只要注意日常保健即可。

孕期爱出汗的原因

怀孕后准妈妈多汗是因为妊娠期血中皮质醇增加，肾上腺皮质功能处于亢进状态，再加上准妈妈基础代谢增高，自主神经功能改变，引起血管收缩功能不稳定，皮肤血流量增加，于是出汗增多。

出汗多的一般是汗腺较多的部位，如手脚掌面、腋窝、肛门、外阴及头面部。

孕期多汗怎么护理

♣ 多饮水、多吃水果，以补充水分和电解质。

♣ 避免过多的体力活动，以免增加出汗。

♣ 出汗影响身体卫生，准妈妈要勤换洗衣服，并宜穿宽松肥大利于散热的衣服，内衣要穿棉织品以利吸汗。

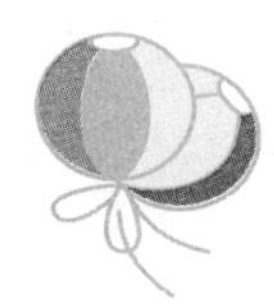

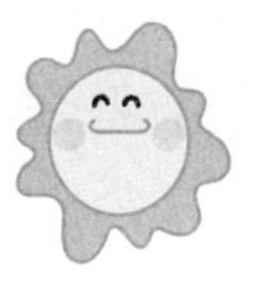

血糖值高的准妈妈日常起居要注意

其实孕期血糖偏高并不等于糖尿病，准妈妈要走出这个认识误区，不要给自己太大的心理压力。血糖偏高的准妈妈只要注意控制饮食，及时调整饮食结构就不会发展成糖尿病。

如果准妈妈的血糖值较高，在日常生活中应注意以下几点，以防止发展成糖尿病：

作息规律

每天的吃饭时间、每次进食量及进餐次数应大体相同；每天工作和学习的时间及工作量大体相同；准妈妈孕早期和孕中期每天可以到户外进行一些简单的散步等活动，呼吸一些新鲜的空气；保证充足的睡眠，每天的作息时间应大体相同。

特别提示

准妈妈外出散步时要尽量避开有坡度或台阶的地方，特别是在妊娠晚期，以免摔倒。也不要去闹市散步，这些地方空气中的汽车尾气含量很高，过多吸入不利于胎宝宝的大脑发育。

适度运动

通过适度的运动可以增加准妈妈身体对胰岛素的敏感性，促进葡萄糖利用，降低游离的脂肪酸。只要身体和天气允许，准妈妈最好每天出去散步。散步一开始时步子最好放慢些，走1公里左右。每周3次，逐渐增加距离。如果天气太热，出去散步要注意避开上午10点至下午3点这一段时间。

定期体检

孕期血糖高的准妈妈应该经常到医院进行血糖监测，适时调整饮食和生活。同时要按时到医院进行孕期常规检查，这样对一些疾病的防治也有很好的助益。

孕中期采取什么样的睡姿

此时，准妈妈最好采取左侧卧的睡眠姿势，还可适当利用靠枕，以减轻睡眠不适。

左侧卧对胎宝宝有益

侧卧位可减轻妊娠子宫对下腔静脉的压迫，增加回到心脏的血流量，可使肾脏血流量增多，尿量增加；另外由于妊娠子宫大多向右旋转，左侧卧位可改善子宫血管的扭曲，改善胎宝宝脑组织的血液供给，有利于胎宝宝的生长发育。睡觉时上面的腿向前弯曲接触到床，这样腹部也能贴到床面，感觉更稳定、舒适。

不可长期左侧卧

虽然左侧卧是孕晚期准妈妈最佳的睡姿，但准妈妈若是一直保持左侧睡容易压迫左腿，引起发麻、疼痛，可偶尔变换一下睡姿，选择右侧卧位，这样可以舒服些，避免外力的直接作用。

另外，在睡觉时恰当利用靠枕等也可减轻睡眠不适。如腹部稍有隆起时，身边放一个长型抱枕以方便倚靠，将抱枕夹在两腿之间会更舒服。腿部水肿时，侧卧后在脚下放一个松软的枕头，稍微抬高双脚，可以改善脚部的血液循环。

如果由于腿抽筋使准妈妈从睡梦中醒来，可以将脚蹬到墙上或下床站立片刻，或者请准爸爸帮忙稍做按摩，有助于缓解抽筋。当然，还要保证膳食中有足够的钙。

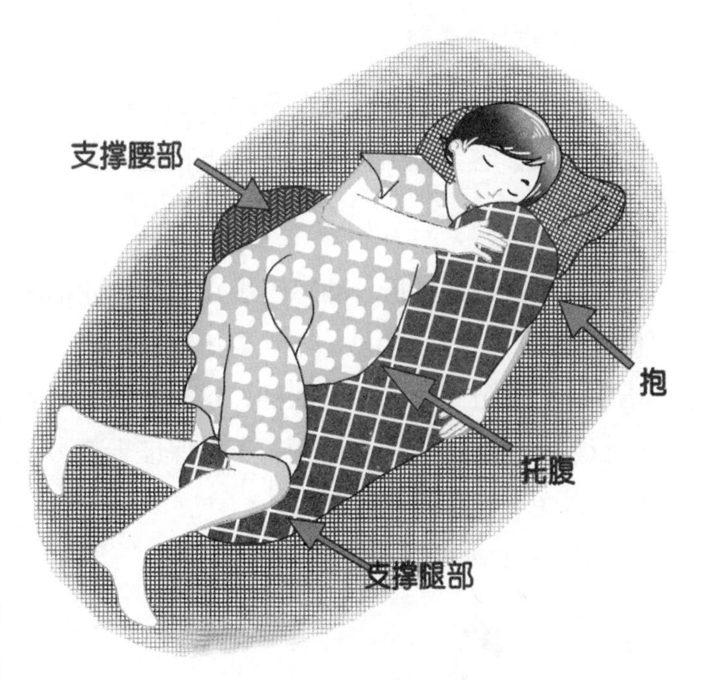

仰睡会对母胎造成不良影响

仰睡主要会引起准妈妈的不适，如有的准妈妈仰卧久了会感觉头晕、心慌、恶心、憋气，且面色苍白、四肢无力、出冷汗等。这是因为仰卧时，增大的子宫压迫位于脊柱前的下腔静脉，阻碍下半身的血液回流到心脏，而出现低血压。准妈妈自身感觉不适，必然会对胎宝宝造成不良的影响。所以，准妈妈最好不要仰睡。

拍孕期大肚美照需注意什么

孕期生活对很多准妈妈来说，是一辈子只有一次的事情，因此，拍一套美美的孕期照片，很有纪念意义。

拍照时间选择

拍准妈妈照最好选择在孕25～30周进行，太早了肚子还没有凸出来，太晚了肚子太大，行动不方便，容易发生意外，而且肚形也不好看。孕36周之后就不要再拍了。

孕期拍照要注意什么

如果去影楼拍摄，准妈妈最好选择专业拍准妈妈照的影楼并提前预约协商，选择在没有其他顾客的时间段里拍摄，不然要等很长时间，体力上支撑不住。拍摄当天去影楼前要洗澡、剪指甲，并在肚子上涂抹润肤油，这样肚子会好看些。至于化妆品和服装，最好自带，影楼里的化妆品和服装有太多人使用，不能保证干净、卫生。拍摄时间不要太长，也不要设计高难度动作，以免引发意外。

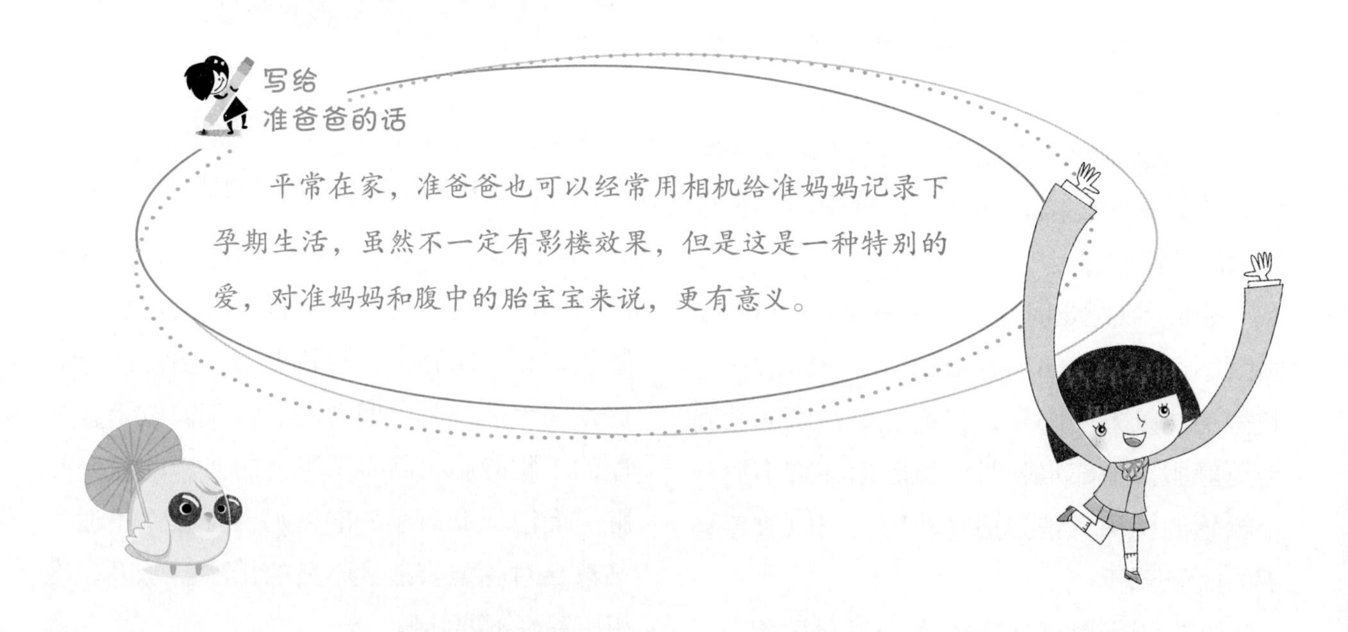

孕期晒太阳需要注意哪些问题

适当、合理地进行日光浴，可以帮助准妈妈补充丰富的维生素D，促进钙质的吸收。不过一定强度的日光可以使皮肤受到紫外线的损伤，导致脸上的色素、色斑增多，甚至还可能出现日光性皮炎、加重静脉曲张。所以，晒太阳不是越多越好。

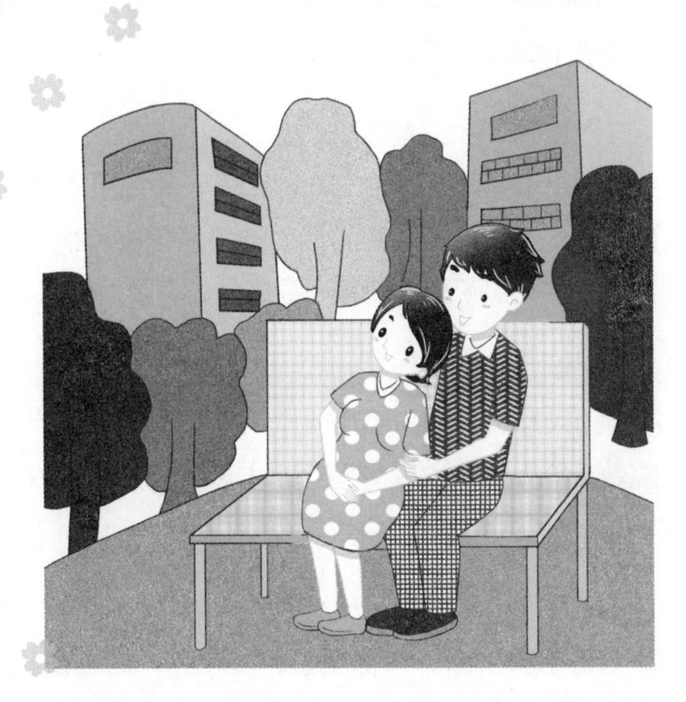

在进行日光浴时，有诸多注意事项：

♣ 冬天每日晒太阳一般不应超过1个小时，夏天则保持在半个小时左右即可。

♣ 如果准妈妈长期在室内或地下工作，晒太阳尤为重要。

♣ 孕早期的3个月，准妈妈的身体对高温最敏感，建议准妈妈避免长时间曝晒，以保护胎宝宝。

♣ 在上午11时至下午3时，是一天中温度最高的时候，建议准妈妈呆在阴凉场所。孕晚期，高温可能会导致准妈妈早产。所以，这段时间也要避免曝晒。

♣ 晒太阳的时间最好选择在上午7时至9时，下午4时至6时，一般晒半个小时到一个小时即可。

♣ 在晒太阳的时候，最好有准爸爸或者家人陪伴，这样不会无聊，同时也可以多聊一些开心的话题，顺便给胎宝宝做胎教。

通过指甲观察身体健康状况

准妈妈平时多注意观察指甲上的微妙变化，可了解身体的一些健康状况，指甲上常见的症状主要有以下几个：

出现凹痕

如果准妈妈的指甲上出现凹痕，那么可能缺钙就比较严重了。如果孕期摄钙不足会造成肌肉痉挛、骨头酸痛，还可导致准妈妈骨质疏松，引起骨质软化症。平时要多吃一些含钙高的食品，如牛奶、奶酪、鸡蛋、豆制品、海带、紫菜、虾皮等。

甲色苍白

如果准妈妈的指甲形状像一个小匙子，甲色苍白，那么就有贫血的可能。准妈妈可以去医院做个检查，确定后在医生指导下口服铁剂，也可以食补，严重的话可能就需要输血了。

指甲无光

如果准妈妈的指甲无光并且全部是白色的，这可能是妊娠合并肝部疾病的征兆。准妈妈会常觉得手脚发凉、精神很差、易疲劳，而且皮肤特别干燥、粗糙，毛孔粗大。一方面要增强血液循环，减少代谢产物和毒素对肝脏的损害。另一方面，饥饱不均的不良饮食会引起消化液分泌异常，导致肝脏功能的失调。所以指甲无光的准妈妈产检的时候别忘了化验肝功能。

指甲发黄易断

如果准妈妈的指甲发黄、很容易折断，做家务的时候轻轻碰撞一下，指甲就会整片整片地往下掉，那就要警惕有没有妊娠期糖尿病了。妊娠糖尿病将危及大人和胎宝宝健康，普通人患糖尿病的典型症状是多饮、多食、多尿和消瘦，准妈妈却没有什么明显症状，不易发现，通常要靠抽血筛查或做糖耐量试验才能发现。

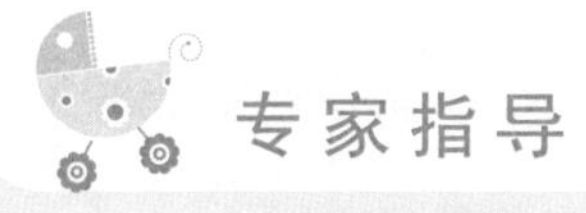

观察指甲做出的判断不能保证百分百准确，准妈妈感觉身体缺乏某种营养素的时候，一定要去医院做检查，不可盲目补充营养制剂。

学会估算胎宝宝的体重

妊娠的前3个月，主要是通过B超测量胎宝宝头部至臀部的距离来计算胎宝宝的身长（厘米）。而随着胎宝宝渐渐发育，从妊娠第15周开始则分别测量胎宝宝的头围或两顶骨间的直径、腹围及大腿骨的长度来判定胎宝宝的大小，再以此来推估胎宝宝的体重。

胎宝宝的体重是评估胎宝宝成长的重要依据。

计算公式如下：

公式1：$Y=-4973.72+260.69HC$

公式2：$Y=-2686.60+171.48AC$

公式3：$Y=-2232.56+747.42FL$

公式4：$Y=-2513.51+1049.90FTH$

公式5：$Y=-5168.32+100.97HC+110.86AC+143.09FL+331.43FTH$

公式使用说明：可以使用其中任何一个公式计算，公式5的精度最高。公式中参数的含义如下（参数可以从B超单中查到）：

Y：胎宝宝体重的估算值(克)；HC：头围；AC：腹围；FL：股骨长；FTH：胎宝宝腿部皮下脂肪厚度。

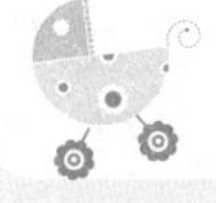

专家指导

胎宝宝过小、体重估算过轻时，不可擅自补充高营养食物，如果不放心，可咨询医生，制定饮食方案。

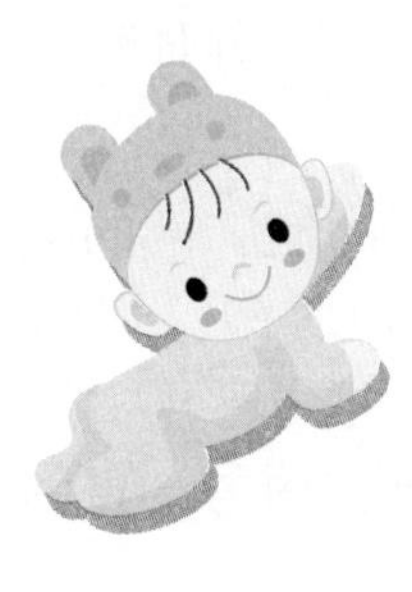

练习拉梅兹呼吸法

拉梅兹呼吸法对分娩有益，一般情况下，建议准妈妈从怀孕7个月开始进行拉梅兹呼吸法的训练。

怎样练习

在客厅地板上铺一条毯子或在床上练习，室内可以播放一些优美的胎教音乐，准妈妈穿着宽松舒适的衣服，盘腿坐（躺着也可以）在床上或地板上，保持身体完全放松，眼睛注视着同一个点，然后按照以下方法进行练习：

	名 称	使用时机	方 法
步骤1	胸部呼吸	宫口开3厘米，子宫每5～20分钟收缩1次，每次持续30～60秒时	用鼻子深吸一口气，随着子宫的收缩开始吸气、吐气，直到阵痛停止时再恢复正常呼吸
步骤2	嘻嘻轻浅呼吸	宫口开至3～7厘米，子宫每2～4分钟收缩1次，每次持续45～60秒时	用嘴吸入一小口空气，保持轻浅呼吸，让吸入及吐出的气量相等，完全用嘴呼吸，保持呼吸高位在喉咙，就像发出“嘻嘻”的声音一样。当子宫收缩强烈时，需要加快呼吸，反之就减慢
步骤3	喘息呼吸	宫口开至7～10厘米，子宫每60～90秒收缩1次，每次持续30～90秒时	先将空气排出后，深吸一口气，接着快速做4～6次的短呼气，感觉就像在吹气球，比嘻嘻轻浅呼吸还要更浅，也可以根据子宫收缩的程度调节速度
步骤4	哈气运动	阵痛开始时	先深吸一口气，接着短而有力地哈气，先浅吐4次气，接着大大地吐出所有的气，就像在很费力地吹一样东西
步骤5	用力推	宫口全开时	下巴前缩，略抬头，用力使肺部的空气压向下腹部，完全放松骨盆肌肉。需要换气时，保持原有姿势，马上把气呼出，同时马上吸满一口气，继续憋气和用力，直到宝宝娩出

练习对分娩有利的凯格尔运动

凯格尔运动也叫骨盆底收缩运动，是以妇科医生阿诺德·凯格尔的名字来命名的。

凯格尔运动的作用

♣ 打开盆骨：骨盆底肌肉锻炼可以锻炼准妈妈骨盆底的肌肉，增强肌肉的弹性，可以让准妈妈骨盆在分娩时能够充分地打开，让胎宝宝顺利娩出。

♣ 提高宫缩力：准妈妈骨盆底肌肉弹性的增强，还能够提高准妈妈子宫的伸缩力，使准妈妈的分娩能够顺利。

♣ 缓解漏尿：由于胎宝宝的重量不断地增加，准妈妈会感到沉重并且不舒服。到了孕晚期，准妈妈甚至可能会有漏尿症状。骨盆底肌肉锻炼法可以避免这种现象的发生。

怎样练习

骨盆底肌肉锻炼的方法：无论坐、站或躺都可练习，方法是先夹紧肛门口与尿道口肌肉(就像忍住大小便一样)，持续3～10秒，然后放松3～10秒，反复做10次，每天做4次。

准妈妈在开始做凯格尔运动前要排空膀胱。如有必要，可以垫上护垫接住遗漏的尿液。运动的全程照常呼吸，保持身体其他部位的放松。可以用手触摸腹部，如果腹部有紧缩的现象，则运动的肌肉不正确。

准妈妈可以让骨盆底肌肉练习成为生活的一部分，每日必做。比如早晨醒来时、看电视时以及睡觉前，都可以做一次骨盆底肌肉锻炼。只要坚持做下去，一定会给你带来巨大收益的。

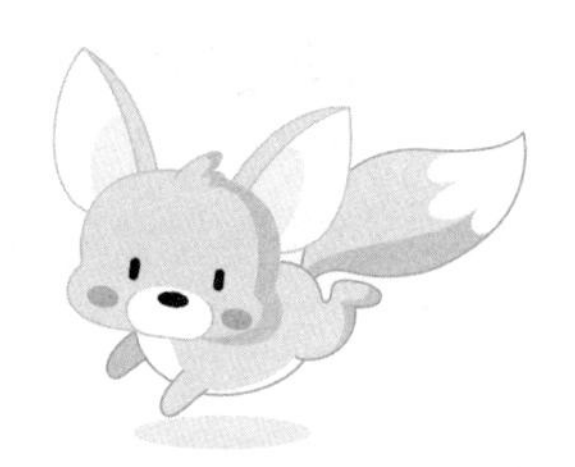

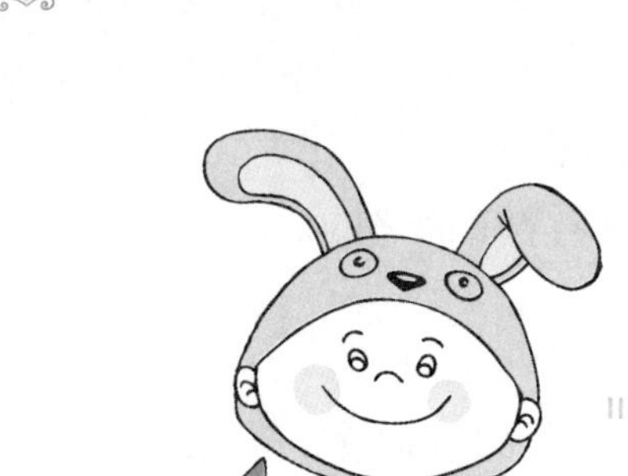

不可忽视的不适与疾病防治

除了胃肠不适、胸闷等，怀孕7～8月，还是容易发生妊娠糖尿病的时期，这是严重威胁母体和胎宝宝健康的疾病，准妈妈一定要注意按时做产前检查。

本月产检注意事项

本月，准妈妈应去医院接受第五次产前检查。

此阶段最重要的是为准妈妈抽血检查乙型肝炎，目的是要检测准妈妈本身是否携带乙型肝炎病毒，如果准妈妈的乙型肝炎两项检验皆呈阳性反应，一定要在生下胎宝宝24小时内，为新生儿注射疫苗，以免让新生儿遭受感染。

此外，要再次确认准妈妈前次所做的梅毒反应，是呈阳性还是阴性反应。

特殊产检：妊娠糖尿病检查

妊娠糖尿病是指妊娠后初次确诊为糖尿病者，准妈妈若出现极度干渴，小便频多、量大(区别于早期怀孕的小便频多、量大)，疲乏(这可能很难区别于怀孕疲劳)等症状，则需谨慎妊娠糖尿病的发生。最好去医院做糖尿病检查。

一些准妈妈在怀孕前按常规查了空腹血糖为正常，就以为高枕无忧了。其实不然，由于怀孕期间母胎耗糖量增高，很有可能隐匿了糖耐量减低的状况，而这部分人则是潜在的糖尿病人群。为此，怀孕后的准妈妈在孕24～28周时要进行妊娠糖尿病筛查，也就是我们说的糖耐量试验。

如何防治妊娠糖尿病

妊娠糖尿病一般发生在妊娠第24周左右，因为此时胎盘分泌的大量激素可以抵抗胰岛素的分泌，使血糖代谢异常。妊娠期血糖只要被控制住，对于胎宝宝和母体都是没有危险的。

一旦发生妊娠糖尿病，准妈妈应在医生的治疗、指导下，让血糖回到正常值，确保妊娠安全。

专家指导

准妈妈在孕期控制好饮食、体重并进行有规律的锻炼，能减少妊娠糖尿病的发病危险。

特殊产检：贫血检查

贫血是妊娠期较常见的合并症，属高危妊娠范畴。由于妊娠期血容量增加，血浆增加多于红细胞增加，血液呈稀释状态，又称“生理性贫血”。妊娠期贫血对准妈妈和胎宝宝都可造成一定危害。

妊娠期严重的贫血易诱发心脏病、围产儿死亡率高，妊娠期患重度贫血的孕妇所生的宝宝，长到1～2岁时较普通孩子更易发生贫血。所以怀孕后准妈妈需积极预防和治疗贫血。

为了缓解和避免贫血，准妈妈在饮食中应一如既往地注意以下方面：

♣ 多吃含铁丰富的食物：如动物肝脏、鸭血、蛋黄、瘦肉、豆类、菠菜、苋菜、西红柿、红枣等食物含铁量都较高，准妈妈可以经常吃。

♣ 适当补铁、叶酸和维生素B_{12}：妊娠4个月起，可在医生指导下补充铁剂，每日给硫酸亚铁0.3克，最好同时补给维生素C，有助于铁的吸收。

怎样缓解孕期胃灼热

人体的食管末端有一个瓣膜，叫食管括约肌。正常情况下，食物进入胃后它就关闭起来，而当瓣膜软弱无力关闭不全时，就会引起胃酸逆流，导致胃灼热。

孕晚期，准妈妈的胃部多会产生烧灼感。这是由于高浓度的孕激素使食管括约肌变得松弛，导致胃酸反流到食管下段，刺激到敏感的黏膜及痛觉感受器官而引起的。同时，增大的子宫向上将胃部顶向横膈膜，从而挤压胃部，使胃酸倒流更多，加重烧灼感。

以下几点注意事项有助于缓解胃灼热现象：

♣ 发生胃灼热期间，少进食引起胃肠不适的食物和饮料，如碳酸饮料、咖啡类饮料、巧克力、酸性食物（如橘子、柠檬等）、肉类熟食、薄荷类食品，以及辛辣、味重、油炸或脂肪含量高的食品。

♣ 白天应尽量少食多餐，如果一餐吃得太多，那么胃就需要分泌更多的胃酸来消化大量的食物，同时，胃里胀满的食物又会刺激括约肌使其变得松弛，这样就容易引起食物和胃酸的倒流。

♣ 睡前2小时不要进食，饭后半小时至一小时内避免卧床。

♣ 放慢吃饭的速度，细嚼慢咽。不要在吃饭时大量喝水或饮料，以免胃胀。吃东西后嚼块口香糖，可刺激唾液分泌，有助于中和胃酸。

♣ 穿着宽松舒服的衣服，不要让过紧的衣服勒着腰和腹部。睡觉时多垫几个枕头或楔形的垫子。垫高上半身有助于使胃酸停留在胃里，促进消化。

♣ 使用药物中和胃酸，但是一定要在医生的指导下进行。

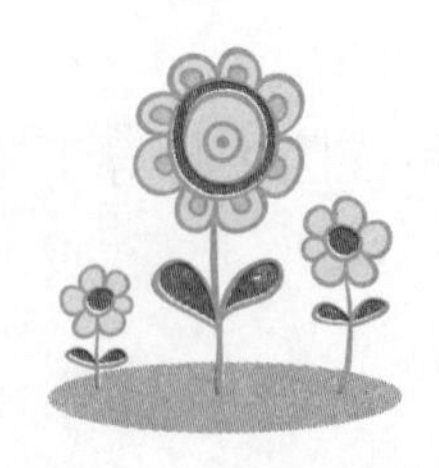

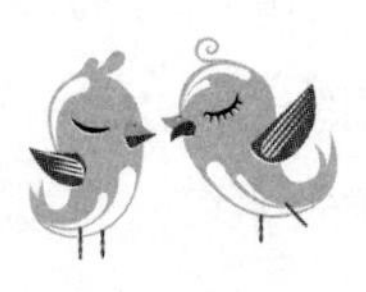

腿部抽筋怎么办

妊娠中后期，在睡觉时，准妈妈会发现腿部肌肉有时会有抽筋、疼痛的现象，而且多在晚上或睡觉期间频繁发作。

腿部抽筋的原因

由于子宫增大，支撑过重的体重，腿部肌肉负担增加，下肢血液循环运行不畅，常常引起小腿痉挛；久坐、受寒以及疲劳都可以诱发腿部抽筋；孕期缺钙也是引起小腿抽筋的主要原因。

怎么预防腿部抽筋

♣ 从孕中期开始，准妈妈每天钙的摄入量应增为1000～1200毫克，要多吃富含钙质的食物。同时还要保证维生素D的摄入量，保证钙的吸收。必要时，可在医生指导下服用钙剂和维生素D。

♣ 为了避免腿部抽筋，五谷、果蔬、奶类、肉类食物都要吃，并合理搭配。适当进行户外活动，接受日光照射。

♣ 不要使腿部的肌肉过度疲劳。不要穿高跟鞋。

♣ 睡前可对腿和脚进行按摩。

♣ 一旦发生抽筋，立即站在地面上蹬直患肢；或是坐着，将患肢蹬在墙上，蹬直；或请准爸爸或亲友将患肢拉直。总之，使小腿蹬直、肌肉绷紧，再加上局部按摩小腿肌肉，即可缓解疼痛甚至使疼痛立即消失。

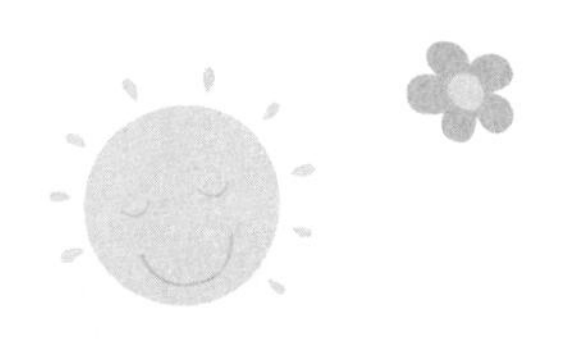

孕期胸痛怎么办

孕期胸痛好发于肋骨之间，犹如神经痛。这可能是由于怀孕引起某种程度的缺钙，或是由于膈肌抬高，造成胸廓膨胀所致。这种原因引起的胸痛并不需要做特殊的处理，准妈妈只需注意适当多吃含钙食物即可。

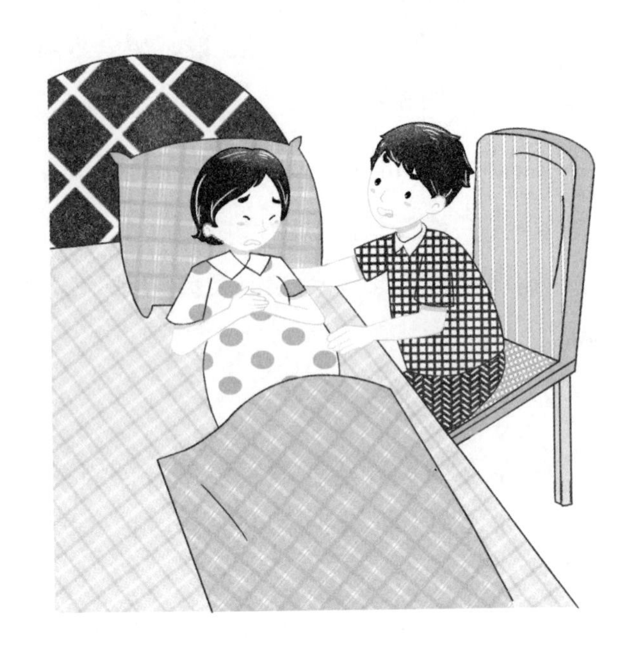

如果是患有心脏病(如风湿性心脏病、先天性心脏病、心肌炎或冠心病)的准妈妈，妊娠过程中出现呈针刺痛、压榨样或撕裂样胸前痛，应想到心绞痛发作。这是因为妊娠后母体总循环血流量增加，心脏负担加重，当心功能失代偿时，心搏出量减少，冠脉缺血，可引起心绞痛。

孕中期宫缩频繁怎么办

一般情况下，在孕14周的时候就开始有宫缩了，只不过这种宫缩无痛，出现频率也低。但如果孕中期准妈妈感觉到宫缩比较频繁，就要小心了，否则会导致先兆流产、早产的征兆。对此，建议准妈妈在日常生活中注意不要做剧烈的活动和重体力活，并尽量避免长时间站立及蹲坐。坐在沙发或椅子上时，可以把脚抬高休息，还可以转动踝关节和脚部，增加血液循环。睡眠时适当垫高下肢，采取左侧卧位，以减少自发性宫缩，提高子宫血流量，改善胎盘功能，增加胎儿氧供与营养。

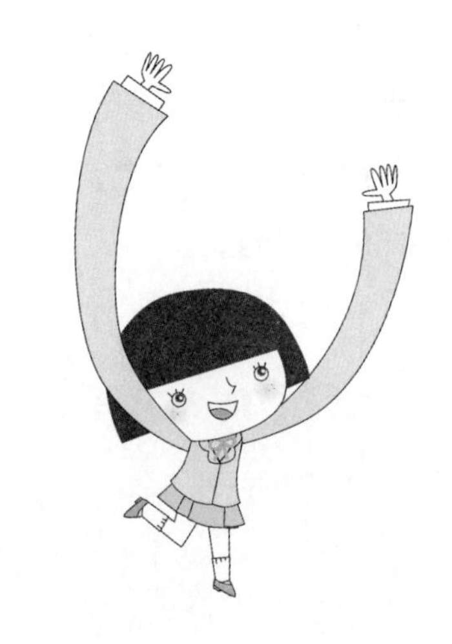

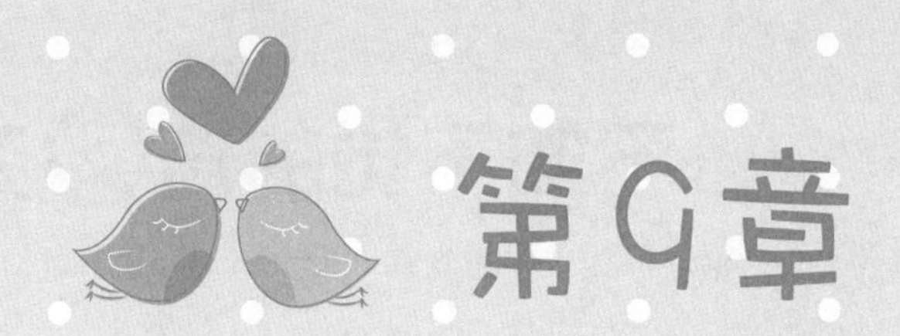

第9章

孕8月：带“球”运动的日子

进入第8个月，由于子宫增大，内脏受到压迫，很多准妈妈身体出现了诸多不适，进而胃口变差。这个阶段，除了尽量让自己保持良好的情绪、适量适度运动外，准妈妈还要注意吃一些预防身体不适的食物，让胎宝宝能发育得更好。

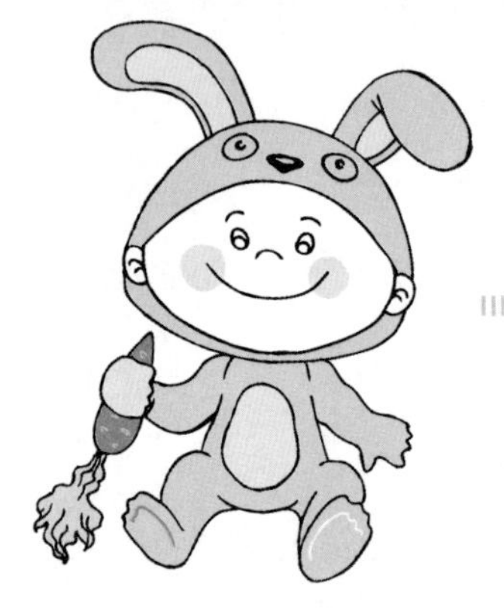

不知不觉的奇妙变化

这个月，准妈妈的体重会比孕前增加7～12千克，此时，无论是站立还是走路，都要“挺胸昂头”了。

准妈妈：孕期不适频繁来袭

此时准妈妈子宫占据大半个腹部，腹部向前挺得更为明显，子宫底的高度上升，使得准妈妈无论是站立还是走路，都不得不“挺胸昂头”。

身体因为笨重变得行动不便

到了孕晚期，随着胎宝宝的生长速度达到高峰，准妈妈的腹部越来越大，身体越来越笨重，行动越来越不便，稍微多走路就会感到腰痛和足跟痛；经常出现便秘和烧心感；因胃受到压迫，饭量减少，甚至有时会觉得胸闷、喘不来气；偶尔夜里还可能因为增大的子宫挤住了腹部的大血管而忽然感觉到头晕。

谨防各种并发症

由于子宫将内脏向上推挤，会使心、肺、胃受到压迫，准妈妈会经常感到心悸、呼吸困难、食欲不振、腹胀，而下肢也可能出现水肿。这一时期要特别预防妊娠高血压疾病、贫血、静脉曲张、痔疮等症状，坚持定期到医院做产检。

出现孕期不适的时候，准妈妈不要慌张和焦虑，应该保持乐观的心态，注意保持休息，切勿使自己过于劳累。再坚持一下，过不了多久，宝宝就可以健康降生了。

胎宝宝：开始转为头朝下体位

到了这个月，胎宝宝身体增长速度减慢，但体重迅速增加，皮下脂肪继续增长，皮肤红润，尽管此时的胎宝宝像个婴儿了，但是由于皮下脂肪还不很丰满，面貌看上去依然像个小老头。

胎宝宝身体发育基本完成

呼吸系统近乎成熟，肺泡开始合成肺泡表面活性物质，以促进肺的成熟；消化道也基本成熟了；以脑为主的神经系统及肺、胃、肾等脏器的发育近于成熟。大多数胎宝宝此时对声音有了反应；肌肉也发达起来，他的活动更为激烈，有时可以用脚踢蹬子宫壁。但此时，胎宝宝的呼吸功能、胃肠的吸收功能、肝脏功能以及体温调节能力都较差，应谨防早产。

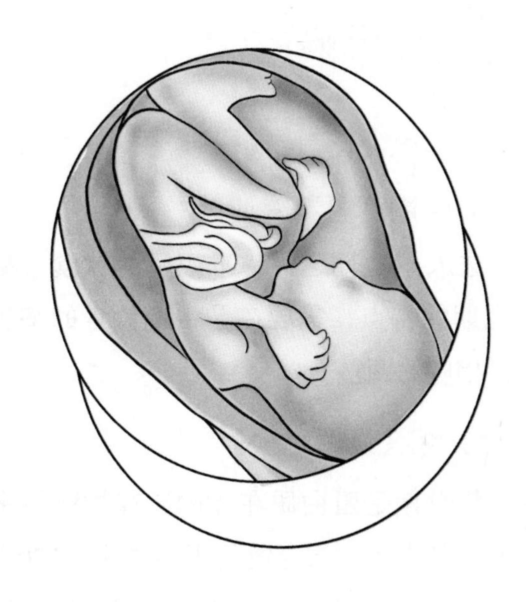

胎位开始固定

到了30周之后，胎位也渐渐固定。正常的胎位应该是枕前位，即胎体纵轴与母体纵轴平行，胎头俯曲，枕骨在前。其他的胎位，如臀位、横位、枕后位、颜面位等都属于异常胎位，会给分娩带来不同程度的困难。

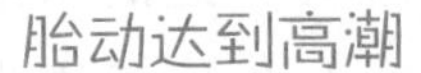

胎动达到高潮

胎动是胎宝宝生命的象征，也是胎宝宝健康的标志。胎动往往是不规律的，有时忽然加快，有时又忽然停止。准妈妈应该注意观察胎动，及时发现异常。在32周左右，胎动达到高峰，一般午夜1点至清晨6点胎动次数少，清晨7～8点稍多，上午9～11点胎动较频繁。正常时，胎动次数每天30～40次，每小时3～5次。如果胎动过频，可能是胎宝宝宫内缺氧，建议在医生的指导下吸氧。

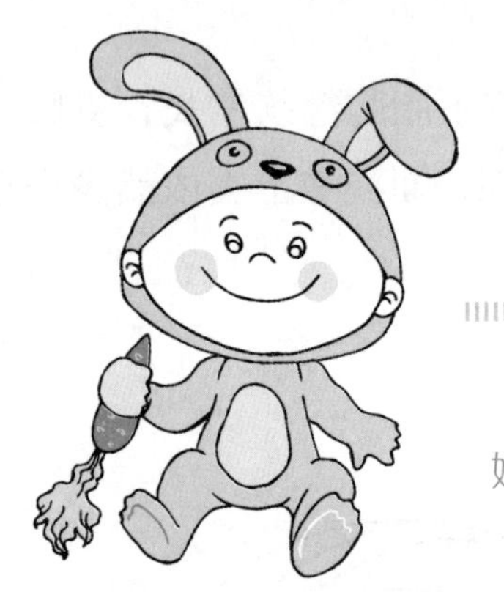

不可或缺的营养知识

已经进入了孕晚期，胎宝宝开始在肝脏和皮下储存糖原及脂肪，准妈妈要注意蛋白质、脂肪酸等营养物质的补充。

孕晚期的营养原则

进入孕晚期之后，准妈妈的饮食应结合孕晚期的特点，需要在孕中期饮食的基础上进行相应的调整。

增加蛋白质的摄入

此时期是蛋白质在体内储存相对较多的时期，其中胎宝宝存留的蛋白质约为170克，母体存留的蛋白质约为375克，这就要求准妈妈饮食蛋白质的供给比孕前时增加25克，应多摄入动物性食物和大豆类食物。

供给充足的必需脂肪酸

此时期是胎宝宝大脑细胞增殖的高峰期，需要提供充足的必需脂肪酸如花生四烯酸，以满足大脑发育所需，准妈妈多吃海鱼可利于DHA的供给。

增加钙和铁的摄入

胎宝宝体内的钙一半以上是在孕晚期贮存的，准妈妈应每日摄入1200毫克的钙，同时补充适量的维生素D。胎宝宝的肝脏在此期以每天5毫克的速度贮存铁，直至出生时达到300～400毫克的铁质，准妈妈应每天摄入铁达到28毫克，且应多摄入来自于动物性食品的血色素型的铁。

摄入充足的维生素

孕晚期，准妈妈身体需要充足的水溶性维生素，尤其是维生素B_1，如果缺乏则容易引起呕吐、倦怠，并在分娩时子宫收缩乏力，导致产程延缓。

热量适当限制

热量的供给量比孕中期有所增加，但不需要补充过多，尤其在最后一个月，要适当限制。

补锌可降低分娩痛苦

锌是人体必需的微量元素，它参与体内蛋白质、脂肪、糖、核酸等物质的合成，是人体新陈代谢中200余种酶的激活因子。如果准妈妈缺锌，会严重影响胎宝宝大脑、内脏等重要器官的生长发育。

血锌浓度与分娩方式的确定有关

分娩方式的确定与准妈妈的血锌水平密切相关。自然分娩时主要靠子宫的收缩，而能够促进子宫收缩的子宫平滑肌细胞内ATP酶的活性，取决于准妈妈体内的血锌水平。血锌浓度高，子宫收缩有力；血锌浓度低，则子宫收缩无力，使产程延长，增加准妈妈的痛苦和出血量。因此，准妈妈在孕期，尤其是产前要注意补充足量的锌，提高机体的免疫力，使体内有一定量的锌储备，有利于分娩和产后恢复。

怎样判断是否缺锌

伸出双手看一下自己的指甲，如果指甲上有白斑，就说明身体已经缺锌了，白斑越多缺锌越严重。这当然只是一个比较粗略的判断方法，没有白斑也不能证明不缺锌。如果准妈妈想要得到更确切的结果，可以到医院做个血锌化验。如果检查结果表示确实缺锌，最好在医生的指导下补锌。

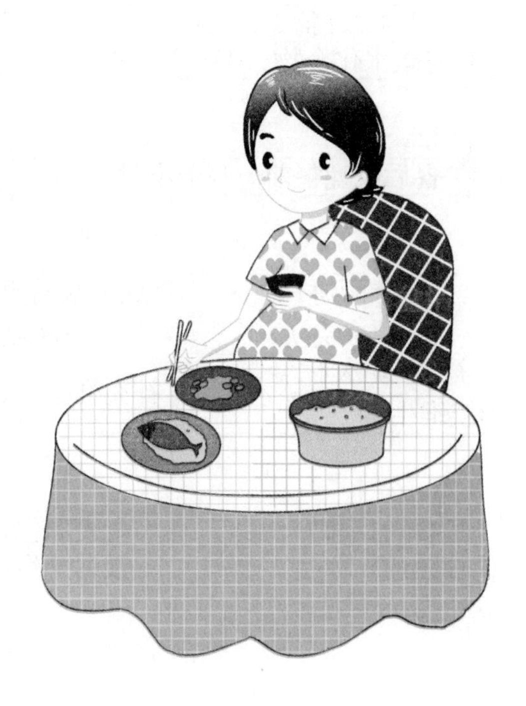

怎么补锌

缺锌不严重时提倡食补，准妈妈可以多吃牡蛎、瘦肉、鱼类、蛋黄、苹果、葵花子等含锌丰富的食物。

如需服用补锌产品，不要超过每日推荐补充量（16.5毫克）。体内锌含量过高会抑制机体对铜和铁的吸收，容易引起缺铁性贫血。另外，补锌产品不能与牛奶同服，也不能空腹服用，饭后比较合适。

一日饮食搭配

进入本月，随着子宫增大，胃部被挤压，饭量受到影响，准妈妈常有吃不饱的感觉，而此时身体的基础代谢率达到最高峰，而且胎宝宝生长速度也达到最高峰，所以，准妈妈不能因为食欲不好就放弃进食，而是应该尽量补足因胃容量减小而减少摄入的营养。

早餐

全麦面包1个（100克）	清蒸大虾10个（70克）	牛奶1杯（250克）	苹果沙拉1碟（50克）
补充碳水化合物、膳食纤维、维生素	补充蛋白质、脂肪	补充水分、蛋白质、脂肪	补充维生素、钙

加餐

早餐后或午餐前一两个小时	梨1个	补充水分、维生素、膳食纤维

午餐

大米饭1碗（150克）	芝麻肝片1碟（200克）	菜花炒蛋1碟（100克）
补充碳水化合物、B族维生素	补充蛋白质、铁	补充各种维生素、蛋白质

加餐

午餐后或晚餐前一两个小时	栗子5个（50克）	补充蛋白质、脂肪

晚餐

玉米面饼1个（150克）	青豆玉米胡萝卜丁1碟（100克）	豆角炒肉1碟（100克）	猕猴桃香蕉汁1碗（100毫升）
补充碳水化合物、B族维生素	补充维生素、矿物质	补充B族维生素、维生素C和蛋白质	补充碳水化合物、维生素

加餐

晚餐后1小时	全麦面包1片（25克）	补充B族维生素、膳食纤维
临睡前1小时	银耳花生汤1碗（100克）	补充B族膳食纤维、碳水化合物

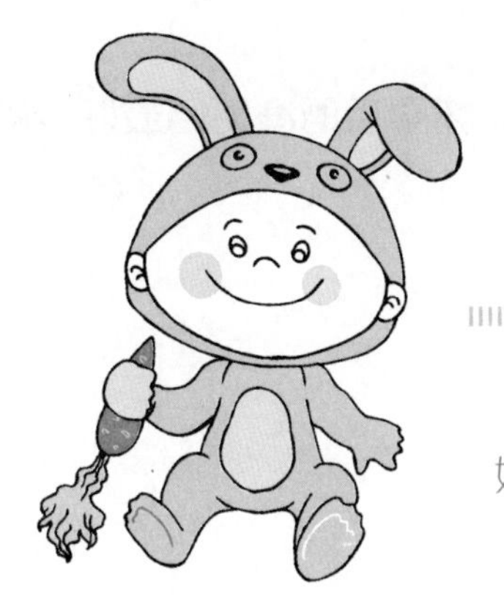

不可不知的饮食细节

随着子宫不断增大，慢慢顶住胃部，吃一点就有了饱胀感，这时准妈妈可以少食多餐，每天吃七八次都可以。

孕期适量吃红糖对身体好

孕期适当吃红糖比吃白糖对身体更为有益。

孕期吃红糖的益处

中医认为红糖性温、味甘，有益气补血、行血活血、缓中止痛、健脾暖胃、化食散热的功效，这些作用对准妈妈和胎宝宝都有益处。

不宜过量食用

♣ 摄入过多的糖分会削弱人体的免疫力，使准妈妈机体抗病力降低，易受细菌、病毒感染，不利优生。

♣ 糖类在人体内的代谢会消耗大量的钙，影响准妈妈的钙质摄入。

♣ 妊娠期肾排糖功能可有不同程度的降低，如果准妈妈在妊娠期血糖过高则会加重肾脏负担，不利孕期保健。

♣ 高糖饮食会导致准妈妈的血糖偏高，甚至并发妊娠高血压或妊娠糖尿病，导致高危妊娠，对准妈妈和胎宝宝都十分不利。

食用红糖注意要点

♣ 红糖是温补之品，因此阴虚内热者不宜多吃。

♣ 糖尿病、高血糖患者应忌食红糖。

♣ 红糖不能与牛奶同饮。

♣ 红糖水一定要煮开后饮用，因为红糖中容易滋生细菌。

♣ 红糖的保存时间不要超过18个月。

夏季可以喝可乐解暑吗

冰镇可乐在夏季饮用别有一番滋味，经常饮用甚至上瘾，不过，怀孕后的准妈妈最好少喝可乐。

可乐对准妈妈的副作用

由于可乐饮料是一种含咖啡因的碳酸饮料，咖啡因能迅速通过胎盘作用于胎宝宝，所以准妈妈如果大量饮用可乐，就会使胎宝宝直接受到咖啡因的不良影响，甚至造成先天性疾病。

一瓶340毫升的可乐型饮料中约含50毫克咖啡因，而一次口服咖啡因剂量达1克以上，就可导致中枢神经系统兴奋、呼吸加快、心动过速、失眠、眼花、耳鸣等症状。即使服用1克以下的咖啡因，由于对胃黏膜的刺激，也有可能出现恶心、呕吐、眩晕、心悸等症状。

由于胎宝宝对咖啡因尤为敏感，而一些饮料中甚至含有2.4%～2.6%的咖啡因等生物碱，所以有的准妈妈喝了以后会出现恶心、呕吐、头痛、心跳加快等轻微中毒症状，由此可能会影响胎宝宝大脑、心脏和肝脏等重要器官的发育，甚至会导致宝宝出生后患上先天性疾病。所以，准妈妈最好慎喝含有咖啡因的饮料，可乐也是应该避免的。

特别提示

市面上的含咖啡因饮料可分为两大类，一类是饮料中原本就存在天然咖啡因，如咖啡、可可、茶、可乐，另一类是额外在饮料中加入咖啡因，如某些汽水、果汁。在这两类含咖啡因饮料中，后者往往会被忽略。

吃什么食物可以防止准妈妈上火

上火的准妈妈可以多吃一些苦味食物，因苦味食物中含有生物碱、尿素类等苦味物质，具有解热祛暑、消除疲劳的作用。

孕期可经常食用的苦味食物

最佳的苦味食物首推苦瓜，不管是凉拌、炒还是煲汤，都能达到“去火”的目的。很多准妈妈不喜欢苦瓜的口味，这时可以将苦瓜切薄片，用盐腌一下，挤去苦水，口感会变得更容易接受。除了苦瓜，准妈妈还可以吃一些杏仁、苦菜、芥蓝等。

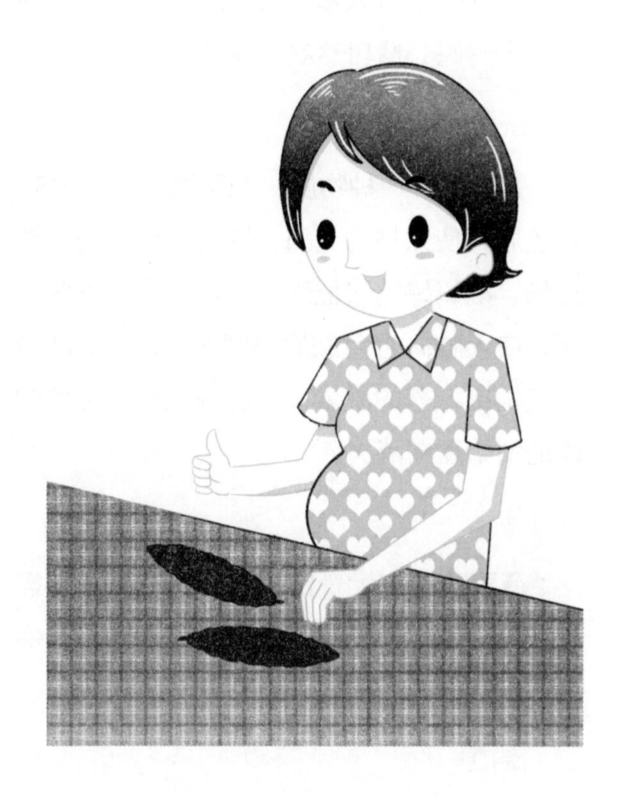

其他下火食物

除了吃苦味食物，准妈妈还要多吃甘甜爽口的新鲜水果和鲜嫩蔬菜。甘蓝、菜花和西瓜、苹果、葡萄等富含矿物质，特别是钙、镁、硅的含量高，有宁神、降火的功效，因此准妈妈应多吃和常吃这些食品。

喝牛奶并不会引起上火

很多人认为喝牛奶会加重“上火”，引起烦躁，其实喝牛奶不仅不会“上火”，还能解热毒、去肝火。中医认为牛奶性微寒，可以通过滋阴、解热毒来发挥“去火”功效。不过准妈妈需要注意的是，不要把牛奶冻成冰块食用，否则很多营养成分都将被破坏，且易影响肠胃功能。

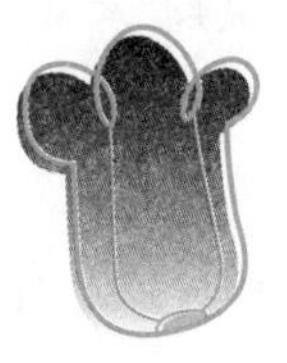

哪些食物可以让准妈妈的心情变好

不好的情绪和心理无论对准妈妈还是胎宝宝都会产生不良的影响，所以准妈妈要学会自我调节与放松。以下食物可以帮助准妈妈赶走坏情绪：

豆类食物

大豆中富含人脑所需的优质蛋白，这些物质都有助于增强脑血管的机能。身体运行畅通了，准妈妈心情自然就舒畅了。

香蕉

香蕉含有一种物质，能帮助人脑产生5-羟色胺，使人精力充沛，同时心情变得愉快舒畅。准妈妈情绪低落时，可适当多吃些香蕉，使大脑5-羟色胺的浓度增加，从而减少引起情绪低落的激素，使悲观低落、抑郁烦躁的情绪逐渐消失。

写给准爸爸的话

准爸爸在留意准妈妈心情的同时，也要注意留心自己的情绪，有很多准爸爸在准妈妈怀孕期间，情绪抑郁。总之，夫妻之间要加强沟通和理解。

菠菜

菠菜除含有大量铁质外，更有人体所需的叶酸。人体如果缺乏叶酸，会导致精神疾病，包括抑郁症和老年痴呆等。

南瓜

南瓜富含维生素B_6和铁，这两种营养素能帮助身体所储存的血糖转变成葡萄糖，葡萄糖正是脑部唯一的燃料。

樱桃

樱桃富含锌、铁、维生素C，长期面对电脑的准妈妈会有头痛、肌肉酸痛等毛病，可吃樱桃改善状况。

避免食用容易导致早产的水果

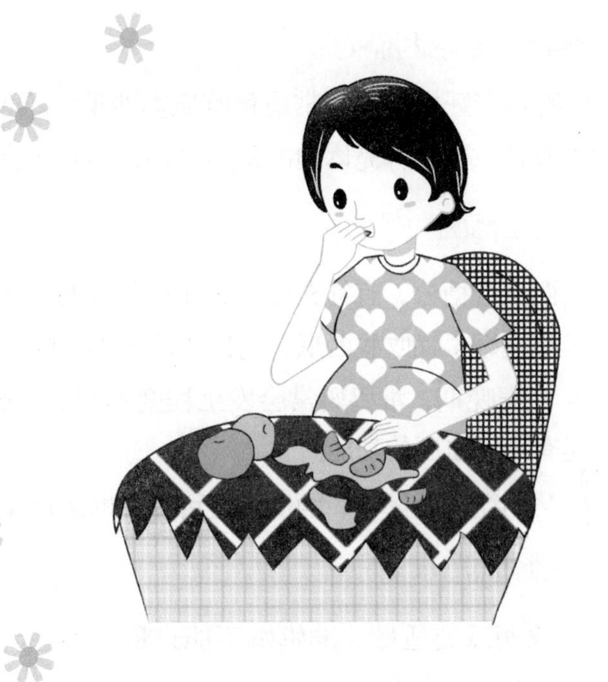

到了孕晚期，准妈妈很容易发生羊水过少、胎动不安等情况。这个时候，有些水果，如山楂、木瓜等，吃了就可能起反作用，易导致早产。

孕晚期，准妈妈可以多吃猕猴桃等维生素多的水果。橘子要少吃，特别是体质偏热的准妈妈更要避开，吃多了可能会导致上火及色素沉着，使皮肤发暗发黄。不过橙子可以多吃点，它的维生素C含量很高。

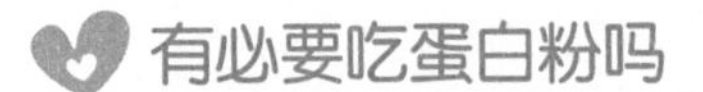

有必要吃蛋白粉吗

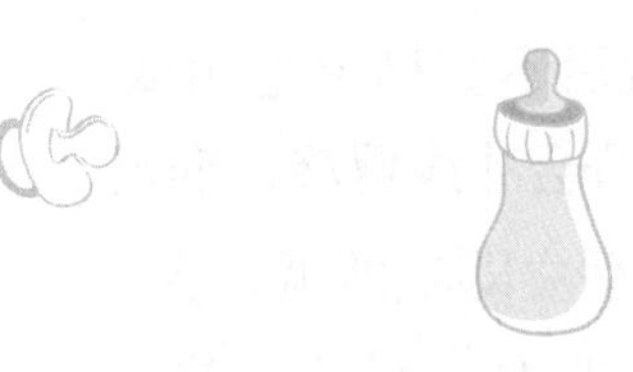

人体每天需要补充的蛋白质的量并不多，大约是一天一千克体重补充0.8克优质蛋白质。对饮食正常的人来说，这个量并不难达到。

通常情况，准妈妈确实需要多补充一些蛋白质，但补充蛋白质并不需要从蛋白粉中摄取，通过日常饮食就可达到要求。只要每天能保证一杯牛奶，一个鸡蛋，加上肉、豆腐等多样化饮食，准妈妈自身和胎宝宝的蛋白质需求完全可以满足。

蛋白质在体内代谢的产物氨、尿素、肌酸酐等含氮物质需要经过肾脏排泄，过多的蛋白质会增加肝、肾负担，对人体产生不利影响。蛋白质摄入过多还会造成含硫氨酸过多，会加速骨骼中钙质的丢失，损害骨骼健康，易产生骨质疏松症。

因此，建议准妈妈不要随意服用蛋白粉，以免摄入过量蛋白质。

孕期适量吃西瓜对准妈妈有益

准妈妈在妊娠期间经常适量吃应季西瓜，不但不会对胎宝宝造成影响，反而对准妈妈和胎宝宝都有益。可以补充体内的营养消耗，同时还会使胎宝宝的营养摄取得到更好的满足。

孕期吃西瓜的好处

♣ 西瓜含糖分，有补充能量、保护肝脏的作用。

♣ 在妊娠早期吃些西瓜，可以生津止渴、除腻消烦，对止吐也有较好的效果。

♣ 妊娠晚期，准妈妈常会发生程度不同的水肿和血压升高，常吃些西瓜，不但可以利尿去肿，还有降低血压的功能。

♣ 孕期经常适量吃些西瓜，还可以辅助治疗和纠正准妈妈贫血。

怎样吃西瓜有利无害

♣ 吃西瓜要适量。准妈妈不能过量吃西瓜，一天吃一两块即可。

♣ 饭前或饭后不要马上吃西瓜。西瓜中大量的水分会冲淡胃液，准妈妈如在饭前及饭后立即吃西瓜，会影响食物的消化吸收，而且饭前吃大量西瓜又会占据胃的容积，使就餐中摄入的多种营养素大打折扣。

♣ 不要吃冰镇西瓜，尤其不要吃在冰箱内冷藏的西瓜。为避免引起肠胃疾病，吃西瓜时还要选择新鲜的、熟透的西瓜。如果是温度过低的冰西瓜，准妈妈吃后可能会引发宫缩，严重的可能引起早产。

写给
准爸爸的话
准备一个挖西瓜的勺子，将西瓜一球一球挖出来，赏心悦目又方便吃，准妈妈一定会由衷高兴。

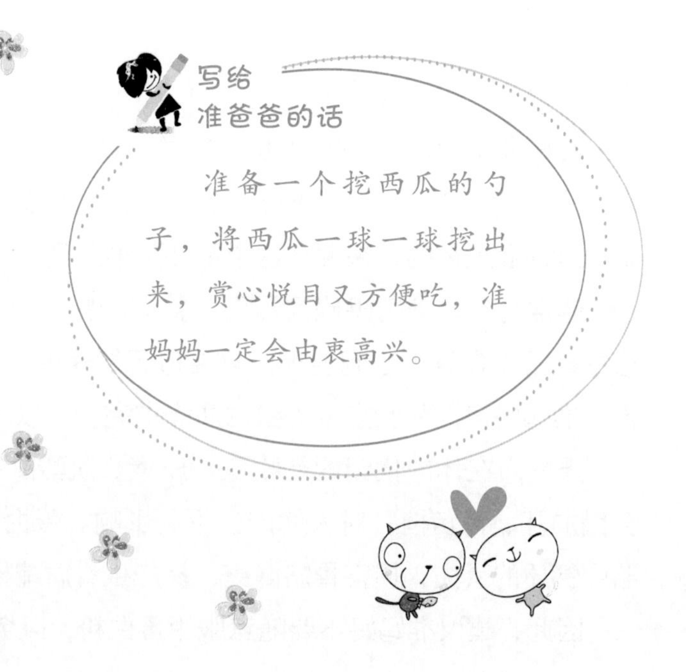

经常吃鱼有助于预防早产

多吃鱼不但有助于产下足月的婴儿，还能让新生儿更健康强壮。

吃鱼的益处

研究者认为，鱼肉中丰富的不饱和脂肪酸能延长妊娠期，防止早产，从而增加婴儿的体重。研究者对8000名妇女孕期的饮食习惯进行了研究，结果发现，经常吃鱼的妇女发生早产几率较小。统计数字表明，从不吃鱼的准妈妈早产率为7.1%，而每周至少吃一次鱼的准妈妈，早产率只是1.9%。

孕晚期怎样吃鱼

进入孕晚期，准妈妈可以每周吃两三次鱼，既能防止早产，又能补充胎宝宝大脑发育所需的DHA等。鲑鱼、鲭鱼等鱼类含有丰富的不饱和脂肪酸，这种物质已被证明能有效预防早产和治疗忧郁症。不过，要避免食用方头鱼、金枪鱼等含汞过量的鱼类。

胃胀气、消化不良的准妈妈怎样吃

胃胀气、消化不良的准妈妈饮食需注意以下几点：

♣ 每天都要适量进食含纤维素丰富的新鲜蔬果。另外，准妈妈可选择流质或半流质食物，如米粥、面包汤等。

♣ 少食多餐，减少每餐的分量，这样可有效减轻腹部饱胀的感觉。

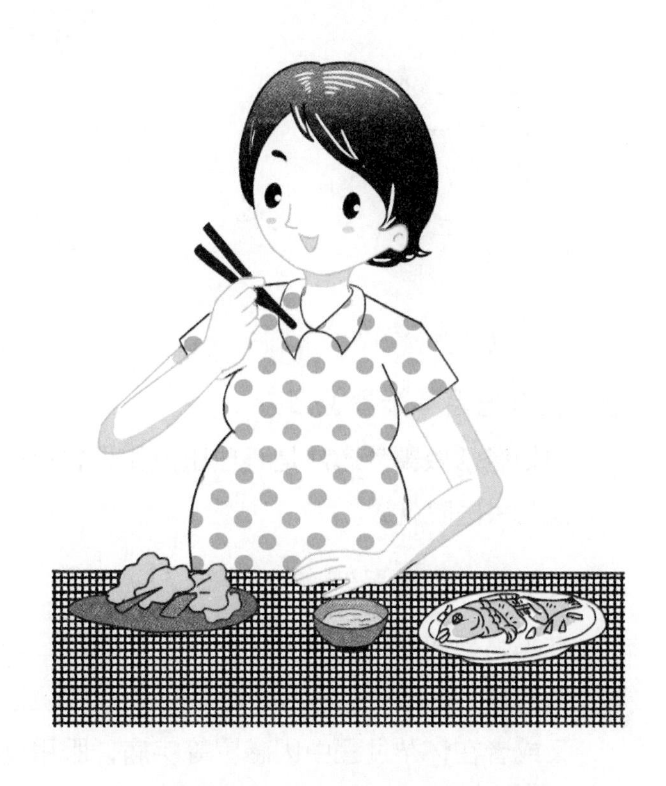

♣ 在吃东西的时候应保持细嚼慢咽，进食时不要说话，避免让过多气体进入腹部。

♣ 避免过多食用产气食物，例如豆类、蛋类及其制品、油炸食物、土豆等。烹调时添加一些大蒜和姜片，也可以减少腹胀气的产生。

♣ 每天至少要喝1500毫升的水，充足的水分能促进排便，如果大便堆积在大肠内，胀气情况便会更加严重。

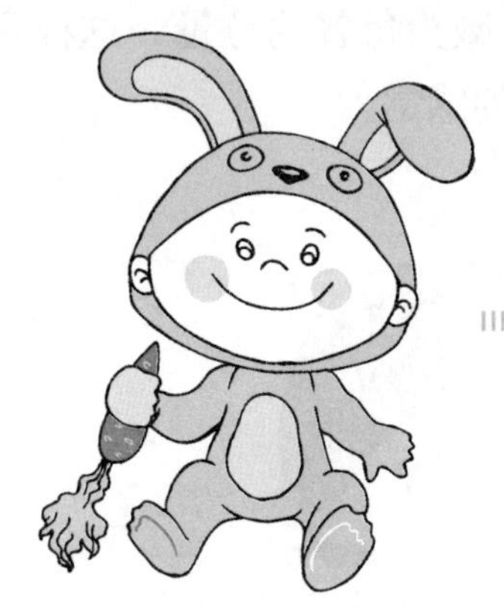

不可不懂的保健措施

这个月除了做一些适合孕晚期的运动、小心预防意外伤害外，准妈妈还需要注意自己的情绪。

准妈妈老做噩梦怎么办

孕期经常做噩梦通常是心理压力和思想负担过重引起的。如果不是心理问题引起的，准妈妈应及时去医院就诊。

过分忧虑引起噩梦

准妈妈在孕期总是有着这样或那样的担心，诸如：胎宝宝能否健全，会不会发育异常或畸形，营养是不是够了，等等。这些问题可能都会给准妈妈带来困扰。

又或者在怀孕过程中因感冒等疾病，服用过药物以后，疑虑药物对胎宝宝有影响。还常常担心自己无法承受妊娠的负担，担心分娩时无法顺产。

这种心理压力和思想负担都成为了噩梦的潜在诱因。准妈妈甚至还可能做一些非常惊险的噩梦，导致睡眠质量下降。长期睡眠不足及心理压力过大，自然会对胎宝宝的健康发育产生不利影响。

怎样避免做噩梦

要对付这些由心而生的噩梦，准妈妈最需要做的就是解除心中的疑虑。对孕期担忧的问题都要说出来，与准爸爸及身边的人多交流。不能解决的应该去医院做咨询，尽量放松自己的心态。

如果并非以上原因引起的经常性噩梦，那就要警惕心、脑血管疾病的可能性，建议尽早到医院检查、治疗，以保证安全度过孕期。

孕晚期准妈妈不宜出远门

孕晚期准妈妈为安全考虑，最好不要出远门。

为什么不宜出远门

出远门免不了要进行长时间的车船颠簸，这会影响准妈妈的休息，使得精神不佳。而且，车船中由于人员过度集中，空气也不洁净，各种致病菌也较多，准妈妈不可能随意清洗和讲究卫生，会危及健康。正是因为旅途环境对准妈妈和胎宝宝的不利刺激，往往造成车上分娩的紧急情况，所以报纸上常有准妈妈在长途汽车或火车上分娩的报道。

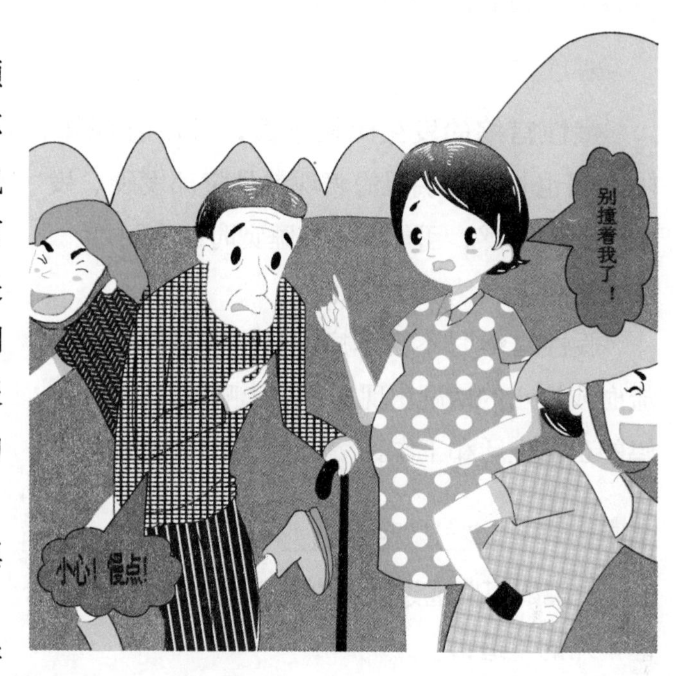

产妇分娩是关乎人命的大事，稍有不慎就会酿成大错。如果准妈妈在旅途中分娩，车上又没有医务人员，母子安危必将受到严重的威胁，因此，在妊娠晚期时，准妈妈尽量不要进行长途旅行。

必须出远门时怎么办

有的准妈妈不得不出远门，应从以下几方面做好长途旅行的预备：

♣ 孕32周以后不应乘飞机，孕36周以后不应乘火车。

♣ 提前动身，临近预产期最好另做适当的打算，以防路途不测造成早产。动身时，应随身带好临产前的物品，以防万一。例如剪刀、纱布、酒精、止血药品等。假如有懂接生的医务人员护送将更为理想。

♣ 由于各地气温存在较大差异，要多穿戴一些衣物，严防着凉、受寒，防止感冒。

♣ 在旅途中还要注重饮食卫生和规律性饮食，不要饥一顿饱一顿。

发生假性宫缩时别紧张

假性宫缩是一种很正常的现象，多数人在怀孕期间都会经历。一般从孕28周开始出现一直到真正分娩前，会连续发生多天。

假性宫缩的特点

假性宫缩的发生比较频繁，且没有规律，间隔时间也长。最明显的表现就是腹部发硬、发紧，有下坠感，可能发生在睡觉时，也可能走着走着就突然出现宫缩。

假性宫缩时不会疼痛，也没有阴道流血或流水的情况出现，不会影响准妈妈的正常生活和工作。

准妈妈要注意预防假性宫缩的发生，无论是工作还是生活，都不要使自己过分劳累，如走太远的路、长时间坐着或者站着，这些情况都比较容易引起宫缩。也不要经常摸肚子，因为不断地刺激腹肌和子宫也会引起宫缩。

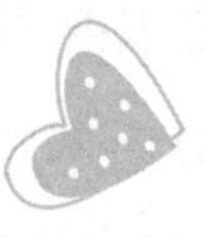

假性宫缩出现时怎么办

准妈妈可以通过以下方法来减轻假性宫缩的不适：

♣ 出现假性宫缩时千万别紧张，那样会让宫缩更加频繁。先放松心情，安静地坐下来或躺下来，调整呼吸，休息一会儿。如果是在行走的过程中，要马上停下来，静静地站一会儿，不要害怕，不适的感觉很快就会过去。

♣ 喝一两杯水，因为脱水可能会引起宫缩；也可以喝一杯温牛奶。

♣ 如果准妈妈尝试了这些措施依旧不能改善宫缩的痛苦，准妈妈可以咨询自己的妇产科医生。如果宫缩频繁，或者有疼痛感时，应立刻休息，必要时应及时去医院就诊。医院往往会让你吸氧或者使用药物来抑制宫缩。

孕晚期适合做哪些运动

随着妊娠月份的增加，准妈妈的肚子逐渐突出，使身体的重心向前移，准妈妈的背部及腰部的肌肉常处在紧张的状态。此外，增大的子宫对腰部神经的压迫也是造成腰背疼痛的原因。这时候运动的目的是舒展和活动筋骨。

孕晚期可选择舒缓的运动

建议孕晚期的准妈妈选择舒展运动，加强盆底肌肉训练，同时加强腿部、手臂等肌肉训练，为分娩做好体能和肌肉训练。如散散步、做做孕妇体操等，动作要慢，时间也不宜过长，避免剧烈运动导致胎宝宝早产。

怎样做

简单的伸展运动：坐在垫子上屈伸双腿；平躺下来，轻轻扭动骨盆等简单动作。这些运动能加强骨盆关节和腰部肌肉的柔韧性，既能松弛骨盆和腰部关节，又可以使产道出口肌肉柔软，同时还能锻炼下腹部肌肉。每次做操时间在5～10分钟就可以了。

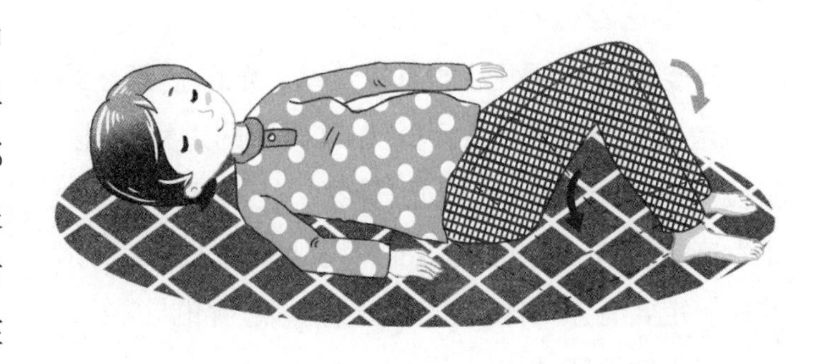

还可以做一些适合孕晚期的瑜伽动作，孕期瑜伽对于分娩时调整呼吸很有帮助，还有一些棋类活动也非常适合孕晚期做，能够起到安定心神的作用。

运动注意事项

近预产期的准妈妈，体重增加，身体负担很重，这时候运动一定要注意安全，本着对分娩有利的原则，千万不能过于疲劳，也不要久站久坐或长时间走路。在运动时，准妈妈一定要控制好运动强度，以脉搏不要超过140次/分，体温不要超过38℃，时间在30～40分钟为宜。

孕晚期不能做的运动

临近产期，此时的运动应以缓慢为原则，以下几种运动准妈妈最好不要做：

♣ 跑步。这时候准妈妈千万不能再跑步了，无论是在平地上还是在跑步机上。即使在有些紧急情况下，比如赶公共汽车，也不能像孕前那样争先恐后，要时时刻刻为腹中的胎宝宝着想。

♣ 攀高。一定要避免爬上爬下的运动，比如踩着凳子从高处拿东西或晾晒衣物，一是容易摔倒，二是腰腹部受到拉扯容易伤及腹中的胎宝宝。

♣ 瞬间爆发力运动。羽毛球、网球、乒乓球等运动都属于瞬间爆发力极大的运动，突然用力会引起胎动不安，严重的会导致早产。此外，像骑车、滑雪等需要用到腰腹力量的运动，也不适合准妈妈做。

爬楼梯是很不错的有氧运动

爬楼梯是一项很好的有氧运动，危险性低，最主要的是准妈妈能轻松做到。在爬楼梯的过程中能加强心肺功能，也能活动到骨盆，长期坚持会让生产轻松许多。但是，准妈妈爬楼梯的时候，一定要有人陪伴。还有，缺钙、过胖的准妈妈不建议爬楼梯。

准妈妈爬楼梯时，腰部要挺直，脚尖先踩地，脚后跟再落地。落地后立即伸直膝关节，并将全身的重量移到该脚上，再以同样的方式举起另一只脚。最好是扶着扶手慢慢爬梯而上，这样会比较安全。下楼梯时，因为隆起的腹部会挡住视线，所以一定要确定是否踩实，手仍需攀着扶手，但不要过于弯腰或挺胸凸肚，看准阶梯再跨步，看得准自然就走得稳。

特别提示

准妈妈若是体力不佳，别勉强一口气爬完全程楼梯，累了就要休息。尤其是在8个月以后，准妈妈的腹部容易发硬，更要量力而行。

孕晚期怎样保护腰不受伤害

准妈妈在孕期做些小动作可以帮助准妈妈增加腰部力量，缓解腰部的酸痛。因为腰部是承受胎宝宝力量的主要支柱，特别是准妈妈在怀孕后期，体重增加快速，再加上胎宝宝的重量，对腰部和膝关节都会造成不小的负担，因此准妈妈在孕期要特别注意保护好腰，以免引起腰部酸痛。

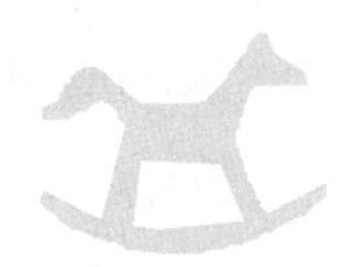

准妈妈可通过经常做以下小动作来护腰、缓解腰部酸痛：

♣ 双手扶椅背，在慢慢吸气的同时使身体的重心集中在双手上，脚尖立起，抬高身体，腰部挺直，使下腹部靠住椅背，然后慢慢呼气，手臂放松，脚还原。每日早晚各做五六次，可减轻腰部的酸痛。

♣ 仰卧，双腿弯曲，腿平放床上，利用脚和臂的力量轻轻抬高背部，可以减轻腰酸背痛。准妈妈可以在怀孕6个月后开始做，每日五六次。

♣ 仰卧，双膝弯曲，双手抱住膝关节下缘，头向前伸贴近胸口，使脊柱、背部及臂部肌肉成弓形，伸展脊椎然后再放松，可以在怀孕4个月后开始做，每天练数次。这是减轻腰酸背痛的较好方法。

♣ 双膝平跪床上，双臂沿肩部垂直支撑上身，利用背部与腹部的摆动活动腰背部肌肉。在怀孕6个月后开始做，可放松腰背肌肉。

特别提示

在日常生活中穿柔软轻便的低跟鞋或平跟鞋，避免经常弯腰或长久站立，可有效缓解腰痛。

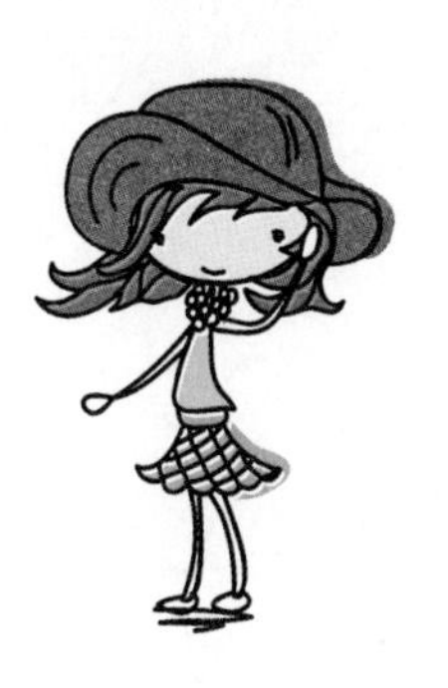

孕晚期阴道分泌物增多正常吗

很多准妈妈都发现，进入孕晚期之后阴道的分泌物明显增多，这是正常的现象，准妈妈不必担心。

因为孕期激素水平增加会使分泌物增加，这也是自我保护的表现。孕晚期分泌物特别多，主要是通过润滑阴道使分娩更顺利。

不过阴道分泌物增多会使菌群结构改变，形成利于细菌滋生的环境，从而容易产生炎症。准妈妈在平时一定要注意清洁，一般用清水清洗阴道就可以了，不要用任何冲洗器。如果准妈妈阴道有黄绿色的分泌物，或者是豆渣一样的分泌物，或者是有臭味、灼痛的感觉，就要去医院进行检查了。

选用医用弹力袜缓解静脉曲张

在选购医用弹力袜时，要根据病变部位选择袜子的长短并注意袜子弹力和压力的大小等。

♣ 选择合适的弹力袜。所谓合适，即穿上后感觉踝部压力最大，小腿次之，膝以上最小，并且不影响膝关节活动，坐下或下蹲时不会起褶，舒适贴身。如果穿上弹力袜后感觉整个袜子的压力基本一致，则为不合适，其弊大于利，不仅无法改善血液循环，反而阻碍血液运行。

♣ 根据病变部位选择袜子的长短。由于妊娠期静脉曲张病变多局限于小腿及踝部，所以一般选择膝长型的袜子即可达到治疗目的，个别累及大腿静脉的准妈妈可以选择腿长型弹力袜。

♣ 注意袜子弹力和压力的大小。妊娠晚期为预防下肢静脉曲张，应选择低压型弹力袜（预防型18毫米汞柱），治疗则用中压型（治疗型20～30毫米汞柱），不宜用高压型。

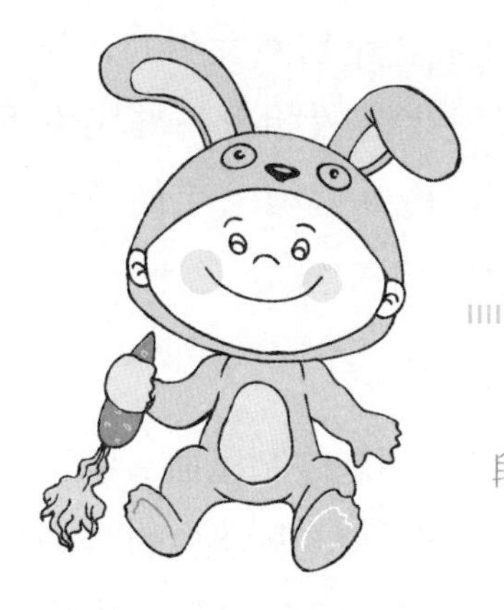

不可忽视的不适与疾病防治

这个月准妈妈要格外关注身体状况，此时是一些妊娠疾病的高发阶段，最好能坚持定期产检。

孕29～36周每半月检查1次

准妈妈从孕8月开始到孕9月末最好每半月做一次产检：

第六次产检时间：29～30周

第七次产检时间：31～32周

第八次产检时间：33～34周

第九次产检时间：35～36周

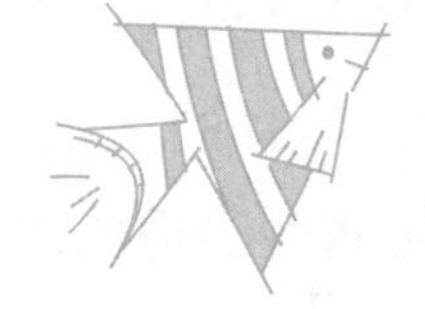

孕8月至孕9月产检项目：

孕晚期（29～36周）	体格检查	测量血压和体重
	产科检查	测量宫高、腹围、胎位、先露入盆情况、骨盆情况
	血、尿常规，B超	测量胎宝宝宫内发育情况
	胎心监护	一般从怀孕第28周开始数胎动，直至分娩。这一时期准妈妈对胎动异常要特别警觉

由于大部分的先兆子痫会在孕期28周以后发生，所以，孕晚期应该重点检测血压、蛋白尿、尿糖、心电图、肝胆B超等，看看有没有水肿现象。进入孕8月，医生还可以通过胎心监护和脐血流图观察宝宝的情况，可观察是否缺氧等。

再做一次详细的超声波检查

到了孕34周时，建议准妈妈做一次详细的超声波检查，以评估胎宝宝当时的体重及发育状况，并预估胎宝宝至足月生产时的重量。

因为这时胎宝宝大多数异常表现均已显而易见。而用超声波检查，可以找到异常情况，除了能知道胎宝宝的发育情况外，还能够判定胎盘位置是否正常，发现胎位是否正常，若不正常还有及时矫正的机会。

前置胎盘怎么办

在孕8月的产检中，医生会要求准妈妈注意无痛性阴道流血，因为妊娠晚期的无痛性阴道流血是前置胎盘的典型症状，如出血早、量多，则完全性前置胎盘的可能性大。这时，应及时去医院确诊。

为什么会发生前置胎盘

医学上尚无清楚的解释，较常见的危险因子为：前胎剖宫产、多次人工流产、多胞胎或进行过子宫内的手术等。

因此提醒，为减少前置胎盘的发生，要求年轻女性避免堕胎等刮除子宫手术，以减少日后不良的孕产问题发生。

不过，有的前置胎盘是自然发生的，并没有特定原因，所以发生前置胎盘，准妈妈不要自责，只要按时产检并遵照医生的指示，还是有很大机会顺利生下宝宝的。

前置胎盘怎么治疗

前置胎盘的治疗原则是控制出血、纠正贫血、预防感染，正确选择结束分娩的时间和方法。并且要在母亲安全的前提下，尽量避免胎宝宝早产，以减少其死亡率。具体的治疗方法可根据准妈妈的具体情况分为期待疗法和终止妊娠法。

♣ 期待疗法：妊娠36周前，胎宝宝体重小于2500克，阴道出血量不多，准妈妈全身情况好，胎宝宝存活者，可采取期待疗法。

绝对卧床休息；抑制宫缩；纠正贫血，必要时输血；抗生素预防感染；促进胎肺成熟。

♣ 终止妊娠法：严密观察病情，同时进行有关辅助检查，如B超检查、胎宝宝成熟度检查等，如大量出血、反复出血，或临产时，应酌情终止妊娠。终止妊娠适于入院时大出血休克、前置胎盘期待疗法中又发生大出血休克，或近预产期反复出血，或临产后出血较多的准妈妈。

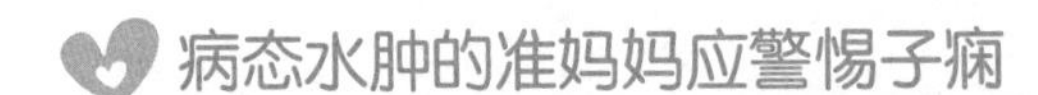

病态水肿的准妈妈应警惕子痫

妊娠期，准妈妈会出现下肢水肿的现象，一般出现这种情况，基本上都是因为体内对水分和盐类的代谢能力要比没有妊娠时低，因此容易造成水分在身体里潴留。

生理性水肿和病态水肿

休息一个晚上即可消失，医学检查时，血压、尿液均无异常的水肿，医学上称为生理性水肿，这不是病态。

但有少数准妈妈，水肿很厉害，有时脚肿得都穿不上鞋子，水肿出现后不仅没有消失，反而逐渐加重，严重者出现全身水肿，这就是病态的了，此时准妈妈进行医学检查和实验室化验可能会有血压升高、小便化验尿中有蛋白等情况，发展到严重阶段时就可出现抽风，医学上称为子痫。

发生子痫时的症状

怀孕后期、临产时或产后，准妈妈突然出现眩晕、头痛、眼睛上翻、牙关紧闭、四肢抽搐，甚至昏迷不醒的症状，就是患上了子痫。

一般，子痫发作前通常会出现一些征兆，这种预兆出现被称为先兆子痫。患先兆子痫的准妈妈通常有水肿、血压高、蛋白尿等妊娠高血压疾病症状，此外还会出现剧烈头痛、头晕、呕吐、右上腹痛、胸闷、视力模糊、眼冒金星、易激动等突发症状。如果先兆子痫得不到及时处理，很快就会出现抽搐、口吐白沫、昏迷（昏迷后常有鼾声）等子痫症状。少数患者在抽搐一段时间后可以很快清醒，也可能清醒片刻后再次发生抽搐。抽搐发作时，准妈妈很可能出现摔伤和骨折。如果在昏迷中发生呕吐，还有可能造成窒息。

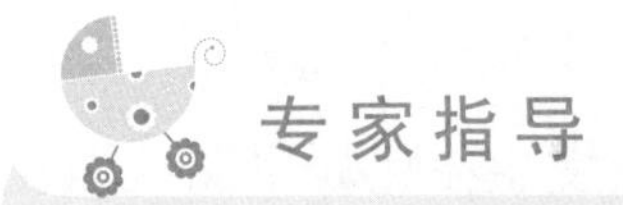

专家指导

子痫和先兆子痫都是妊娠高血压疾病的重症表现，孕期患有妊娠高血压疾病的准妈妈应当特别留意，尽量避免子痫和先兆子痫的发生。

准妈妈患肾盂肾炎不能忽视

肾盂肾炎是妇女妊娠期最常见的泌尿系统并发症。它的发病率为1%～6%，多发生在妊娠晚期。

为什么准妈妈易患肾盂肾炎

一组调查显示：准妈妈患肾盂肾炎的发病率为10.2%。那么为什么准妈妈易患肾盂肾炎呢?主要与以下妊娠生理变化有关：

♣ 孕期雌、孕激素的分泌量增加，使肾盂、肾盏、输尿管、膀胱的肌层肥厚、松弛、蠕动减少。

♣ 逐渐增大的子宫压迫输尿管，形成机械性梗阻，使肾盂、输尿管尿液排泄不畅。

♣ 妊娠中期以后，膀胱有上移变位，易造成排尿不畅或尿潴留。

♣ 妊娠期间尿液中的葡萄糖、氨基酸和维生素等营养成分增多，加之尿液流动缓慢，十分有利于细菌的生长，所以怀孕期更易发生尿路感染。

肾盂肾炎的危害和症状

肾盂肾炎发生在妊娠早期可引发流产，发生在妊娠晚期可引起早产，此病反复发作可引起妊娠高血压，所以准妈妈应注意预防肾盂肾炎，它的症状如下：

♣ 多发生于妊娠5个月之后。

♣ 有全身感染症状，如突然发病、畏寒、发热、体温高达39～40℃、疲乏无力、纳差、恶心及呕吐等。

♣ 有明显的腰部酸痛、尿频、尿急及尿痛等膀胱刺激症状。

♣ 有明显的肾区压痛及叩击痛。

♣ 有不同程度的脓尿，轻度蛋白尿。

♣ 尿培养细菌阳性。

如何预防肾盂肾炎

准妈妈在妊娠期要多喝水，保持大便通畅；另外，要加强体育锻炼，增强体质，如发现有尿急、尿频症状要及早彻底治疗。

孕期腰痛怎么办

孕期的腰痛没有危险性，适当休息，少活动，必要时可用托腹带托起增大的子宫，减少腰肌的受力，还可用骨盆恢复带固定骨盆，腰痛就会有所改善。

通过注意一些生活上的小细节，可以减轻准妈妈的腰痛：

♣ 在孕早期时就要坚持做适当运动，如晚餐后和丈夫一起到外面散步，以加强腰背部的柔韧度。

♣ 少干活、多休息，还要少拎重物，避免长时间保持一个姿势，避免腰背部受凉。

♣ 注意保暖，平卧睡觉时可在膝关节后方垫个枕头或软垫，使髋关节、膝关节屈曲起来，帮助减少腰背后伸，使腰背肌肉韧带得到充分休息。准妈妈不要穿高跟鞋，穿高跟鞋会加重腰疼。

♣ 看电视时让椅背与坐垫呈120度角，让身体稍稍后仰。坐在沙发上时腰后面垫个小靠垫。特别强调，如果腰背痛持续不能缓解，最好去看医生。

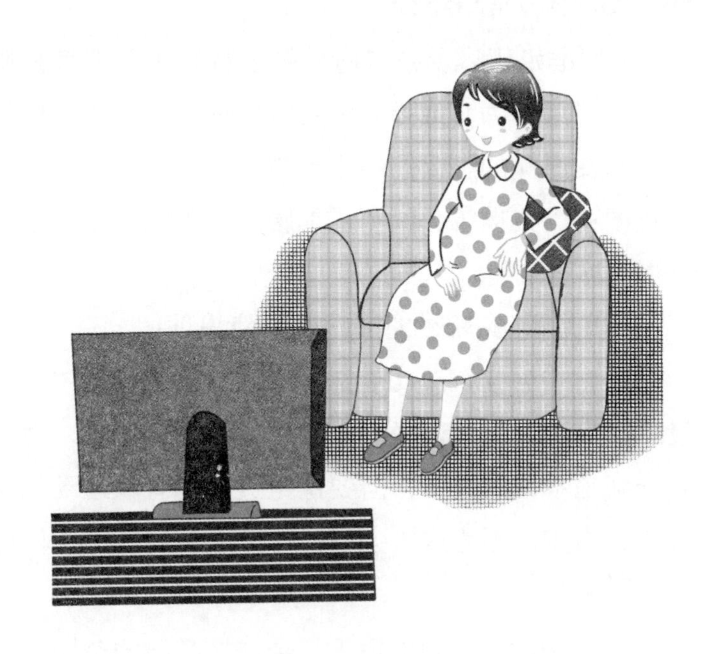

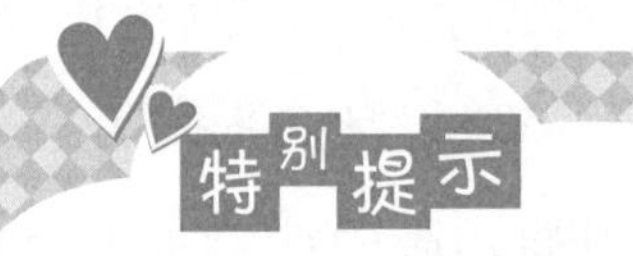

怀孕造成的生理性腰疼，分娩后就会消失，因此不用治疗，特别是不要自行服药、贴膏药。

如何预防静脉曲张

孕期准妈妈容易被静脉曲张困扰，出现轻度静脉曲张时，可用弹力套或弹力绷带按着曲张部位大小缝拼成套，套在患侧的腿上。曲张严重的要卧床休息，并尽量防止便秘、咳嗽等，以免增加腹部压力而加重病情，甚至引起静脉破裂。

以下是预防静脉曲张的一些注意事项：

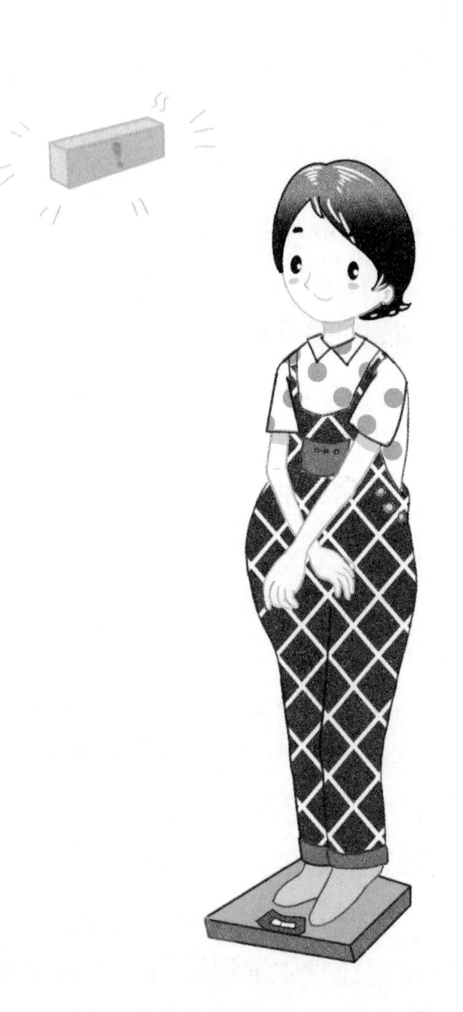

♣ 每天做适度温和的运动。坚持锻炼有助于避免过量脂肪堆积、保持良好的血液循环并强韧血管。慢走、游泳都是不错的选择，但要避免过度的有氧运动如骑自行车、跑步，因为这些会增强腿部静脉的压力，使静脉曲张加重。

♣ 控制体重。如果超重，会增加身体的负担，使静脉曲张更加严重。准妈妈应使妊娠期的体重增加控制在正常范围：11.25～15.25千克。

♣ 不要穿紧身的衣服。腰带、鞋子都不可过紧，而且最好穿低跟鞋。准妈妈也可以在医生指导下穿着渐进压力式的医疗弹性袜来减轻静脉曲张症状。

♣ 睡觉时尽量侧躺，避免压迫到腹部下腔静脉，减少双腿静脉的压力。建议准妈妈睡觉时用枕头将脚部垫高。

♣ 尽量避免长期坐姿、站姿或双腿交叉压迫。准妈妈休息的时候可将双腿抬高，能帮助血液回流至心脏。

♣ 不要提重物。重物会加重身体对下肢的压力，不利于症状的缓解。

♣ 避免高温。高温易使血管扩张，加重病情。

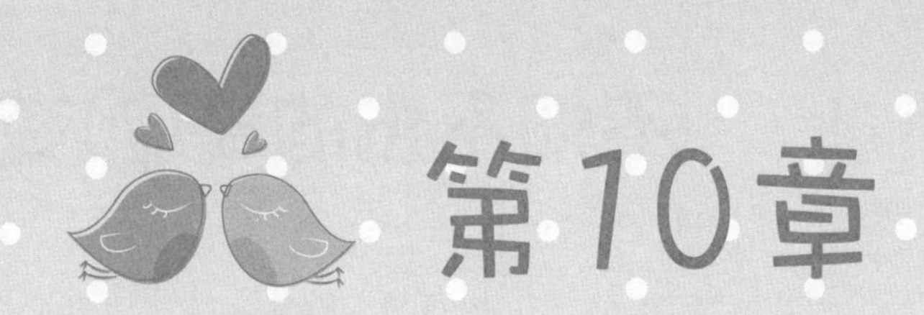

第10章

孕9月：小家伙变得圆润起来

随着孕期的推进，准妈妈通过产检会发现腹中的胎宝宝变得越来越圆润，像一个新生儿。在这期间，准妈妈要适当控制体重增长，合理调配饮食，保证优质营养，既是为了胎宝宝的健康，也是为了顺利分娩。

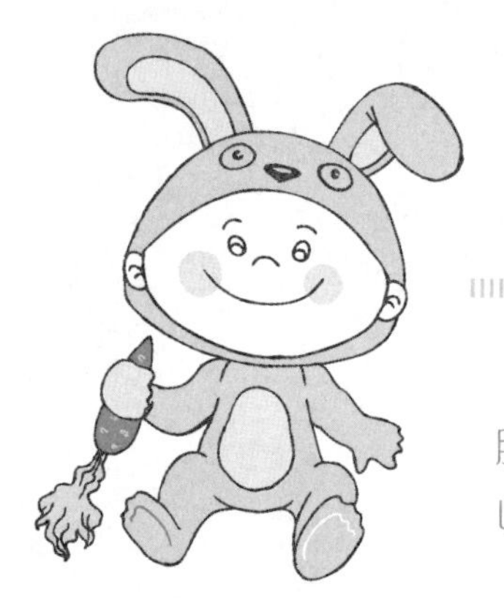

不知不觉的奇妙变化

胎宝宝的头部开始逐渐下降入盆腔，胃和心脏的压迫感减轻，胃胀、食欲不振的感觉得到缓解，但是由于胎宝宝挤压到膀胱和直肠，所以准妈妈的尿频和便秘会加重。

准妈妈：身体感觉特别疲惫

准妈妈的肚子越来越大，子宫底的高度已经升到心口窝。

胃口变差

子宫胀大使胃、肺、心脏继续受到压迫，影响到准妈妈的胃口，吃一点就感觉到饱了，因此少食多餐很重要，还要注意不要一次性大量饮水，以免影响进食。

腰酸背痛

随着子宫的增大，肚子向前膨隆，为了保持稳定的直立位，准妈妈不得不拉紧腰背部肌肉以保持重心平衡，从而使得腰背部肌肉长期处于紧张状态，导致腰背肌疲劳、腰酸背痛。另外，胎宝宝头部开始进入骨盆，压迫腰骶脊椎骨，也是引起腰背痛的原因之一。

呼吸困难

同样是因为增大的子宫把膈肌顶高，使得胸腔体积减小，肺脏膨胀受到一定限制，这样进入肺泡的氧气减少了，使得氧气不足，准妈妈有时会觉得呼吸不畅或气短，喘不过气来。

阴道分泌物增加

由于胎头下降压迫膀胱，导致准妈妈阴道分泌物增加，尿频现象加重，甚至出现尿失禁。因此，要注意局部清洁，每天用清水冲洗外阴。

胎宝宝：完成了大部分的身体发育

到孕36周时，胎宝宝皮下脂肪沉积，小脸胖嘟嘟的，脸、胸、腹、手、足的胎毛逐渐褪尽，皮肤变成淡淡的粉红色，面部皱纹消失，看起来像是新生儿了。

发育渐近成熟

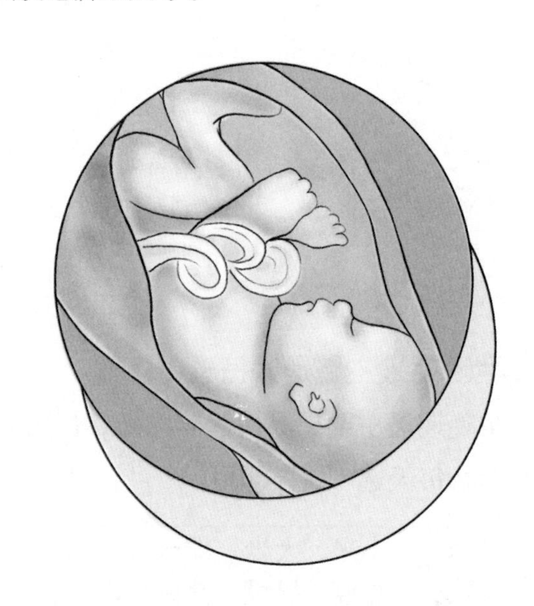

胎宝宝手脚肌肉发达，运动强健有力；听力充分发育，对外界的声音已经有了反应，而且能够表现出喜欢或是厌烦的表情；肺脏和肠胃功能进一步增强，已经具备呼吸、啼哭、吮吸和吞咽能力。性器官发育完全，男宝宝的睾丸已经降至阴囊，女宝宝的大阴唇隆起，左右紧贴在一起；肾脏发育完全，肝脏可以处理代谢废物了；如果胎宝宝在此时出生，可放在氧气浓度较高的暖箱里喂养，成活率将大大提高。

心搏逐渐变得有力

随着孕周的增加，胎宝宝的心搏逐渐变得有力，到了后期，即使不借助胎心仪，用耳朵直接贴在准妈妈腹壁也能听到胎心，忽快忽慢地跳动，像钟摆一样“哒、哒”的。一般说来，胎宝宝活动时心率明显加快，安静时心率则明显减慢。正常的胎心率应该是140～160次/分钟，小于120次/分钟或大于180次/分钟就需要多加注意了。

胎宝宝头部开始下降，进入骨盆

由于此时胎位已经调整，胎宝宝开始缓慢地向骨盆入口移动，胎宝宝已经不能像以前那样很自由地活动了，因此，准妈妈能够感受到的胎动与前几个月相比减少了许多。

到孕34周左右，胎宝宝的头部开始进入骨盆到达子宫颈，这是胎宝宝在为即将到来的分娩做准备。

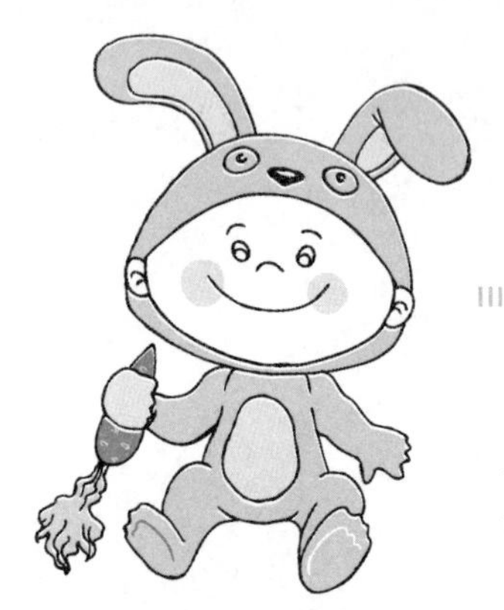

不可或缺的营养知识

这一时期胎宝宝发育迅速，体重增长加快，需要更多的营养，再加上准妈妈也该为分娩和产后蓄积体力，打好身体基础，因此这段时间的营养需求一定要得到满足。

孕晚期最主要是保持营养均衡

孕晚期最主要是保持营养均衡，食物的种类尽量多一些，准妈妈可以参照下面的列表，每一类食物每天选一两样即可。

粮豆类	小米、大米、糯米、黑米、小麦面、玉米面、燕麦面、荞麦面等米面类任选一种 红豆、绿豆、芸豆、青豆、黑豆等豆类任选一种
肉蛋类	鸡蛋、鸭蛋、鹅蛋、鹌鹑蛋等蛋类任选一种 鲤鱼、草鱼、鲫鱼、鲈鱼、鳜鱼、带鱼、黄花鱼、虾类、贝壳类、猪肉、牛肉、羊肉、各种禽类等任选一种
蔬菜类	芹菜、白菜、生菜、甘蓝、油菜、菠菜、茼蒿、木耳菜、莴笋叶等任选一种 白萝卜、胡萝卜、西红柿、辣椒、土豆、蘑菇、茄子、莲藕等任选一种 黄瓜、丝瓜、苦瓜、南瓜、冬瓜、西葫芦等任选一种
水果类	苹果、香蕉、梨、桃子、橘子、柚子、樱桃、枇杷、石榴、大枣、西瓜、甜瓜、葡萄、草莓、柿子、火龙果、猕猴桃、荔枝、桂圆、木瓜等任选两种
干果类	花生、核桃、瓜子、板栗、松子、腰果、开心果、杏仁、干枣等任选两种
奶　类	牛奶、羊奶、酸奶等任选一种
豆制类	豆腐、豆浆、豆皮、豆干等任选一种
油脂类	橄榄油、花生油、大豆油、玉米油、葵花子油、芝麻油、黄油等任选一种
调料类	葱、姜、蒜、盐、糖、酱油、醋、淀粉、料酒、辣椒等任选4种

摄入蛋白质，减少水钠潴留

在怀孕的最后几个月中，准妈妈很容易出现水肿现象，无论什么原因引起的水肿，药物治疗都不能彻底解决问题，而应通过调整生活行为和饮食来改善水肿。

在饮食上，建议准妈妈除了控制食盐及含钠食品的进食量、少食咸菜外，也要注意保证蛋白质的摄入，孕晚期蛋白质需求量为100克/天。合理的蛋白质摄入，可以提高血浆中白蛋白含量，改变胶体渗透压，才能将组织里的水分带回到血液中。

多吃富含胶原蛋白的食物

孕晚期胎儿生长很快，准妈妈肚子也飞速变大，皮肤被撑开，如果准妈妈皮肤缺乏弹性，皮肤的结缔组织就容易出现断裂。准妈妈孕晚期多吃一些富含胶原蛋白和弹性蛋白的食物，如猪蹄、动物蹄筋、猪皮和鱼皮冻等，对提高皮肤弹性也有一定的效果。

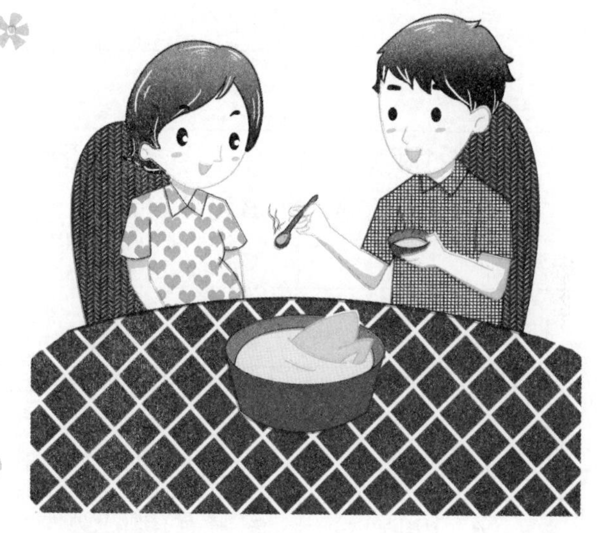

胶原蛋白能使细胞变得丰满，从而使肌肤充盈，皱纹减少；弹性蛋白可使人的皮肤弹性增强，从而使皮肤光滑而富有弹性。

富含胶原蛋白的食物主要有牛蹄筋、鸡爪、鸡翅、鸡皮、鱼皮以及软骨等。为了使食物中的胶原蛋白释放出来，用炖、煮、烧和煲汤的烹调方法最佳。但要注意，这些食物脂肪含量较高，不适合经常食用。

哪种胶原蛋白人体吸收得更好呢？鱼类胶原蛋白，因为鱼类胶原蛋白组成结构与人体最接近，是最容易被身体组织辨识吸收的。鱼类胶原蛋白的来源主要是深海鱼类的软骨。

一日饮食搭配

这个月，准妈妈的营养配餐应该以使胎宝宝保持一个适当的出生体重为准，为了达到这个目的，准妈妈应该继续保持以前的良好饮食方式和饮食习惯，一次不要吃得过饱，尽量少食多餐。

早餐

花卷1个（100克）	煮鸡蛋1个（70克）	豆浆1杯（250克）	西瓜西米露1碗（50克）
补充碳水化合物、膳食纤维、维生素	补充蛋白质、脂肪	补充水分、蛋白质、脂肪	补充蛋白质、维生素A、维生素C和矿物质

加餐

早餐后或午餐前一两个小时	橘子1个	补充水分、维生素、膳食纤维

午餐

大米饭1碗（150克）	菜花虾仁1碟（200克）	冬菇扒茼蒿1碟（100克）
补充碳水化合物、B族维生素	补充蛋白质、膳食纤维	补充各种维生素

加餐

午餐后或晚餐前一两个小时	榛子5个（50克）	补充蛋白质、脂肪

晚餐

饺子10个（150克）	红烧五花腩1碟（100克）	韭菜银牙1碟（100克）	紫菜虾皮汤1碗（100毫升）
补充碳水化合物、B族维生素	补充蛋白质、脂肪、钾、铁	补充维生素、蛋白质	补充锌、钙

加餐

晚餐后1小时	全麦面包1片（25克）	补充B族维生素、膳食纤维
临睡前1小时	牛奶1杯（100克）	补充蛋白质、钙

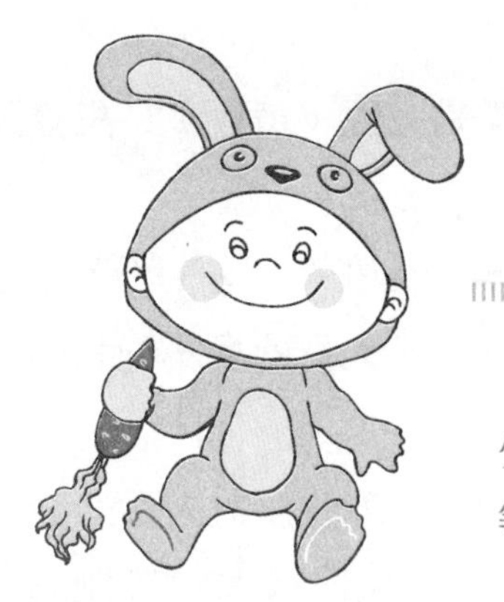

不可不知的饮食细节

临近预产期，准妈妈要继续保持以前的良好饮食方式和饮食习惯，少食多餐，注意饮食卫生，减少因吃太多或是饮食不洁造成的肠胃感染等给分娩带来的不利影响。

科学吃粗粮能缓解便秘

粗粮含有丰富的膳食纤维，可以促进准妈妈的肠胃蠕动，从而缓解便秘。所以，准妈妈在孕期适当吃些粗粮，是有利于通便的，而且粗粮可以弥补细粮中的营养缺失，对准妈妈及胎宝宝的健康也非常有益处。

因为粗粮中丰富的膳食纤维可能影响到准妈妈对脂肪、矿物质元素的吸收。比如，燕麦吃多了会影响铁和钙质的吸收，缺铁或缺钙的准妈妈就必须十分注意。总之，准妈妈吃粗粮确实能缓解便秘，但要注意：

♣ 不能吃太多，吃多了对准妈妈的健康不利。

♣ 不要和补钙、补铁的食物一起食用。中间最好隔上40分钟左右。孕晚期每日食用粗粮的量要控制在50克以内。

有一些粗粮被商家做成了罐头制品，比如红豆、绿豆等制成八宝粥或者其他甜品，味道很诱人，但实际生产时，往往要加入许多人工合成色素、香精、甜味剂和防腐剂，存放时间也比较长。为了自己和胎宝宝的健康，准妈妈最好不要贪吃罐头制品，包括一些鱼类、水果类。

可经常适量食用豆类与豆制品

豆类包括许多种，根据其营养成分及含量大致可分为两类：一类是大豆（黄豆）、黑豆及青豆，另一类包括豌豆、蚕豆、绿豆、豇豆、小豆、芸豆等。

孕期准妈妈多食用豆及豆制品，可以补充蛋白质、脂类、钙及B族维生素等，有助于胎宝宝的发育，尤其是胎宝宝脑及神经系统的发育。脑及神经系统的发育依赖于大量的多不饱和脂肪酸及磷脂，孕期多吃豆制品可保证胎宝宝健康成长，使宝宝更聪明。

在食用豆制品时，注意要吃加热煮熟的食品，以免豆类中固有的抗营养物质对人体造成不良影响。在食用普通豆制品的同时，某些发酵的豆制品如豆腐乳也可以食用。发酵的豆制品不但易于消化，有利于提高大豆中钙、铁、镁、锌等的生物利用率，促进吸收，而且能使不利物质降解。

不可忽视豆浆的作用

准妈妈在孕期喝豆浆，对自身、对胎宝宝都有很多益处：

♣ 大豆富含优质蛋白质(含量高达40%)，是植物中唯一类似于动物蛋白质的完全蛋白质，并且大豆蛋白不含胆固醇，可降低人体血清中的胆固醇，这一点又优于动物蛋白。

♣ 豆浆中的蛋白质、铁、铜的含量均较高，同时还富含多种维生素等。所以，准妈妈常喝豆浆是防止贫血、低血压等多种病症的行之有效的措施。

♣ 大豆蛋白中人体必需的8种氨基酸配比均衡，非常适合人体的需要。人体对大豆蛋白的吸收多少与食用方式有关，制成豆浆蛋白消化率最好，高达95%左右。

特别提示

很多准妈妈把豆浆当水饮用，这样对身体并不好，准妈妈在孕期喝豆浆一定要注意不要喝太多，每天喝一杯豆浆（不要超过500毫升）不失为摄取优质蛋白的一个有效方法。

方便食品尽量少吃

准妈妈不适宜多吃方便食品。有吃方便食品习惯的准妈妈，为了宝宝的健康，一定要自律，或者要求家人加强监督。

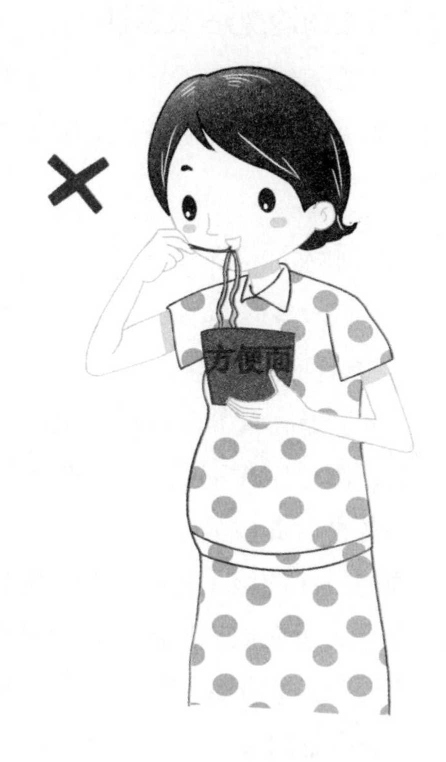

一般来说，方便食品如方便面主要成分是碳水化合物、少量味精、食盐和调味品。其口味的形成大多来自于牛肉汁、鸡肉汁、虾汁，而牛肉、鸡肉、虾肉的含量很少，且蔬菜也很少。因此，方便食品并不具备人体所需要的蛋白质、脂肪、矿物质、维生素和水等全面的营养成分。据营养专家调查，长期食用方便面的人群中，有60%的人营养不良，54%的人患缺铁性贫血，23%的人患维生素B_2缺乏症，16%的人缺锌。

准妈妈夏天可以喝绿豆汤解暑吗

绿豆汤解暑，但准妈妈在孕期要少喝，特别是对于那些体寒脾弱的人来说不适合常喝。如果准妈妈想在夏天喝绿豆汤解暑，可在煮绿豆的时候加些红豆、大枣，以补气养血。

孕晚期怎样喝汤更好

有的准妈妈在吃汤菜时，认为营养全部溶解在汤中，而只选择汤而摒弃菜。其实，虽然汤的营养价值很高，但仍有大部分的营养，特别是肉类食物的主要营养成分如蛋白质、铁质、钙质等都很难溶解在水中，而“滞留”在了汤渣里。而且吃渣的过程中可以增加膳食纤维的摄入，有利于促进胃肠蠕动，加速新陈代谢，缓解孕期便秘。

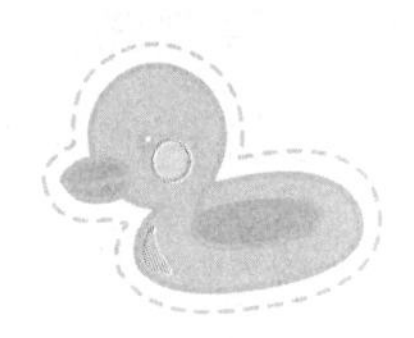

牛奶和酸奶宜交替饮用

牛奶和酸奶各有优点，牛奶可以补充所需的钙质；而酸奶中的乳酸菌对帮助消化非常有好处，每天早上喝一杯酸奶，对解决便秘非常有效。所以，专家建议准妈妈将牛奶和酸奶交替着喝。

如何饮用吸收更好

牛奶本身含钙丰富，且容易被机体吸收，因此，准妈妈应每天喝250～500毫升牛奶，以满足孕期对钙的需求量。

为了提高营养吸收率，最好不要空腹喝牛奶和酸奶，因为空腹喝奶会很快经胃和小肠排入大肠，结果各种营养成分来不及消化吸收就被排出体外。正确的方法应该是先吃一些食物再喝奶。过多的胃酸会导致蛋白质变性沉淀，营养不易被肠胃吸收，严重导致消化不良和腹泻。故牛奶应配些面包、饼干、点心等同食。

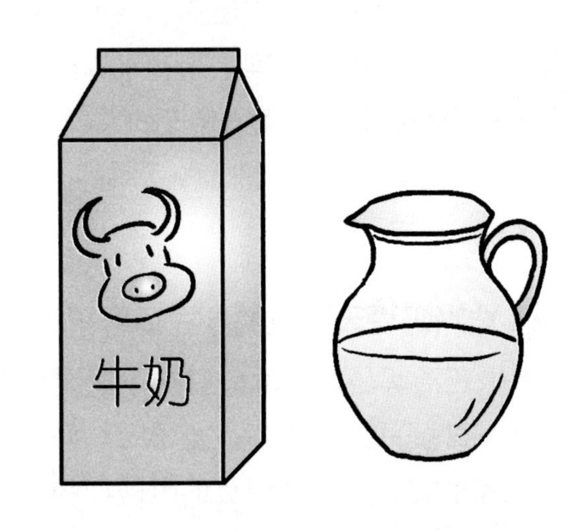

酸奶在营养价值上和鲜牛奶类似，还有抑制腐败菌繁殖、减少它在肠道中产生毒素的作用。所以准妈妈也可每天喝一杯酸奶。

饮用酸奶最佳的时间段是饭后30分钟到2个小时。因为，通常状况下人的胃液的pH值在1～3；空腹时，胃液为酸性，pH值在2以下，不适合酸奶中活性乳酸菌的生长。饭后2小时左右，人的胃液被稀释，pH值会上升到3～5，这时喝酸奶，最有利于吸收酸奶中的营养。

此外，从补钙的角度说，晚上喝酸奶好处更多。因为晚上人体血钙含量低，有利于食物中钙的吸收。同时，这一时间段中人体内影响钙吸收的因素也较少。

乳糖不耐受的准妈妈可以选择酸奶代替牛奶来补钙。

不要因为水肿而过度控制饮水

很多准妈妈发生水肿后不敢喝水，连牛奶、汤都不敢进食，这是不对的。

少喝水不会减轻水肿

水是人体必备的营养物质，参与人体多种物质的运载和代谢，并有助于调节体温。因此准妈妈每天必须喝足够的水，即每天2000毫升左右。

当然饮水量还要根据自己活动量的大小、体重、季节、地理环境的变化等因素来酌情增减，例如夏天汗多就应多补充水分。如果进水量过少，血液浓缩，血中代谢废物的浓度升高，排出就不太顺利，会增加尿路感染的机会。

怎样判断自己是否喝水不足

准妈妈可以通过尿液来判断喝水是否充足。如果尿液是无色或淡黄色的，表示摄取的水分是充足的；如果尿液颜色较深，呈茶色或苹果汁的颜色，表示饮水量较少，需要增加饮水量。

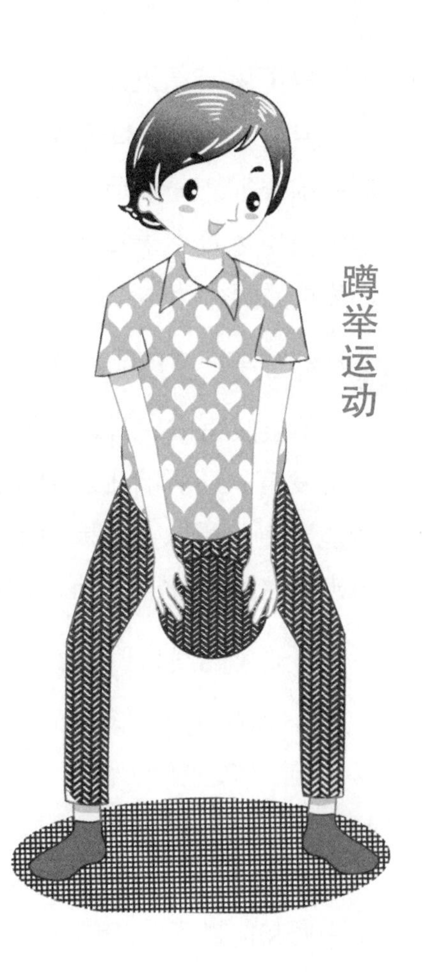

运动是消除水肿的最好办法

少喝水并不能减轻水肿现象，对于水肿的准妈妈来说，最好的方法就坚持运动，促进血液循环，减少水分潴留；并常改变姿势，避免长时间坐着或站着，坐着的时候也不要交叉双腿，以免阻碍下肢的血液循环。最好每天工作完之后将双腿抬高1小时，让下肢的血液循环更顺利，这对减轻水肿很有效。

妊娠期水肿和高血压同时出现怎么办

有些准妈妈平时血压一直正常，在妊娠24周后体重突然急速增加，出现水肿，同时发生高血压和蛋白尿，早晨起床时水肿也不消失，不仅下肢，连手、脸、腹部、大腿、外阴都看得出水肿，就应该考虑患了妊娠高血压疾病，要尽早到医院检查、治疗。

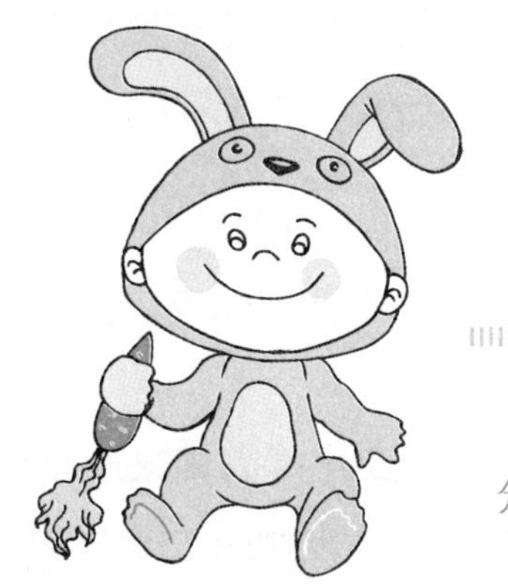

不可不懂的保健措施

在这个月，除了警惕一些异常情况外，准妈妈可以提前为分娩做充分的准备了。

胎宝宝发育迟缓怎么办

胎宝宝宫内发育迟缓，也叫作胎盘功能不良综合征。一般是指胎龄到达37周后，胎宝宝出生体重小于2500克，或低于同胎龄平均体重的两个标准差。

宫内发育迟缓的危害

胎宝宝宫内发育迟缓不仅影响胎宝宝的正常发育，还影响儿童期及青春期的体能与智能发育。所以，如果胎宝宝发育迟缓，准妈妈需在医生指导下悉心调养保胎。

导致宫内发育迟缓的原因

♣ 遗传因素：40%的胎宝宝宫内发育迟缓来自双亲遗传因素，尤以母亲遗传影响较大。

♣ 营养因素：准妈妈营养不良，尤其是蛋白质和能量不足，或缺乏微量元素等。

♣ 慢性血管疾病：如妊娠高血压疾病，可影响子宫胎盘血流及其功能，胎宝宝因长期缺血和营养不良，造成宫内发育迟缓。

♣ 妊娠并发症：严重贫血、多胎妊娠、严重心脏病、产前出血等并发症状均可导致胎宝宝宫内发育迟缓。

准妈妈怎么做

确诊为胎宝宝宫内发育迟缓的准妈妈除了遵医嘱休养治疗外，还要注意：

♣ 禁烟、戒酒。

♣ 卧床休息，采取侧卧位，使宫体松弛，血管扩张，以利于改善胎盘血液供应。

♣ 补充营养，除食疗外，还可输注葡萄糖溶液及氨基酸等，以促进胎宝宝生长发育。

♣ 每天给予间断吸氧，预防或缓解胎宝宝宫内缺氧。

胎宝宝个头太大怎么办

预防巨大儿出现的关键在于观念的转变：孕期不是吃得越多越好，休息得越多越好。

什么导致了巨大儿的形成

造成巨大儿出生的原因主要有两个：一是准妈妈营养过剩(占多数)。因为准妈妈吃得太多、太好，运动又太少，造成摄入与消耗不均衡，导致超重。二是妊娠期糖尿病(占少数)。准妈妈平时血糖正常，但怀孕后因体内胰腺功能不正常致血糖偏高。

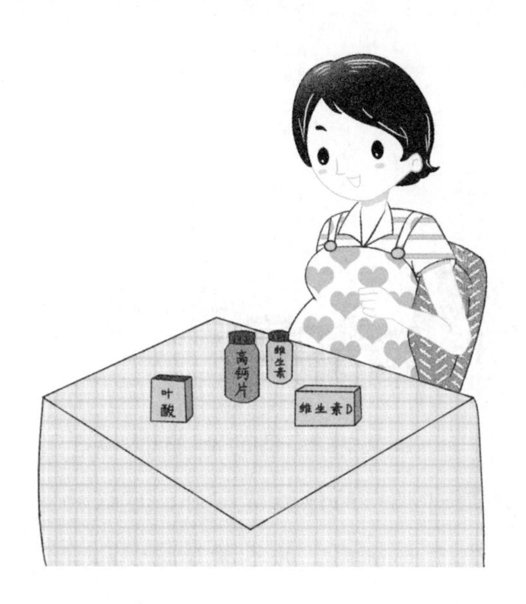

准妈妈怎么做

要想预防巨大儿，孕期就得做好体重增长计划，避免增重过多；还应密切关注胎宝宝的生长发育进程，发现胎宝宝增长过快要及时去医院做一次糖耐量的检测和营养咨询，合理调整饮食和营养配比，避免隐性糖尿病的发生。

孕晚期怎样预防胎膜早破

胎膜早破就是通常所说的提前破水，是指还未真正开始分娩，胎膜就破了，阴道中的细菌会侵入子宫，给胎宝宝带来危险，因此要尽量预防，准妈妈一旦怀疑自己是破水，应该立刻去医院就诊。

怎么预防胎膜早破

预防早期破水的发生，准妈妈需做好以下几点：

♣ 定期到医院接受产前检查。

♣ 注意孕期卫生，避免发生霉菌性阴道炎和其他妇科炎症。

♣ 注意保持膳食的平衡，保证充足的维生素C和维生素D的摄入，保持胎膜的韧度。

♣ 怀孕期间如果分泌物比较多，有感染的现象，应该及时到医院就诊，接受治疗。

♣ 怀孕后期(最后一个月) 一定要禁止性生活，避免对子宫的任何压力。

♣ 如果是多胞胎，要多卧床休息。

♣ 避免过度劳累和对腹部的冲撞。

骨盆大小跟分娩难易度有关吗

产前检查中很重要的一项是测量骨盆直径，以确定分娩方式。骨盆在结构上有两个直径，前后径短、左右径宽，利于胎宝宝通过，可以自然生产；如果天生骨盆窄小，前后径长、左右径窄，胎宝宝就不易娩出，可选择剖宫产。因此，虽然骨盆的大小对生育没有直接的影响，但骨盆较大有利于自然分娩。

屁股大的比较好生吗

骨盆是准妈妈进行自然生产的一个重要因素，但是仅从外表目测的臀部大小，不能认定是否影响分娩，因为骨盆的形态无法由肉眼透视，“屁股大比较会生宝宝”的说法并不科学。

生育会让骨盆变形吗

有些妈妈把骨盆的变形原因归在了生育上，认为妊娠晚期和生产时骨盆扩大，关节和韧带都会松弛，造成骨盆歪斜了。其实这种说法很片面，生育不会带来这个后果，产后的放任不理以及缺少运动，再加上一些生活中的不良习惯，才会导致骨盆变形、身材走样。

胎头什么时间开始入盆

一般来说，在孕9月的第一周或者是第二周，胎宝宝的头部就能入盆了。不过也因人而异，晚的可能会在37～38周入盆，还有的可能直到开始生产前都不会入盆。不过即使胎宝宝早早入盆，并不意味着准妈妈就会提前生产。

胎头入盆的时候，由于胎头下降，压迫到了膀胱，准妈妈会觉得尿意频繁，还会感到骨盆和耻骨联合处酸疼不适，不规则宫缩的次数也在增多。这些都表明胎宝宝在逐渐下降。

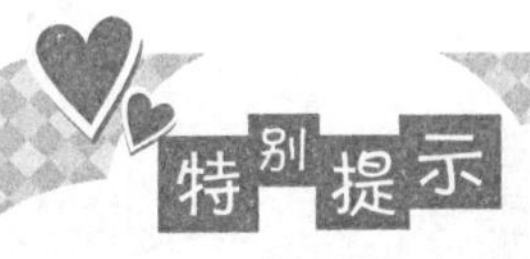

如果准妈妈的体格很棒，腹部肌肉的弹性非常好，建议放松腹部肌肉，并尽量让腹部向前挺，减轻胎宝宝入盆的困难。

坚持做胎心监护

胎心监护是胎心胎动宫缩图的简称，医生会利用电子监护仪将胎心率曲线和宫缩率压力波形记录下来供临床分析，可以了解胎动时、宫缩时胎心的反应，以推测胎宝宝宫内有无缺氧，是正确评估胎宝宝宫内情况的重要检测手段。

在做胎心监护时，医生会让准妈妈躺在检查床上，露出肚子，然后在肚子上绑上两个探头，一个绑在下腹部，即子宫顶端的位置，是压力感受器，主要是为了了解有无宫缩及宫缩的强度；另一个放置在腹部对应胎宝宝胸部或背部的位置，进行胎心的测量，持续进行约20分钟。如果胎心音每分钟在120～160次，或胎动20分钟3次以上，就说明胎宝宝基本正常，没有缺氧现象，否则医生会建议准妈妈做进一步的检查，确定是否需要提前分娩。

乳腺增生会不会影响产后哺乳

准妈妈在怀孕之后随着内分泌的变化，乳房也开始发生变化，如乳房开始充分发育，逐渐胀大，准妈妈会感觉两乳胀痛不适，乳晕的范围也扩大，部分人会出现泌乳现象，如果有泌乳现象应保持乳房清洁，症状较重的准妈妈需要就医。

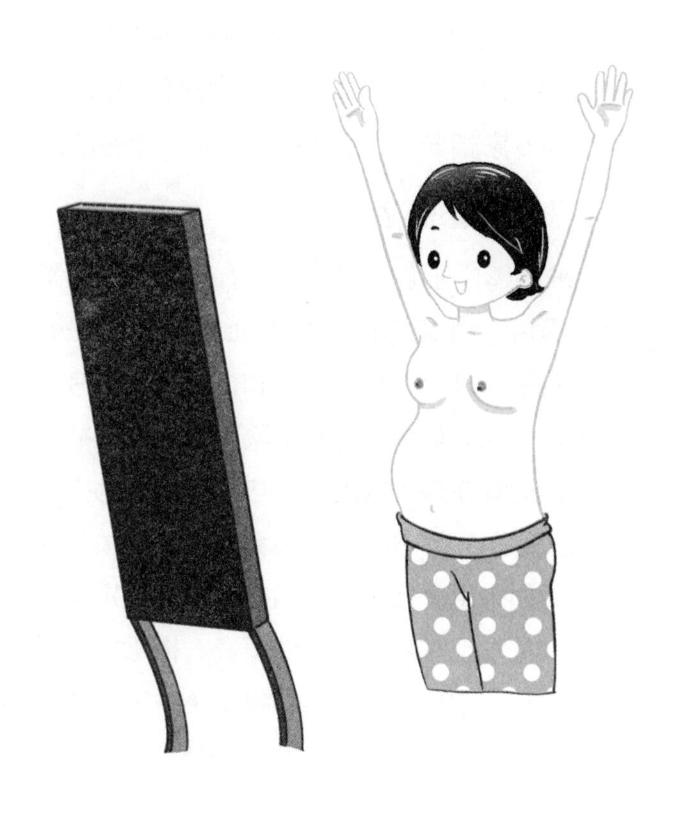

乳腺增生对胎宝宝及准妈妈本人均无任何不良影响，孕期及哺乳期不必治疗乳腺增生。产后母乳喂养对乳腺有极好的保护作用，原有的乳腺增生会变得较轻微或消失，常常不治而愈。

需要提醒准妈妈的是，哺乳最好保持一年以上，如果哺乳期时间过短或强行退乳，其危害极大，乳腺增生极易复发甚至加重。平时应该多关注乳房的变化和保健。

如何选择适合自己的分娩医院

准妈妈最好从产前检查、分娩直到产后随诊都坚持定期去同一家医院。这样，医生会有准妈妈在整个孕期、临产前及分娩时各个方面的详细检查记录，对准妈妈的情况很熟悉。一旦在分娩时发生什么情况，能够很从容地做出处理。

在选择分娩医院时，还可从以下两个方面加深对医院的了解，然后再确定是否在这家医院分娩：

从医院着手

准妈妈应从多方面了解产科医院，衡量医院水平。通过多种渠道了解当地多个产科医院的情况。如咨询有过生产经验的朋友、熟人或亲戚，也可以通过网络查询等，分别了解一下产科医院以及医院的相关情况，如硬件设施、医生的技术水平等——住院条件、床位是否紧张、配餐情况、病房是否可以自由选择、紧急抢救设备或血源是否充足、能否选择分娩方法、分娩时能否家人陪伴、产后有无专人护理和剖宫产率是否很高、新生儿的检查制度是否完善、产后有无喂养专家指导等，这些都是评判一个医院医疗和服务水平高低的重要指标。

从自身情况判断

准妈妈应了解自身情况，有基础病的话需要选择综合医院。如果有妊娠期高血压疾病、妊娠期糖尿病、胎膜早破等产科并发症和合并症，适宜在妇产专科医院分娩。如果合并有如胰腺炎、心脏病等内外科疾病，适宜在综合医院的产科分娩，因为专科医院缺乏相关的医疗设备和技术力量，治疗相关疾病的药品也少。如果患有妊娠急性脂肪肝、急性重症肝炎等疾病，以及发现有各类病毒性肝炎、梅毒、艾滋病等合并传染病，应当前往消毒和隔离条件较好的传染病专科医院产科待产。

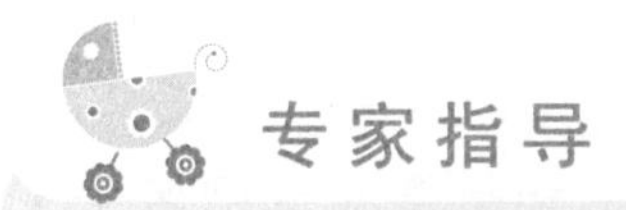

专家指导

在选择正规医院时，不要一味地选择那种大型妇产专科医院，要考虑到这类医院一般挂号比较困难、生产床位也比较紧张。

临产前准妈妈要做哪些准备

预产期日益临近，准妈妈需预先联系住院事宜，并准备一些入院必需品，具体需要做以下准备：

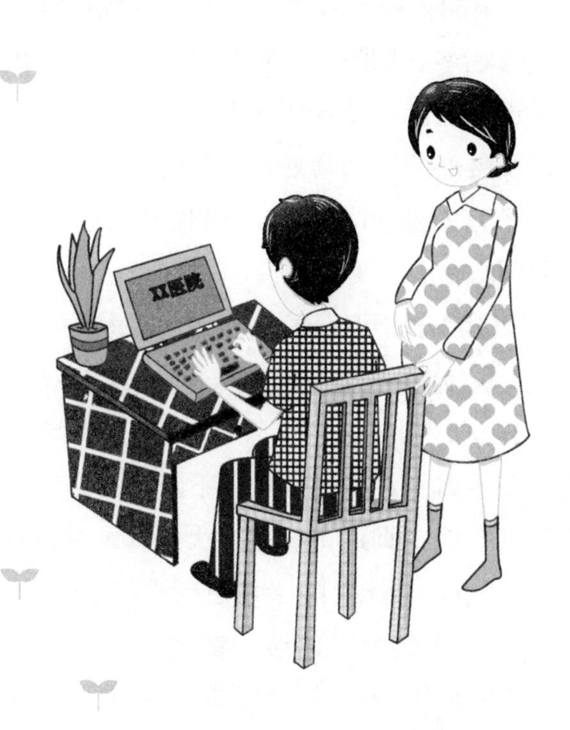

♣ 联系好住院事宜。为了防止医院妇产科的床位紧张，准妈妈必须要提前联系好住院事宜，那样才能有备无患。

♣ 确定好去医院分娩的路线和交通工具。分娩的时间很难预测，必须准备一个万全之策，准爸妈一定要在预产期到来之前就设计好去医院的几种方案，以便在紧要关头准妈妈能顺利平安地抵达医院。

♣ 按时做产检。一般到了孕晚期，体检的次数会变得频繁，准妈妈一定要坚持按时去体检，关注每一次检查的结果，以便及时发现异常、及时解决。

♣ 准备好待产包。准妈妈要把之前准备好的物品装包放在随取随用的地方，方便入院后取用。

♣ 准妈妈要经常按摩身体。按摩可以刺激身体皮肤的神经末梢，增进血液循环，缓解肌肉疲劳。对于按摩不到的地方可以请准爸爸帮忙。

♣ 学习分娩知识。准妈妈要多阅读孕产相关图书或参加产前培训班，全面客观地了解分娩，保持轻松和自信的状态，迎接胎宝宝的降生。

♣ 随身携带通讯工具。准妈妈孕晚期不要单独一个人外出，如果一定要单独外出，手机一定要随身带，以防有紧急情况出现的时候好与家人取得联系。

锻炼腰背部的肌肉

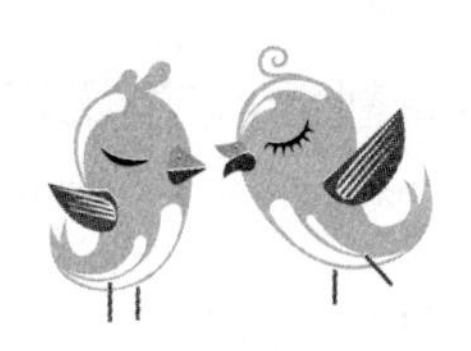

孕期背痛比较多见，一般发生在晚期，这是因为在孕晚期随着妊娠月份的增加，准妈妈的肚子逐渐突出，使身体的重心向前移，准妈妈的背部及腰部的肌肉常处在紧张的状态。此外，增大的子宫对腰部神经的压迫也是造成腰背疼痛的原因。

腰酸背痛可以通过以下小运动缓解：

♣ 站在椅背后，双手扶椅背，双脚分开与肩同宽，慢慢吸气，踮起脚尖，将身体重量集中在手臂上，腰部挺直，下腹部紧靠椅背，慢慢呼气，放下脚跟，恢复原状。每天早晚各做五六次。做这个运动时，要注意椅子要放稳当。

♣ 背部平倚墙壁，脚离开墙面约一尺，站稳，背部缓慢下滑，直到膝部弯曲达90度停止，再缓缓向上移。膝部变直后再向下移，每天早晚各做 五六次。做这项运动时，需要有人在旁边守护。另外，鞋底的防滑功能要好。

♣ 平躺下，双腿弯曲，双足平放，足部与肩部用力，轻轻抬高臀部与背部，然后放低，一上一下反复运动5次为一组。每天五六次。

这时候运动的目的是舒展和活动筋骨，所以不必强求运动强度与运动量，千万不能过于疲劳。在运动时，准妈妈一定要控制好时间，一次运动不宜过久，最好不超过半小时。

特别提示

临近预产期的准妈妈，体重增加，身体负担很重，这时候运动一定要注意安全，在家中做一些简单而安全的小运动，如果外出，身边一定要有家人陪伴。

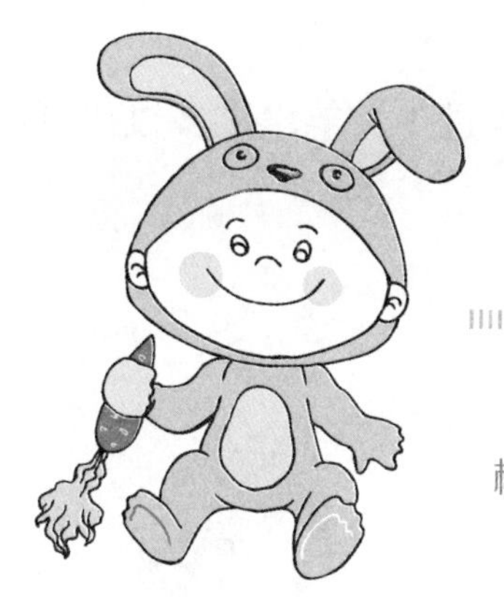

不可忽视的不适与疾病防治

本月不适仍然继续，但准妈妈无需太担心，只是要注意定期做产检，及时发现异常情况即可。

孕9月产检注意事项

这个月的产检除了进行与上次一样的常规检查外，还需要配合医生做好分娩前的准备工作。

胎宝宝从母体娩出必须通过骨盆，狭小或畸形骨盆均可引起难产，为了弄清骨盆的大小和形态，了解宝宝和骨盆之间的比例，产前检查时要测量骨盆，以便于医生准确判断生产的顺利程度。

心理准备

分娩是妊娠生理过程的必然结果。因此，准妈妈要以轻松的、顺其自然的心理状态，有准备地迎接分娩。

知识准备

克服对分娩的恐惧心理，一个最好的办法是自己去了解分娩的全过程以及可能出现的各种情况，并进行分娩前的有关训练。

地点的选择及准备

选择离家较近的医院，以免车马劳顿、堵车耗时，延误分娩。不提倡在家中分娩。到孕晚期随时可以分娩，因此要提前做好准备，查看好路线。

准妈妈怎样防治羊水异常

一般定义羊水指数超过24厘米为羊水过多，低于6厘米则属羊水过少。羊水过多过少都不好，应积极找到原因，配合医生对症治疗。

羊水与胎宝宝健康关系密切

羊水与胎宝宝之间有较密切的关系，医生常常根据羊水的多少、性状，间接了解胎宝宝在宫内的生长情况是否正常，反之也可以通过胎宝宝的健康状况来了解羊水的情况。

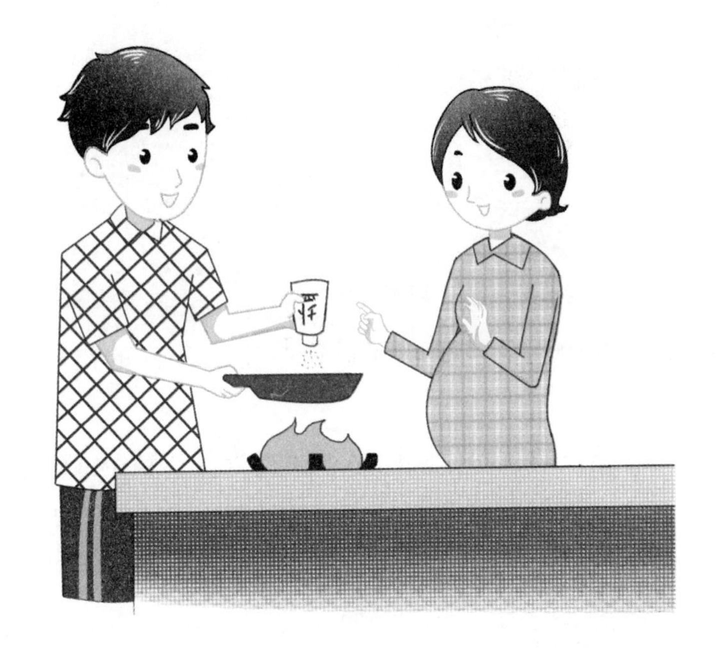

羊水量的多寡因人而异，通常随着妊娠周数增长而逐渐增加，12周时有50毫升，怀孕中期大约400毫升，直到妊娠36至38周达到最大量1000毫升左右，过了预产期则显著减少。

羊水过多：注意休息、低盐饮食；在医生的指导下服用健脾利水、温阳化气的中药。必要时住院。

羊水过少：做好产前筛查；定期进行产检；孕37周后至孕40周前计划分娩，降低羊水过少的发生率。

羊水异常可以通过中药食疗法来改善吗

虽然中药食疗法基本无副作用，而且可以起到较明显的治疗效果，但只建议出现慢性羊水异常症状的准妈妈尝试。对于出现羊水急速增多或减少的异常症状者，还是应根据孕周和母胎的情况及早住院。比如，出现羊水明显过少且妊娠已足月时，应考虑终止妊娠，给予引产或剖宫产。

胎盘早期剥离需警惕

在胎宝宝还没出生以前，胎盘的正常位置是紧贴于子宫壁的。如果它在预产期前脱离子宫壁，称为胎盘早剥。

胎盘早剥常见人群

多见于经产妇，且多数于28周以后发病，约50%发生于临产之前。

胎盘早剥原因

胎盘早期剥离的原因主要有：妊娠高血压疾病合并心血管肾脏疾患；创伤如摔倒、腹部被撞击；胎位不正，行倒转术时手法过重；重体力劳动时局部过度牵拉；严重咳嗽；胎宝宝脐带过短，胎头下降时被牵扯等；精神因素，如过多的恐惧忧虑等神经精神上的剧烈变化等。

怎样防治

现在已经可以通过做超声波检查和分娩监视装置早期发现胎盘早剥，所以准妈妈要加强产前检查，及时发现胎盘早剥。

发生胎盘早期剥离，如果处理不及时会导致母胎死亡。因此，准妈妈在孕晚期如果发生阴道流血，必须立即去医院就诊。

特别提示

现在的准妈妈行动起来变得笨拙，并且容易劳累，所以不妨“娇气”一点，让准爸爸陪你去做产检。如果准爸爸工作忙没时间陪准妈妈去做产检，可以请婆婆、妈妈等陪同。挂号、缴费可以让陪同人员去做，省时省力。

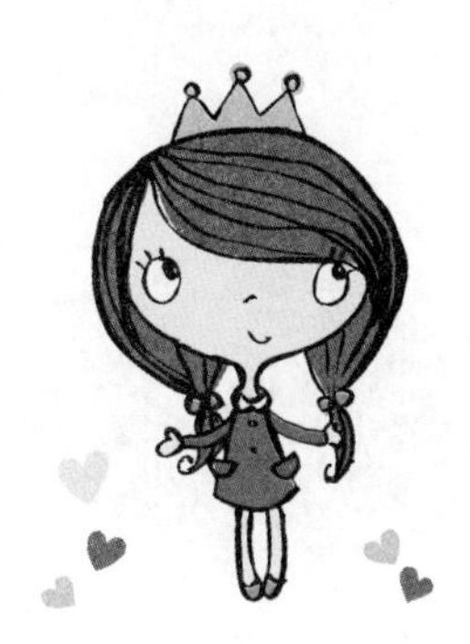

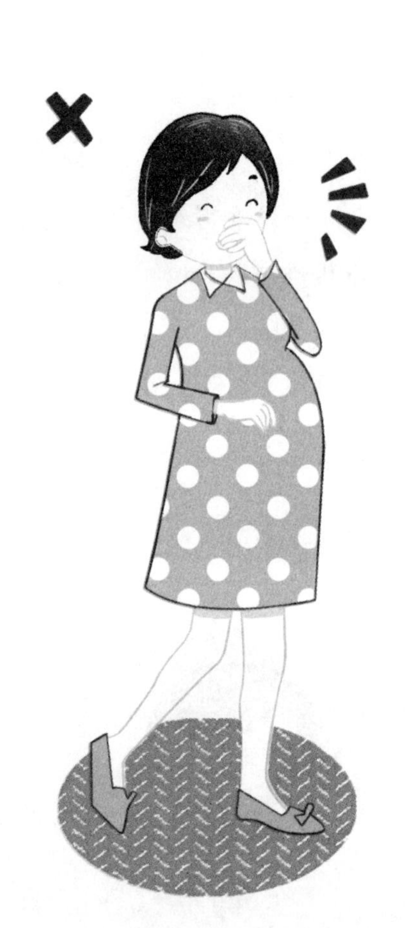

尿频、尿失禁怎么办

进入孕晚期，很多准妈妈除了被尿频困扰外，还会尴尬地发现自己常常会尿失禁。

孕晚期尿频、尿失禁是正常现象

进入孕晚期，准妈妈的排尿次数明显增多，1～2小时排尿一次，甚至更短。这种现象是正常的生理现象，准妈妈不必担心。

除了排尿次数增多，还有些准妈妈可能会由于骨盆底肌肉承托力差而出现压力性尿失禁。压力性尿失禁也是孕晚期一个正常且常见的生理现象，如果准妈妈有大笑、咳嗽或打喷嚏等增大腹压的活动则更是不可避免地会发生压力性尿失禁。

在尿频的时候，准妈妈千万不要憋着，应立即去卫生间。

怎样避免尴尬

如果准妈妈想要避免这种尿失禁的尴尬现象，可以参照以下建议：

♣ 使用卫生巾或卫生护垫，避免关键时刻出现尴尬情形。

♣ 千万不要为了避免压力性尿失禁而尽量少喝水，这样做只会导致更大的麻烦——便秘。

♣ 常做骨盆放松练习，这有助于预防压力性尿失禁。做骨盆放松练习前应咨询医生，如果准妈妈有早产征兆，就不要做了。

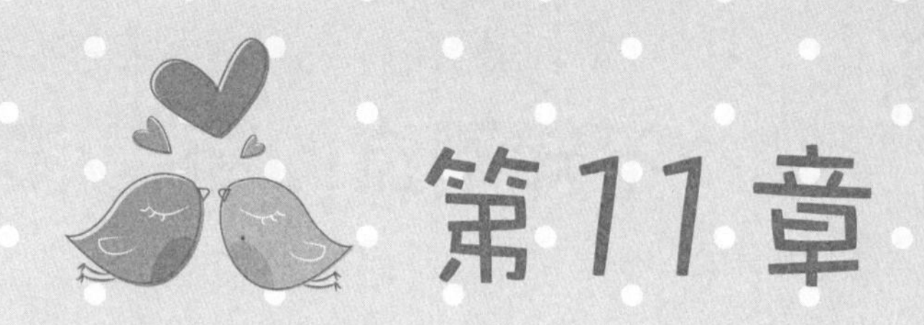

第11章

孕10月：终于要见面了

十月怀胎所有的辛苦等待即将在这个月结束，期待已久的小生命很快就要投入你温暖的怀抱中了，在这最后一个月的时间里，把好饮食营养与生活保健关，为分娩一个健康漂亮又聪明的宝宝做最后的努力吧。

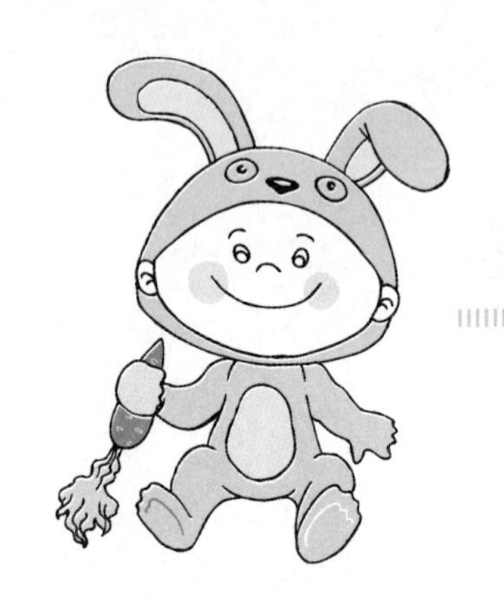

不知不觉的奇妙变化

胎宝宝仍在继续生长，准妈妈的身体也已经做好了生产准备。

准妈妈：胎位降低，下肢压力增大

到这个月，准妈妈的身体为生产所做的准备已经成熟，子宫颈和阴道趋于软化，容易伸缩，分泌物增加。子宫收缩频繁，开始出现生产征兆。

上腹部压迫感减轻，膀胱、直肠压迫感增加

此时胎宝宝位置有所降低，腹部凸出部分有稍减的感觉，胃和心脏的压迫感减轻，膀胱和直肠的压迫感却大为增强。准妈妈要做好个人卫生，勤换内裤，每天用温水清洁私密处。

尿频、便秘更严重

由于膀胱和直肠的压迫感大大增强，从而导致准妈妈的尿频、便秘现象更加严重。随着身体的负担越来越重，准妈妈的行动越来越艰难，下肢或许会有难以行动的感觉。

谨防提前破水

提前破水是指还未真正开始分娩，胎膜就破了，这是危险的，因为破水会使外界的细菌趁机侵入子宫，从而给胎宝宝带来危险。因此，这个时期准妈妈要多休息，补充足够的睡眠，没事的时候最好呆在家里，不要出门。这样一方面可以减轻身体压力，以免消耗太多的体力和精力，影响分娩；另一方面也可不用为随时可能出现破水、阵痛而分娩的情况担心了。

胎宝宝：头部已经完全入盆

孕38周至孕40周出生的新生儿都可称为足月儿，原则上大多数胎宝宝会在这个月末降生，但真正能准确地在预产期出生的婴儿只有5%，提前两周或推迟两周都是正常现象。

各器官已经发育成熟

到这个月末，胎宝宝外观体形丰满，皮下脂肪多，身上原来覆盖着的一层细细的绒毛和大部分白色的胎脂逐渐脱落、消失，皮肤变得光滑，呈现粉红色；身体各器官已发育完成，肺部是最后一个成熟的器官，在婴儿出生后几个小时内它才能建立起正常的呼吸模式。此时的胎宝宝，唯一能做的事情就是等待着从妈妈的子宫里出来了。

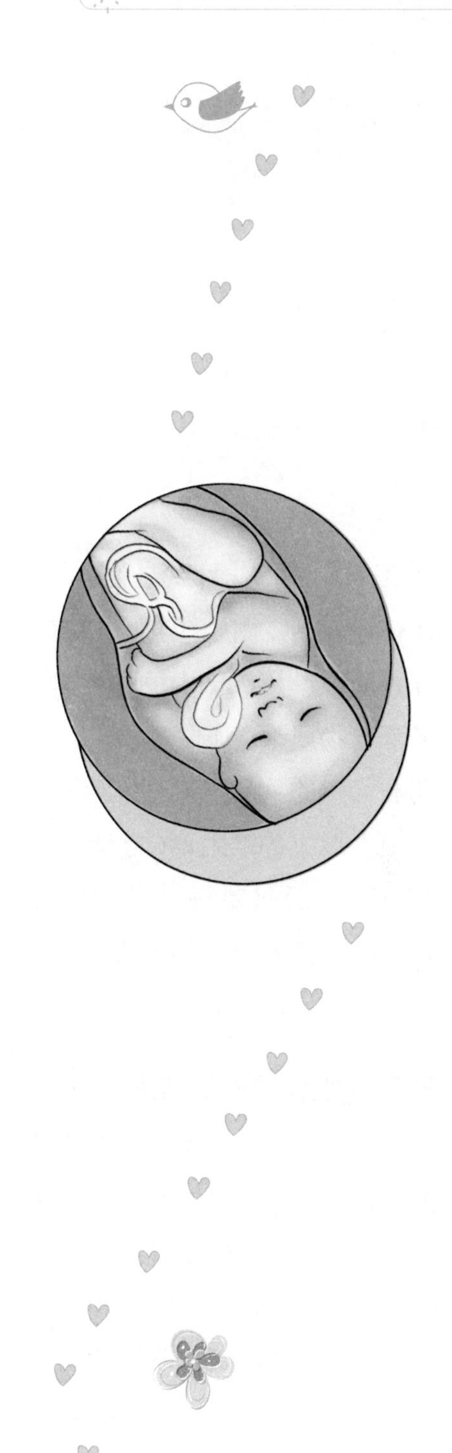

羊水从清澈透明到混浊

怀孕时子宫羊膜腔内充满的液体叫羊水，它具有缓冲外来压力、使胎宝宝免受震荡的作用，是维持胎宝宝生命不可或缺的重要成分。孕期最后一个月，随着胎宝宝身体表面绒毛和胎脂的脱落，及其他分泌物的产生，羊水环境也有所变化，原来清澈透明的羊水开始变得有些混浊，呈乳白色，同时数量也会减少，足月时约为800毫升。

胎盘功能退化

胎盘的功能在本月开始逐渐退化，到成功分娩后，它的功能也就宣告结束了。

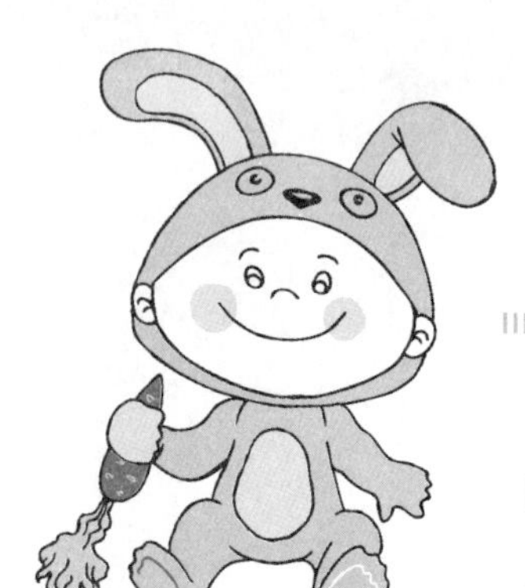

不可或缺的营养知识

此时即将分娩，分娩需要消耗大量的体能，除了补充降低分娩风险的维生素C，准妈妈还需要补充适量的碳水化合物来储备足够的体力，应对即将到来的分娩活动。

维生素C可降低分娩危险

在怀孕期间，由于胎宝宝发育占用了不少营养，所以准妈妈体内的维生素C及血浆中的很多营养物质都会下降。

在准妈妈的饮食中加强维生素C的补给能够防止白血球中的维生素C含量下降，可防止羊膜早破。一般只要每日保证摄入足量的新鲜果蔬，就能摄入充足的维生素C，准妈妈不必担心。

补充碳水化合物，增加产力

分娩相当于一次极重的体力劳动，能量消耗非常大，准妈妈一定要有足够的能量供应才行。入院待产时准妈妈要补充足够的碳水化合物，碳水化合物在胃中停留时间比蛋白质和脂肪短，不会引起准妈妈的不适感。待产时可适量食用豆浆、清汤、挂面、稀粥等。

增加B族维生素摄入的窍门

由于B族维生素都是水溶性的，很容易流失，在烹调食物时要注意烹调方式，防止B族维生素损耗。

♣ 蔬菜清洗时不要切碎，更不要切碎后浸泡在水中，那会让水溶性维生素大量流失。

♣ 缩减蔬菜的烹调时间，不要等蔬菜都煮烂了再熄火，断生即可食用。另外，建议不要把蔬菜汤倒掉，汤中溶解了丰富的水溶性维生素。

♣ 淘米次数不要太多，以免其中的B族维生素大量流失。建议适当吃些糙米、杂粮，其中的B族维生素保存得更好。一般加工越精细的食物，其中的B族维生素含量越少。

♣ 吃面要喝汤，因为大约有50%的维生素B_1会流失到面汤中。

一日饮食搭配

本月准妈妈要注意补充水分，让自己吃饱吃好，为分娩储备足够的能量。

早餐

全麦面包1个（100克）	煮鸡蛋1个（70克）	花生豆奶1杯（250克）	木耳烧丝瓜1碟（50克）
补充碳水化合物、膳食纤维、维生素	补充蛋白质、脂肪	补充水分、蛋白质、脂肪	补充维生素、蛋白质、碳水化合物

加餐

早餐后或午餐前一两个小时	葡萄10颗	补充水分、维生素、膳食纤维

午餐

大米饭1碗（150克）	猪肝拌黄瓜1碟（200克）	猕猴桃鲜笋鱼片1碟（100克）
补充碳水化合物、B族维生素	补充铁、膳食纤维	补充各种维生素、蛋白质

加餐

午餐后或晚餐前一两个小时	花生1把（30克）	补充蛋白质、脂肪

晚餐

大米饭1碗（150克）	番茄焖牛肉1碟（100克）	素炒黄花木耳1碟（100克）	丝瓜蛤蜊汤1碗（100毫升）
补充碳水化合物、B族维生素	补充维生素、膳食纤维、锌、铁	补充维生素、铁、膳食纤维	补充叶酸、铁、钙

加餐

晚餐后1小时	全麦面包1片（25克）	补充B族维生素、膳食纤维
临睡前1小时	奶香南瓜羹1杯（100克）	补充蛋白质、钙

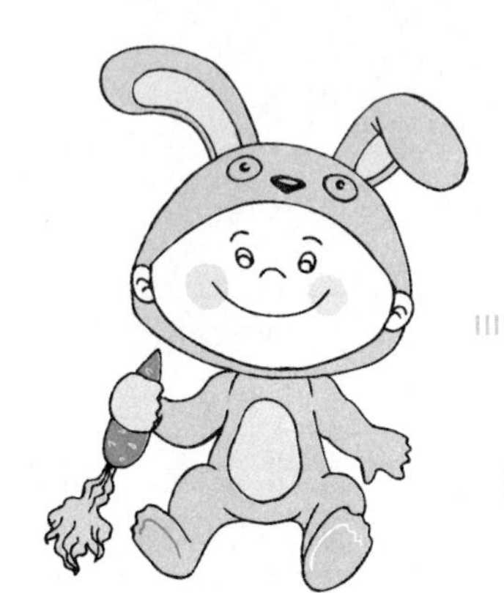

不可不知的饮食细节

在临产前，准妈妈要吃合适的食物，以保证有足够的力量促使子宫口尽快开大，顺利分娩。

准妈妈临产前饮食注意要点

临产前，准妈妈一般心情比较紧张，可能因为焦虑、紧张、食欲不佳而导致吃不香、睡不好，这个时候饮食可以随意一点，想吃时吃一些，不想吃时别勉强。

食物最好软一些

食物宜软不宜硬，尤其做米饭时应尽量软一点。像韭菜、蒜苗、芥菜等这些纤维过粗的蔬菜都不容易消化，即使要吃，也应该炒烂一点，且不要放太多油盐。尽量多吃水煮、清炖、清蒸食物，少吃煎炸、烧烤食物。

睡前饮食要清淡

入睡前的那顿饭一定要清淡、易消化，这样能帮助你更快入睡。晚餐不宜吃高脂肪的食物，以免加重肠胃负担。也不宜吃辛辣食物，否则会造成准妈妈胃部烧灼感及消化不良，从而干扰正常的饮食及睡眠。

别吃胀气食物

有些食物在消化过程中会产生较多的气体，从而产生腹胀感，妨碍食欲及正常睡眠，如豆类、圆白菜、洋葱、西蓝花、青椒、土豆、红薯、芋头、玉米、柑橘类水果和添加木糖醇（甜味剂）的饮料及甜点等。

自然分娩前吃什么能养足体力

生产是件很耗体力的事情，如果无高危妊娠因素准备自然分娩的话，建议准妈妈在分娩前准备些易消化、少渣、可口味鲜的食物，如面条鸡蛋汤、面条排骨汤、牛奶、酸奶、巧克力等，吃饱吃好，为分娩储备足够的能量。

有些医院可能在入院之后到生产之前有一段时间不能吃东西，因此在阵痛开始的时候，建议准妈妈吃点营养丰富又不增加胃负担的汤或粥再入院。

剖宫产前需要注意哪些饮食问题

准妈妈在接受剖宫产手术前，在饮食上需注意：

不宜滥用高级滋补品

如西洋参、鹿茸、鱿鱼等食品。因为参类具有强心、兴奋作用，鱿鱼体内含有丰富的有机酸物质——EPA，它能抑制血小板凝集，不利于术后止血与创口愈合。

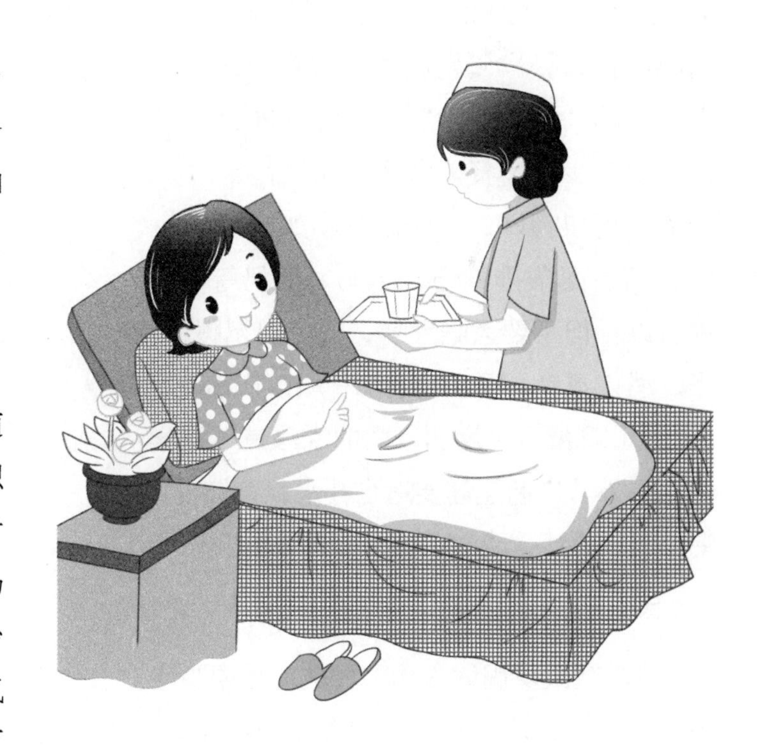

剖宫产术后6小时内禁食

剖宫手术由于肠管受刺激而使肠道功能受刺激，肠蠕动减慢，肠腔内有积气，易造成术后的腹胀感。术后6小时后宜服用一些排气类食物（如萝卜汤等），以增强肠蠕动、促进排气、减少腹胀，并使大小便通畅。易发酵、产气多的食物，如糖类、黄豆、豆浆、土豆等，产妇也要少吃或不吃，以防腹胀。

阵痛期间的饮食

一次分娩消耗的能量相当多，这些能量必须在产程中实时、及时补充，才能使分娩顺利进行。

补充碳水化合物，增加产力

分娩时，能量消耗非常大，入院待产时准妈妈可以吃一些稀软、清淡、易消化的食物，如豆浆、清汤、挂面、稀粥等，来补充身体所需的能量。

良好的进餐氛围和情绪，会起到提振食欲、促进消化的作用。

宜少食多餐，食物易消化

由于阵阵发作的宫缩痛，常影响准妈妈的胃口，准妈妈应学会宫缩间歇期进食的“灵活战术”。可每日进食四五次，少食多餐。食物以易消化、少渣、可口为好，半流质食物如面条鸡蛋汤、面条排骨汤、牛奶、酸奶等都可以。但不要大吃大喝，以免引起腹胀、消化不良、呕吐等情形，所以产前吃8～10个鸡蛋可以增加产力的说法是不科学的。另外，产前还需要适当补水，直接喝水或喝牛奶、果汁，或吃水分比较足的水果都可以。

不宜吃的食物

临产时大块固体食物和豆类食品要少吃。大块固体食物在短时间内难以消化，如果中途转为剖宫产，大块没有消化的食物会给清胃造成一定的麻烦。豆制品（除豆浆）则是因为难消化、易产气，对顺产不利，所以不宜多吃。

巧克力能提供顺产所需的能量

很多营养学家和医生都推崇准妈妈在产前吃巧克力来补充热量，以保证有足够的力量促使子宫口尽快开大，顺利分娩。因为巧克力营养丰富，含有大量的优质碳水化合物，而且能在很短时间内被人体消化吸收和利用，产生大量的热能供人体消耗。而且巧克力体积小、发热多、香甜可口，吃起来也很方便。

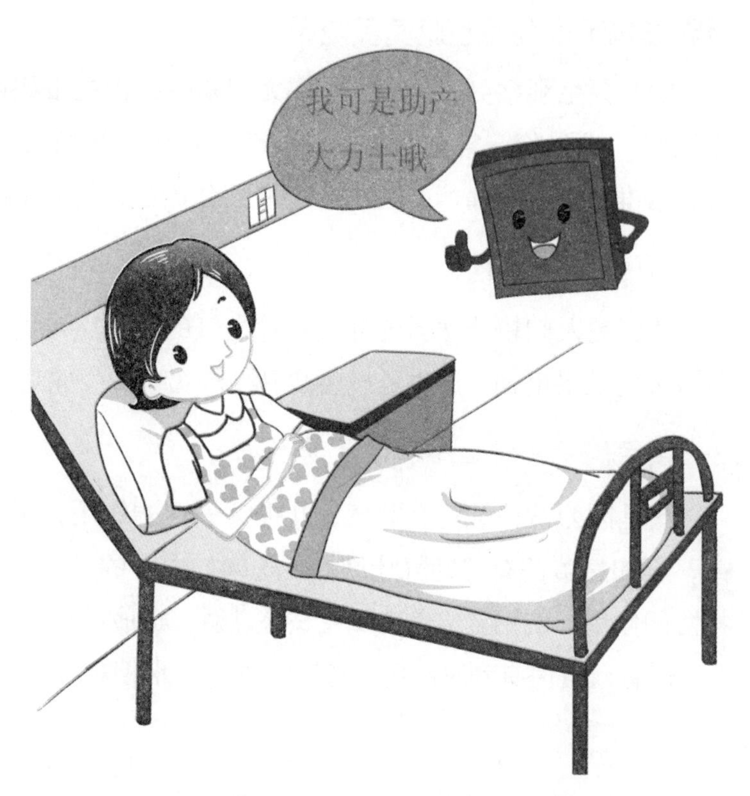

不要猛吃鸡蛋

有些人认为“生孩子时应多吃鸡蛋长劲”，于是便一顿猛吃十个八个的，甚至更多。这种做法是十分愚昧的，常常适得其反。多吃浪费是小事，由于加重了胃肠道的负担，还可能引起消化不良、腹胀、呕吐，甚至更为严重的后果。准妈妈每顿吃一两个鸡蛋便足够了，可再配些其他营养品。

准妈妈不要光吃精米、精面

从营养成分上分析，白米和糙米比较，脂肪含量前者只是后者的1/3；钙含量前者是后者的1/2，其他矿物质是1/6；维生素B_1、维生素B_2含量前者是后者1/2；烟酸含量前者是后者的1/5，可见两者的营养价值相差悬殊。面粉也一样，全面粉、标准粉、富强粉比较，全面粉、标准粉更有利于准妈妈和胎宝宝的健康。富强粉中的各种矿物质和维生素含量较低，不属于营养物质全面的食品，因而准妈妈不宜经常食用富强粉。

精米、精面加工过细，营养损失较多。准妈妈应多吃粗粮，至少粗细搭配，这样才能营养全面，少患疾病，有利母胎健康。

准妈妈产前不宜吃黄芪炖母鸡

妇产医生观察到，一些准妈妈尤其是临产前的准妈妈，由于吃了黄芪炖鸡，不少人引起过期妊娠，或因胎宝宝过大而造成难产，结果只好做会阴侧切、产钳助产，甚至不得不剖宫分娩，给准妈妈带来痛苦，同时也增加了胎宝宝受伤的机会。

黄芪的营养功效

黄芪是人们较为熟悉的补益肺脾之气的中药，鸡的营养价值也很高。两者合用炖食，其补养身体的效果更强。这也是一些准妈妈喜欢吃黄芪炖鸡的原因所在。

黄芪炖鸡为什么不适合产前吃

这是因为黄芪炖鸡有益气、升提、固涩的作用，干扰了妊娠晚期胎宝宝正常下降的生理规律，再加之黄芪有“助气壮筋骨，长肉补血”的功能，加上母鸡本身是高蛋白食品，两者起滋补协同作用，使胎宝宝骨肉发育长势过猛，造成难产。

还有，黄芪有利尿作用，通过利尿，羊水相对减少，以致延长产程。

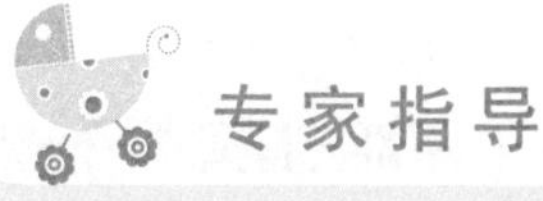

专家指导

临产前的一周应禁吃人参、黄芪等补物，人参、黄芪属温热性质的中药，产前单独服用人参或黄芪，会因为补气提升的效果而造成产程迟滞，甚至阵痛暂停的现象。

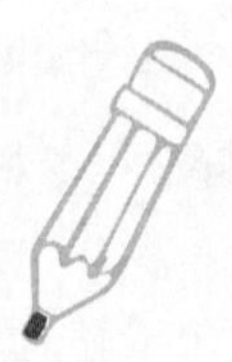

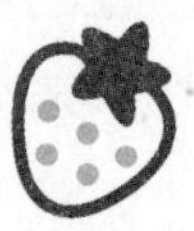

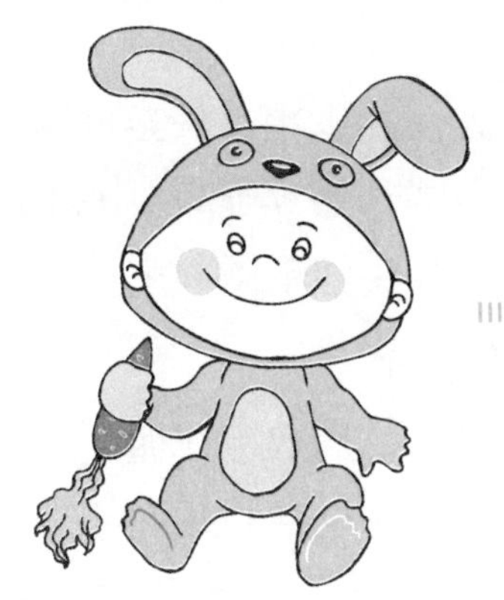

不可不懂的保健措施

了解分娩常识，保证身边随时都有亲人，缓解心理压力……总之，就是用最好的心态等待宝宝的到来。

临产前要避免哪些负面情绪

十月怀胎，一朝分娩，这是非常自然的事情，只要对分娩有足够的了解，并愉快地迎接这一刻的到来，就一定能顺利娩出健康的宝宝。

♣ 避免害怕：对分娩的恐惧更多的原因是不够自信，从而对分娩过程与孩子的健康产生疑问，这种紧张的情绪反而会阻碍产程进展，不利于分娩。其实，只要产前认真产检，尽量配合医生，分娩的安全性几乎是百分之百的。

♣ 不要急躁：急性子的准妈妈在临近预产期时很容易寝食难安，造成一种无形的心理压力，俗话说瓜熟蒂落，不妨尊重孩子，听从他的指引，孩子一定会在预产期前后几天内出生的，不必着急。

♣ 不要劳累：分娩需要大量的精力与能量储备，临产前，准妈妈的活动量要适量减少，特别要注意休息好，保证睡眠，防止过度劳累，养精蓄锐，分娩时才能精力充沛。

♣ 不要太懒散：临产不能过于劳累，但也不能太懒散，适当散步是必要的，假如天天躺着，活动量过少，反而容易出现分娩困难。

♣ 不要让自己太孤独：临产前很多准妈妈会出现一定程度的紧张心理，无论是喜欢独处的准妈妈，还是喜欢热闹的准妈妈，此时都很需要他人的鼓励与支持，尤其是来自准爸爸及亲人的关心与爱护。所以，准爸爸在临产前应该尽可能拿出较多的时间陪伴准妈妈，亲自照顾她的饮食起居，使她感到安全和温暖，避免胡思乱想或者感到情绪低落。

了解急产及其应对措施

急产是指产痛后三个小时内即完成分娩的情况，主要表现为：孕28周以上的准妈妈，突然感到腰腹坠痛，很短的时间内就会有排便感，稍用力可能将胎儿娩出，短时间内就出现有规律的下腹疼痛，间隔时间极短；破水、出血、出现排便感；甚至阴道口可看见胎头露出。

什么情况下容易急产

急产最常见于经产妇，但是初产妇如果没有监护好、太大意，以致分娩临近时还没有去医院，也可能发生急产。

万一面临急产怎么办

假如面临急产，首先不要过于惊慌，迅速拨打急救电话，并给主治医师打电话，再按医生的指导操作。

准爸妈和家人可以事先学习一下急产处理方法，以便从容面对：

♣ 让准妈妈迅速半躺在床上，脱掉下身衣物，在床上和地上铺上干净的厚棉被，以防宝宝出生时滑落摔伤。

♣ 叮嘱产妇不要用力屏气，要张口呼吸。

♣ 因地制宜准备接生用具：干净的布、用打火机烧过消毒的剪刀、酒精（如没有可用白酒）等。

♣ 为避免胎头太快冲出来，导致产道和会阴严重裂伤，可尝试一手拿干净小毛巾压住会阴，另一手挡着胎头并稍微向上引导，让他能够慢慢地挤出阴道口。

♣ 胎儿头部露出时，用双手托住头部，注意千万不能硬拉或扭动。当胎儿肩部露出时，用两手托着头和身体，慢慢地向外提出。等待胎盘自然娩出。

♣ 将婴儿包裹好以保暖。用干净柔软的布擦净婴儿口鼻内的羊水。不要剪断脐带，并将胎盘放在高于婴儿或与婴儿高度相同的地方。

♣ 尽快将新妈妈和婴儿送往医院，或等待救护车到来。

特别提示

在紧急时刻容易手忙脚乱，准爸爸最好制定一个与分娩所需相关的电话、地址表格，方便查阅，不至于惊慌失措。

入院待产包里该准备些什么

建议准妈妈在准备待产包时可以向刚生产过的妈妈或分娩医院的医生请教，然后根据列出的清单整理待产包。不要完全依照父辈的意见准备，时代不同差别会很大。另外，医院可能会提供部分母婴用品，最好提前了解一下。

妈妈用品

♣ 洗漱用品：包括牙具、梳子、小镜子、护肤霜、洗浴用品以及毛巾等。

♣ 哺乳内衣：可准备两三件，便于换洗。

♣ 内裤：备四五条，产后恶露多，需要随时更换，最好多带几条。

♣ 宽松的外衣裤以及睡衣：产妇容易出汗，可准备两三套。

♣ 拖鞋、袜子：底不要太薄。

♣ 卫生巾、卫生纸：可自带，也可在医院购买。

♣ 食物与餐具：可带红糖、巧克力等食品。最好备一个有弯曲吸管的水杯，准妈妈可以直接躺着喝水、喝汤。

婴儿用品

♣ 尿不湿1包：如果医院给宝宝准备了纸尿裤，可不带。

♣ 小毛巾至少2条：宝宝吃奶、吐奶时可使用。

♣ 包被1条：出院时使用。

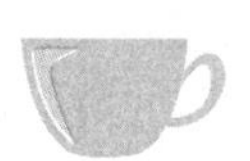

♣ 婴儿衣服1套：根据出生季节准备。

♣ 湿巾或卫生纸：给宝宝擦屁股用。

其他物品

♣ 入院证件：医保卡、母子健康手册。

♣ 现金、银行卡：两者都需要准备，并提前了解医院的支付方式。

♣ 笔记本、笔：记录阵痛、宫缩时间，或写待产日记。

♣ 照相机或摄像机：为妈妈、宝宝拍照、摄像留念，要确保电量充足。

可以减轻阵痛的方法

准妈妈只要掌握一些小方法，就能使疼痛得到减轻。

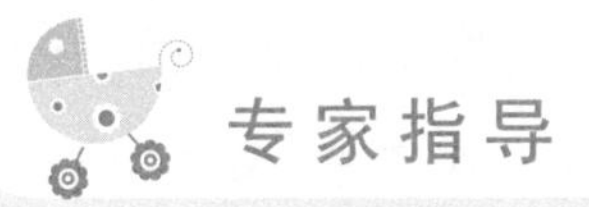

专家指导

不要因为有排便感而感到不安，或者因为用力时姿势不好看觉得不好意思，只要尽可能地配合医生的要求做，大胆用力才能达到最佳效果。

放松

初次生产的准妈妈的子宫口完全打开需要十几个小时。阵痛微弱的时候，准妈妈可以换成舒服点的姿势，也可以和陪床的丈夫聊聊天，消除紧张情绪。

呼吸

无论准妈妈是采取喘气还是深呼吸的方法，只要把注意力放在呼吸上，就会找到放松的感觉。如果呼吸的时候发出很大的声音，千万不要觉得羞愧而紧张。

活动活动身体

阵痛总是很微弱而不变强时，可以活动活动身体，在医院的走廊里散步都能使阵痛减弱。

按摩

施加一点外力可以有助于准妈妈舒缓分娩前的阵痛。准爸爸可以在旁边为准妈妈按摩足部或者手部，帮助分散准妈妈的注意力。

学会正确用力

准妈妈可将注意力集中在产道或阴道，收下颌，看着自己的肚脐，身体不要向后仰，会使不上劲。尽量分开双膝。脚掌稳稳地踩在脚踏板上，脚后跟用力。紧紧抓住产床的把手，向摇船桨一样朝自己这边提。背部紧紧贴在床上。用力的感觉强烈时，不能拧着身体。背部不要离开产床，只有紧紧地贴住，才能使得上劲。

学会判断异常宫缩

一般情况下，到预产期时，只有伴有疼痛的宫缩才是分娩的先兆。开始时，宫缩引起准妈妈轻微的疼痛，随后宫缩像浪潮一样涌来，阵阵疼痛向下腹扩散，或有腰酸、下腹排便感，这种宫缩是为胎宝宝出生做准备。这时只要配合医生指示，利用以前练习过的呼吸操配合宫缩，就能顺利度过分娩关。

准妈妈在怀孕期间会有一些异常宫缩，面对这种情况不要慌张，应仔细辨别，采取相应的措施。以下是常见的三种异常宫缩，准妈妈要学会判断：

频繁宫缩

一般计算宫缩时，如果每小时宫缩次数在10次左右就属于比较频繁的，应及时去医院，在医生指导下服用一些抑制宫缩的药物，以防提前生产。

出现阵痛

到了怀孕最后阶段，宫缩变得频繁，甚至10～20分钟就收缩一次，部分还呈现规律性，有时伴有阵痛，令准妈妈感到很不舒服。这时候的宫缩很难与进入待产的阵痛区分，必须到医院检查并进一步观察。

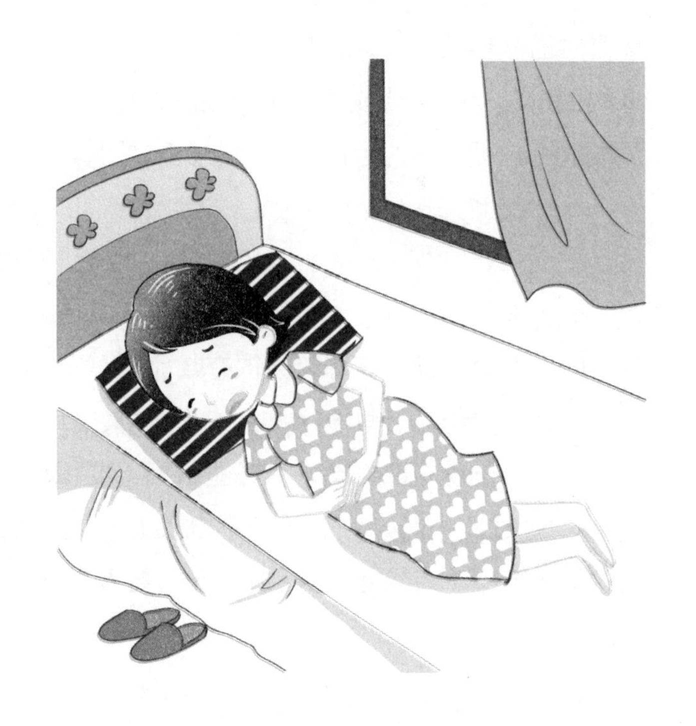

早产宫缩

当准妈妈发生早产时，子宫收缩压力增加，准妈妈不但下腹部酸痛，痛感还会放射至腹股沟甚至有持续性下背酸痛；严重的还会伴随阴道分泌物增加及阴道出血。而当有不正常的分泌物或出血情况时，就要尽快就诊，预防早产。

防止外力导致的异常宫缩

临近分娩，准妈妈容易受外力的影响而出现异常宫缩，异常宫缩会对分娩造成影响，准妈妈要尽量避免。建议准妈妈参考以下注意事项，防止发生外力引起的异常宫缩：

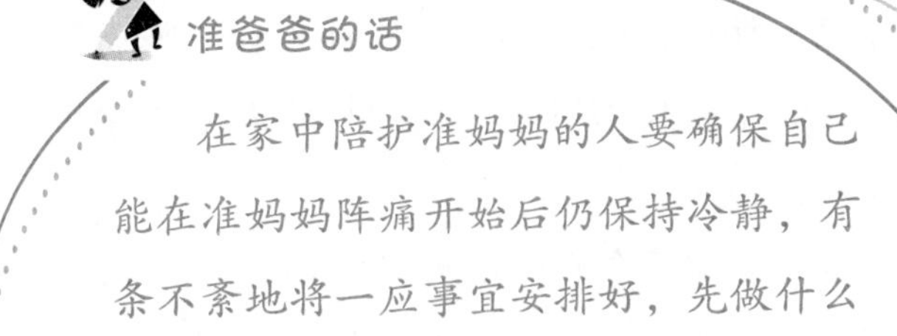

在家中陪护准妈妈的人要确保自己能在准妈妈阵痛开始后仍保持冷静，有条不紊地将一应事宜安排好，先做什么后做什么都心中有数。即使到时候心里特别慌张，也能保证尽量不表露出来，以免增加准妈妈的心理压力。

♣ 避免外力撞击腹部。准妈妈跌倒或腹部不慎受到撞击时，不但会压迫到子宫内的胎宝宝，也会因疼痛、惊吓导致子宫内血液供给变少，引起宫缩，严重的撞击甚至还会造成胎盘早期剥离，危及准妈妈与胎宝宝的生命，这时应及时就医。

♣ 不要提重物。在孕晚期，提搬重物时会在腰及下腹部用力，引起腹部的压迫及子宫的充血，进而引起宫缩。这时，准妈妈要及时停止搬提重物。

♣ 避免过于疲劳。身体处于长期的摇晃状态、从事激烈的运动，常会不自觉出现宫缩。疲倦时躺下休息，保持安静，会很有效。

♣ 放松心情。准妈妈长期处于过度紧张与疲劳的环境下也较容易出现频密的宫缩，压力积攒后也容易出现腹部变硬，最好能做到不要积存压力，身心放松。

♣ 谨慎性生活。剧烈的性交动作及射精，容易引发子宫收缩，男上女下的姿势也会压迫腹中胎宝宝，一定要注意，出现异常要及时停下来。孕晚期，特别是最后一个月，要避免性生活。

♣ 防止着凉。空调使下肢和腰部过于寒冷，也容易引起宫缩。可以穿上袜子、盖上毯子，防止着凉也很重要。

了解临产前信号

准妈妈要明确自己已经掌握临产前的信号，知道什么样的情况下不必急着去医院，什么样的情况必须马上去医院：

♣ 下腹坠胀。准妈妈由于胎宝宝先露部下降压迫盆腔膀胱、直肠等组织，常感下腹坠胀、小便频繁、腰酸等。

♣ 上腹部轻松感。准妈妈在临产前一两周，由于胎宝宝先露部下降进入骨盆，子宫底部降低，常感上腹部较以前舒适，呼吸较轻快，食量增多。

♣ 假阵缩。准妈妈在分娩前一两周，常有不规律的子宫收缩，与临产后的宫缩相比有如下特点：持续时间短、间歇时间长，且不规律，宫缩强度不增加，宫缩只引起轻微胀痛且局限于下腹部，宫颈口不随其扩张，小量镇静剂即能抑制这种假阵缩。

♣ 见红。在分娩前24～48小时，阴道会流出一些混有血的黏液，即见红。

♣ 破水。临产后，宫缩频次加强，羊膜囊破了，阴道有清亮的淡黄色液体流出，带点腥味，不能控制，这就是破水。如在临产前胎膜先破，羊水外流，则应立即平卧并送医院待产。

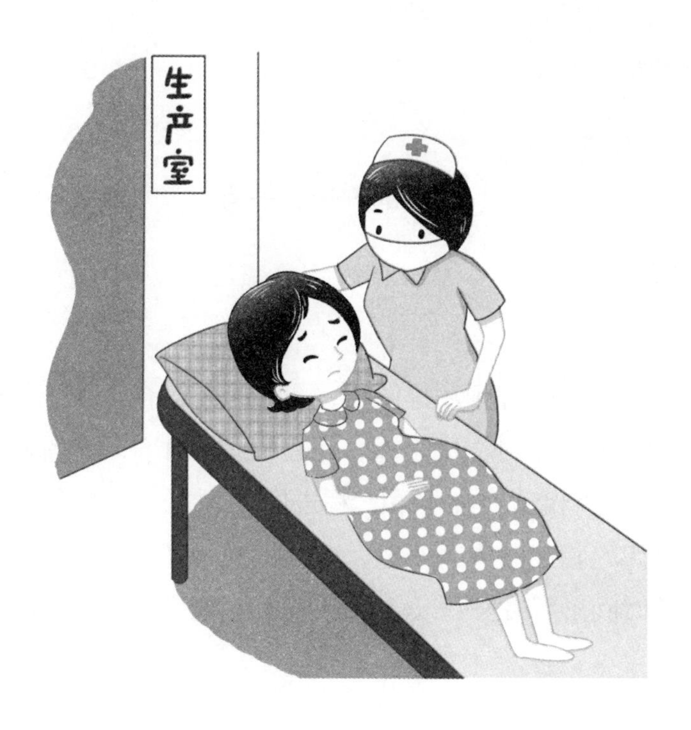

了解分娩最重要的三要素

分娩最重要的三要素是产道、娩出力、胎宝宝回旋。

第一要素：产道

产道是胎宝宝娩出的通道，分娩开始时由于胎宝宝头部挤压的力量以及子宫收缩而使阴道变宽。产道分为骨产道和软产道。产道打开的难易程度、伸展性的好坏因人而异。

第二要素：娩出力

随着阵痛，胎宝宝来到子宫口附近，子宫口完全张开后，产妇会自然而然地用力，在阵痛收缩和人为用力的作用下产生两种娩出力，使胎宝宝顺利娩出体外。

第三要素：胎位和胎儿大小

分娩过程中胎宝宝为了通过狭窄、弯曲的产道，一直转动身体，变换姿势，向下滑行。

如果宫口已开全，此时，准妈妈千万不能自行解大便，以免发生危险。

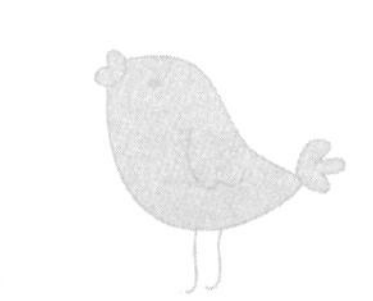

临产准妈妈大便时应注意

如果在宫口未开全时，准妈妈有频频排便感，要请医生检查，找出原因，是肛门检查刺激所致，还是胎位不正所致，无论哪种原因引起，在宫口尚未开全时，都不要过早屏气，也不要下蹲，以免引起宫颈水肿，影响宫颈的扩张和产程进展。

产程进展中，如果准妈妈宫缩时有大便感，应征得医生同意后，方可在有人陪同的情况下去解大便。但要注意蹲的时间不可过长，以免发生宫颈水肿。

顺产会让髋部变宽吗

产后髋部变宽跟分娩方式没关系，也跟遗传没关系，这是一种人体的正常现象。

在妊娠期间，会分泌一种松弛素，松弛素会使骨盆的一些关节相对松弛，这样是为了适应分娩过程。这个过程无论是剖宫产还是阴道分娩都会发生的，跟分娩过程没关系，在妊娠期间就会出现这些细微的变化。所以，不管采取什么方式分娩，准妈妈的体形都会发生一些变化。

此外，在整个妊娠期间，孕激素是促进脂肪向躯体部分集中的，这也是为了保护胎宝宝，长达9个月的激素水平累积，皮下的脂肪自然会有一定的蓄积，产后如果不及时锻炼，可能会导致体形的改变。

预产期过了胎宝宝还不出生怎么办

超过预产期2周以上，或者孕期大于或等于249天（不包括受孕前的2周时间）而未能临产，就称为过期妊娠。

引起过期妊娠的原因很多，不管是哪种情况，对胎宝宝来说都是不利的。所以，准妈妈一定要从孕晚期开始，密切关注胎宝宝的健康，避免过期妊娠的发生。

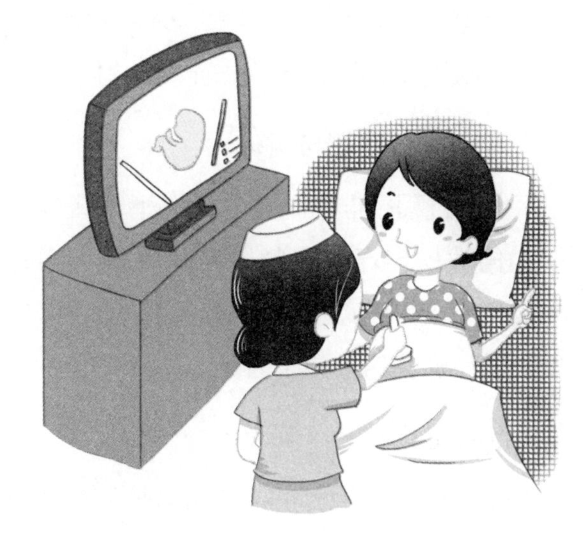

♣ 从孕28周开始自己数胎动，一旦胎动明显减少，如12小时胎动少于20次，立即去医院就诊。

♣ 预产期前后，通过做B超检查了解胎盘的钙化程度及羊水多少，胎盘钙化Ⅲ级以上为胎宝宝过熟，提示胎宝宝过期，要引起注意。

♣ 如果胎宝宝胎盘情况尚好，胎宝宝已经成熟，可于41周后进行引产，特别是对于高龄产妇、患有妊娠高血压疾病的产妇，以及胎宝宝过大的产妇。

做好分娩前的心理准备

计划自然分娩的准妈妈需要在分娩前做好心理准备，消除一切不必要的担心，以便顺利度过分娩难关。

信任自己的身体

准妈妈要相信自己的身体能够应付自然分娩，相信自己的分娩系统会正常运作。很多准妈妈都会害怕自己无法熬过自然分娩的过程，其实那只不过是心理作用而已，准妈妈的骨盆通道天生就是为了生下胎宝宝而形成的构造，准妈妈应该对自己有信心。

与医生好好配合

在生产过程中，准妈妈看不到胎宝宝出生前后的具体情况，必须依赖医生的指导，才知道什么时候开始用力、什么时候应该稍做控制等。分娩开始后，子宫的阵阵收缩会使准妈妈感到腹部发紧、疼痛和腰部不适，这是分娩中必须经历的，准妈妈应遵从医生嘱咐，冷静对待，切不可大喊大叫，扭腰转侧，徒耗体力。

懂得放松情绪与身体

生产过程中非常顺利的准妈妈往往很懂得如何放松自己，那些极度缺乏安全感的准妈妈浑身较劲，不能放松身体，这也是生产过程延长的重要原因。

克服害羞感

有的准妈妈生产怕的不单是身体上的痛，还有生产时身体被曝露的羞辱感，其实，准妈妈千万不要因为分娩姿势不雅而在身体条件允许的情况下放弃自然生产，选择剖宫产，因为真正在产床上维持分娩姿势的过程并不是很长。

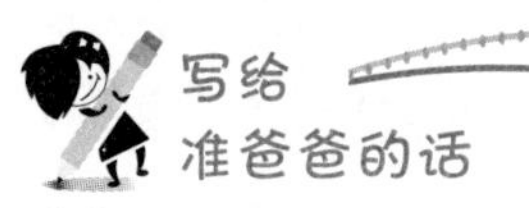

分娩前，准爸爸要帮助准妈妈突破身体羞辱感的心结，让准妈妈知道，没有什么能比生命诞生的过程更美好。因为心理上的恐惧会加剧身体的疼痛，而突破了这一心结，生育便没有什么可怕的了。

避免产前心理焦虑

造成产前心理焦虑的原因有很多，比如没有生产经验、害怕疼痛、担心胎宝宝畸形、身体不适等，这些因素都会使准妈妈产生焦虑的心理。准妈妈产前焦虑会对自身及胎宝宝造成不好的影响，因此，准妈妈要努力克服。

产痛并不是无法忍受

每个准妈妈对产痛的感受都是不一样的。这种个体差异跟准妈妈的心理素质、对疼痛的耐受能力、当时的心理状态等都有关系。坚强、耐力好、理智的妈妈感觉就不会那么痛；而心里越紧张、恐惧，对疼痛的感觉也会越强烈。

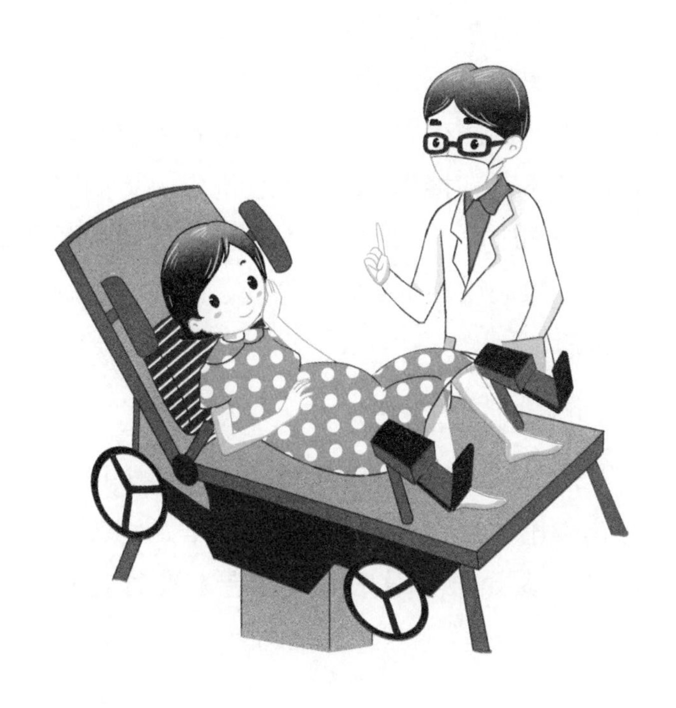

难产并没有那么可怕

医学上认为的难产有的产前就可以预知，有的虽然出现在分娩时，但也是可控的。产前可预知的难产情形包括骨盆结构异常、胎位不正、多胎、连体胎儿、巨大儿等。存在这些难产因素，就可以直接选择剖宫产，发生危险的几率很小。

在产程中才发现的难产包括胎头旋转异常、宫缩乏力、宫缩过强、胎盘早剥等几种情形，这些都在医生的监控之中，一旦出现异常就会迅速采取措施，所以一般也不会出现意外。

如果胎头旋转异常，医生会协助胎儿改变位置；如果宫缩乏力，根据乏力出现的时间，医生会选择打催产素增加产力或者打镇静剂让准妈妈睡一觉恢复产力，如果实在不行也会进行剖宫产；如果宫缩过强，医生会准备发生急产的措施，尽量让产伤少些；一旦胎心不良，马上就会安排剖宫产。由此可见，无论何种情况，自己和胎儿都在医生的监护之中，都是安全的，不会发生重大意外，没必要过于担心。

从容应对分娩前的尴尬事

在分娩过程中，准妈妈可能会遇到以下几件尴尬事：

男医生接生

在医院不可避免地会“遭遇”男医生，建议准妈妈多总结男医生的优势，打消害羞的心理。男医生力气大，而且心理素质好，能临危不乱，接生的时候能让准妈妈更加安心。要知道，不管是选择男医生还是女医生，如果心中缺乏基本的信任，同样会尴尬和矛盾。

哆嗦时牙齿发出声音

50%的准妈妈在分娩的时候身体会颤抖，牙齿发出咔哒咔哒的声音。建议准妈妈转移注意力，如果有导乐人员或者有准爸爸陪产，可以要他们和准妈妈说说话。

呕吐

因为无痛分娩中采用硬膜外麻醉可能会导致血压过低，也就是血压突然下降，最初的征兆就是恶心、呕吐。即使是没有进行硬膜外麻醉，分娩时的疼痛有时也会导致呕吐。此时，建议准妈妈从分娩开始的最初阶段，就只吃一些易消化、清淡的流食，进食不宜过多。

排气、排便

当胎宝宝在产道里慢慢下降准备降生的时候，就会挤压直肠，使一些气体从肛门被迫排出。尤其是进行硬膜外麻醉以后，肛门附近的括约肌变得麻痹、没有知觉，这种情况更会发生。当胎宝宝的头通过产道时，直肠会变得平滑，里面的内容物也许会被排出来，也就是排便，这会使准妈妈非常难堪。如果真的发生了这样的事，准妈妈不用感到不好意思，这完全是正常的反应。医生对这件事的态度很客观，并不会太在意。

特别提示

当每次宫缩时想排便的感觉都非常强烈，这是宫口开得很大，甚至是开全的征兆。准妈妈应该感到欣慰，如此有助于消除内心的尴尬。

有特殊情况的准妈妈要提前入院

有特殊情况存在时，虽然准妈妈没有临产征兆，也要提前入院。不要等到危险发生时再入院，恐怕那时已晚。只要产前检查发现有意外情况，准妈妈及其家庭都要听从医生的安排及早入院，以避免意外的发生。

需要提前入院的特殊情况

这些情况包括：妊娠合并其他疾病（如心脏病、糖尿病、肾脏疾病、高血压等），骨盆狭窄，胎位不正，曾有过难产、急产、剖宫产，有过新生儿溶血症史，做过子宫手术（如畸形矫正、肌瘤切除、宫颈缝合等），多胎妊娠、年龄超过35岁以及有其他异常情况的准妈妈。

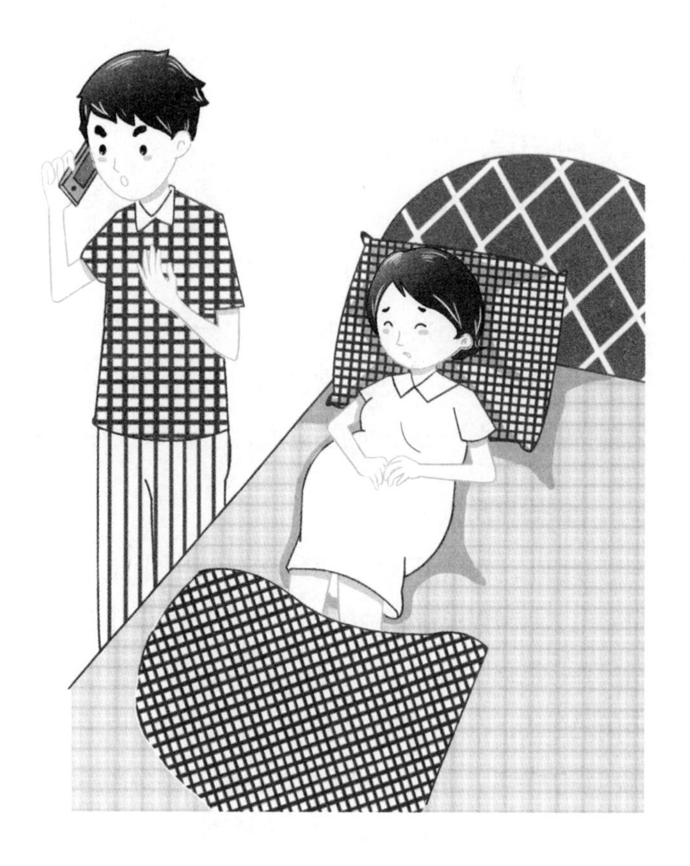

胎膜早破要尽早入院

在妊娠38周以前，阴道有流水现象，哪怕是一点点的水也不正常，这说明羊膜破裂羊水流出，就是俗称的“早破水”。通常，早破水后胎宝宝在12～24小时就会出生。如果阴道断断续续地有少量的水流出，持续几天或更长时间，胎宝宝在失去了完整的羊膜保护的状态下，受感染机会较多，脐带也容易脱垂，死亡率较高。所以，一旦出现这种情况，要平躺并立即在家人陪护下去医院就诊。

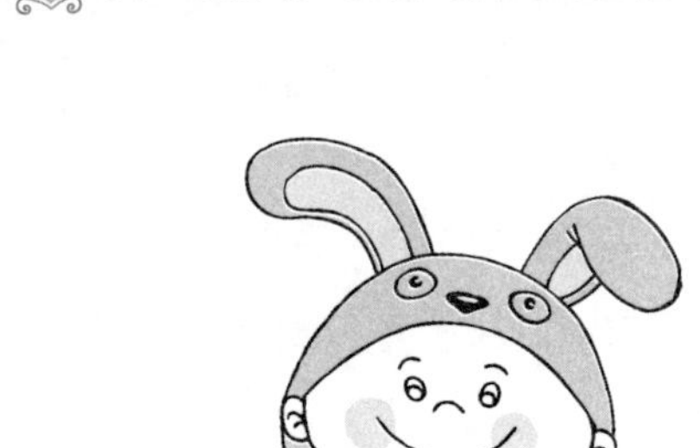

不可忽视的不适与疾病防治

继续坚持产检，出现突发情况时，准妈妈不要慌张，因为这离分娩还有一段时间，准妈妈可以在家做好准备，等到有规律的阵痛出现或破水时再去医院。

本月每周一次产检

本月随时会迎来宝宝降生，所以产检要更频繁，最好每周去做一次产检，直到分娩。

确认胎位，确定分娩方式

确认胎位是临产前很重要的一项检查，医生会告诉准妈妈胎宝宝是头位（头先露）、臀位（臀先露），或其他异常胎位。这是确定准妈妈自然分娩还是手术助产的重要依据。临产前，准妈妈还要做一次全面的检查，了解有关生产的知识，为宝宝顺利来到人间做好准备。

警惕异常胎动

此外，准妈妈对胎动异常要特别警觉。一般从怀孕第28周开始数胎动直至分娩。正常状态下，12小时胎动应在20次以上。如果少于这个数目，或晚上1小时的胎动数少于3次，表明胎宝宝可能会有“情况”；12小时胎动数少于10次，或晚上1小时内无胎动，表明胎宝宝在子宫内有可能缺氧；在最初感觉缺氧时，胎宝宝会在准妈妈子宫里拼命挣扎，胎动次数猛然上升，随着缺氧的持续，胎宝宝活动强度明显变得越来越弱，数量越来越少。这些都是危险信号，无论出现哪种情况，都应立即去医院检查。

准妈妈应怎样避免难产的发生

难产，医学术语叫异常分娩。发生难产多为产力、产道、胎宝宝三个因素中任何一个或一个以上异常。顺产和难产在一定条件下也可以互相转化，如果顺产处理不当，也可能变成难产；反之，难产处理及时，也可以变成顺产。

准妈妈了解一些预防难产的知识，对保证准妈妈顺产有一定的作用。产前系列检查对防止发生难产也是非常必要的。

以下知识点对预防难产有帮助：

♣ 选择合适年龄分娩。初次生产的准妈妈在25～29岁生育，顺产的可能较大。

♣ 孕期营养要适当。避免在孕期吃得过多又不运动，造成宝宝长得过胖、过大，这是导致难产的最大危险之一。

♣ 做好分娩前的心理准备。了解有关分娩的知识，进行必要的辅助分娩动作的练习，做好心理准备，要对自己自然分娩有信心，这样，拥有良好的情绪、态度是保证顺利分娩的重要举措之一。

♣ 定时做产前检查。这样可以早期发现问题，及早纠正和治疗，并能及早确定分娩方式，避免意外分娩的发生，顺利地度过妊娠期和分娩期。

♣ 分娩前养足体力。准妈妈注意在分娩前保持正常的生活和睡眠，吃些营养丰富、容易消化的食物，为分娩储备充足的体力。

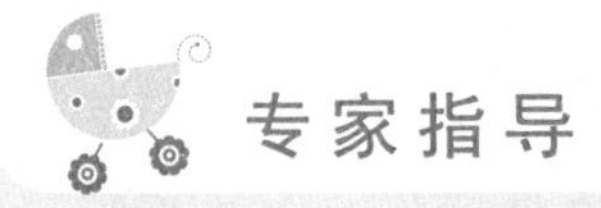

专家指导

在预产期前2周左右，医生要对产妇的分娩方式做出鉴定，并事先告诉本人是否可以自然分娩或需要试产。如果需要剖宫产也要告诉本人，以便产妇做好思想和物质上的准备。有的需要早入院在医生指导下待产。

胎宝宝脐带绕颈怎么办

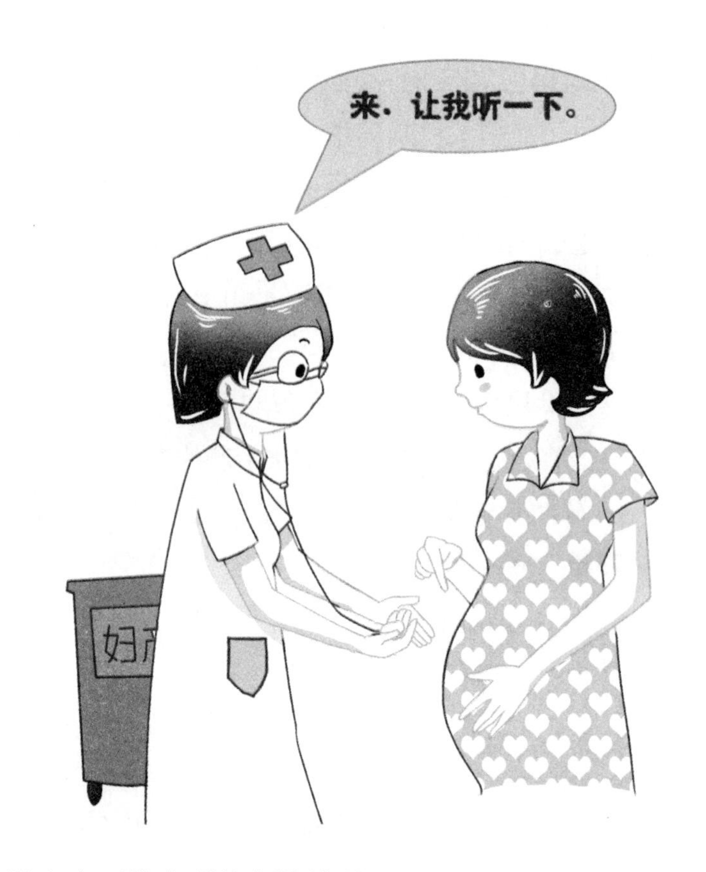

脐带绕颈的发生率比较高，如脐带绕颈松弛，准妈妈可不必担心，但如果脐带绕颈过紧，可能会使脐血管受压，致血液循环受阻或胎宝宝颈静脉受压，使胎宝宝脑组织缺血、缺氧，造成宫内窘迫甚至死胎、死产或新生儿窒息。这种现象多发生于分娩期，如同时伴有脐带过短或相对过短，往往在产程中影响胎儿下降、娩出，导致产程延长，加重胎宝宝缺氧，危及胎宝宝生命。

要照顾好脐带绕颈的胎宝宝，建议准妈妈：

♣ 坚持数胎动，胎动过多或过少时，应及时去医院检查。

♣ 坚持做好产前检查，及时发现并处理胎宝宝可能出现的危险状况。

♣ 通过胎心监测和超声波检查等间接方法，判断脐带的情况。

♣ 减少震动，睡眠时保持左侧位。

脐带脱垂有什么危害

脐带脱垂对胎宝宝生命的威胁很大，胎宝宝可在短时间内因脐带受压、血流受阻，发生窘迫甚至死亡。

脐静脉较脐动脉更易受压，使血容量不足而心率加快，胎宝宝会因缺氧产生呼吸性和代谢性酸中毒，使胎心率过缓而死亡。一旦发生脐带脱垂，应立即处理，以最快的方法使胎宝宝娩出，让胎宝宝尽快脱离险境，以保证胎宝宝的安全。

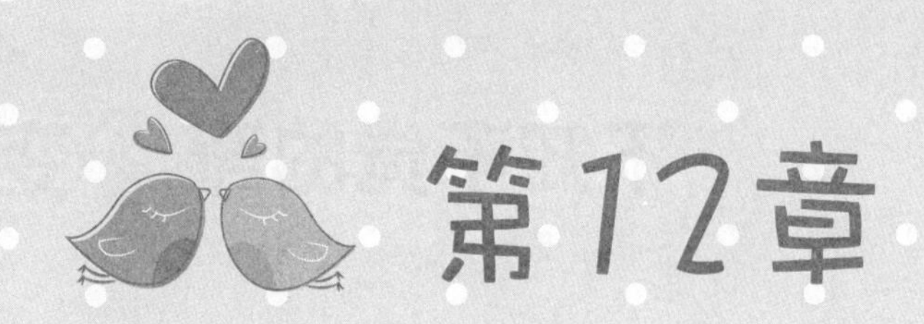

第12章

产后：身心恢复期

疲惫乏力、浑身疼痛、精神不振、代谢失调等，这都是小宝宝降临带来的甜蜜副产品。新妈妈如何轻松“对症”、“对号”科学进补、健康护理，让自己的身心慢慢恢复呢？

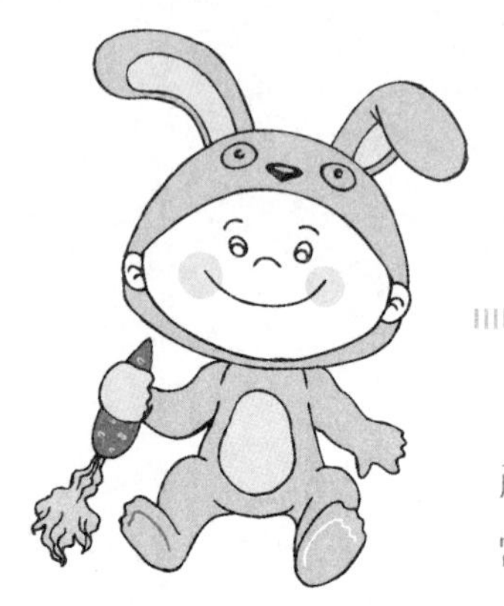

不知不觉的奇妙变化

分娩后，新妈妈的身体会出现一系列的变化，这个变化过程一般在产后6~8周完成，在这段时间里，新妈妈的身体要从怀孕状态逐渐恢复常态。

新妈妈：身体亟待恢复

生完孩子，新妈妈的身体处于一个亟待恢复的时期，因此，坐月子这短短的42天，对新妈妈的身心恢复极为重要。

分泌乳汁

新妈妈的双侧乳房都会在分娩后开始分泌乳汁，在这段时间里，新妈妈要坚持让宝宝吸吮乳头。如果疼痛难忍，可以用毛巾裹上冰袋冷敷乳房，抑制乳汁分泌，缓解胀痛。

排恶露

分娩后6～8周的时间里，新妈妈会经历一个持续的阴道出血过程，即医学上所说的“排恶露”。

子宫收缩及宫缩痛

产后4～6周，新妈妈的子宫会经过不断收缩，从分娩时的状态变回怀孕前的状态，位置也会完全缩回骨盆中。在这个过程中，新妈妈会感到子宫收缩导致的腹部绞痛。

大量出汗

产后2周内，新妈妈会经常大量出汗，有时会将被褥浸湿。这是新妈妈排出体内多余水分的表现。

掉头发

如果头发在怀孕期间变得更浓密，分娩后1～4个月新妈妈会出现大量掉头发的现象。产后一年内，新头发会长出来，脱发也会逐渐停止。

皮肤变化

妊娠斑会在产后几个月内逐渐变淡并消失；妊娠纹的颜色也会逐渐变淡，但通常不会完全消退。

暂时性情绪低落、情绪不稳定

激素水平的迅速降低和初为人母带来的各种变化使新妈妈在产后3～10天内出现暂时性的情绪低落（医学上称之为产后忧郁），但是很快会好转。

宝宝：吃奶与睡觉是头等大事

多了解些新生儿生理变化规律和常识，对新妈妈减轻心理负担，轻松度过月子期十分必要。

第1周的宝宝

出生后第1周，新生儿会出现生理性黄疸、脐带脱落、排胎便、乳房肿胀等症状，部分女宝宝甚至出现假月经等生理现象。

第2周的宝宝

大多数新生儿会长出红斑、疹子，而且体重会出现不增反降的现象，脱发现象也特别明显，这都是正常的。

第3周的宝宝

在这一周里，新妈妈会发现宝宝在一天快结束时常变得易怒或烦躁不安，这时，宝宝开始表现出属于自己的性格特点。

第4周的宝宝

在这一周里，宝宝可以趴一小会儿了。到本周结束时，宝宝甚至能在趴着时将下巴抬起片刻，还可以左右转头。

第5周的宝宝

虽然才一个月大，宝宝已经知道饥饱，吃不饱一般不会入睡；即使一时睡着了，也会很快醒来要奶吃。

在这一周里，宝宝会发出各种声音来表达自己的感情和需求。妈妈和宝宝说话时，宝宝还会学着妈妈的样子一开一合地动着小嘴，发出咿咿呀呀的声音，和妈妈“交谈”。

第6周的宝宝

到了第6周，新宝宝在看到人脸或听到人说话时会露出笑容，这才是宝宝的真微笑。第6周的宝宝夜里已经开始睡长觉了，而清醒时变得更加活泼和灵敏，喜欢观察周围的世界。

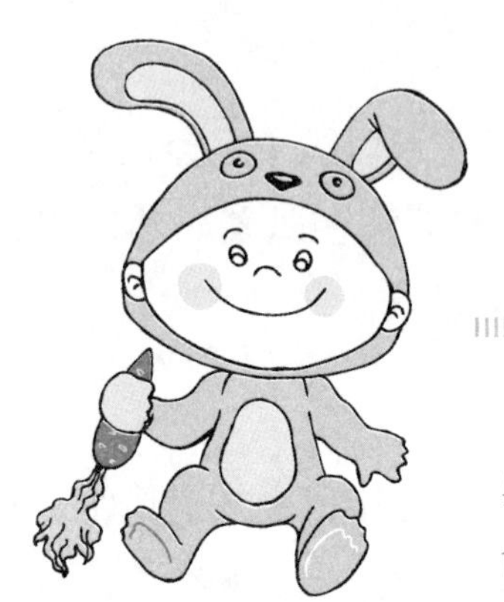

不可或缺的营养知识

月子里的营养很重要，在这一关键时期，准妈妈有两大任务：调养身体，哺乳。准妈妈要多关注自己的身体情况及宝宝营养需求，科学进食、进补，坐一个完美的月子。

新妈妈的饮食原则

新妈妈胃肠功能弱，而身体因为哺乳和伤口复原需要大量的营养来满足需求，因此，要注意饮食原则，才能吃得科学健康。

少食多餐

新妈妈胃肠功能弱，饮食过量不仅难以消化，还会增加体重，对产后恢复无益。月子里，新妈妈的食量与孕期相同或稍增即可，每天餐次可达五六次。

以食物补水

产后，新妈妈需要补充水分来保证乳汁分泌，由于产后出汗较多，而体内又有大量孕期增加的水分需要排出，新妈妈不宜直接大量饮水，食物中的水分是最好的途径，月子饮食必须干稀搭配，可多喝营养丰富的汤、面或粥，还可饮用果汁、牛奶。

食物需易于消化

月子期，新妈妈的饭要煮得软一点，少吃油炸的食物。产后，新妈妈牙齿可能出现松动，要少吃坚硬的带壳的食物。

吃营养价值高的食物

产后5天之内，新妈妈的食物应以米粥、软饭、烂面、蛋汤等清淡软食为主，一周后胃纳正常，则需要吃些营养价值高的食物。

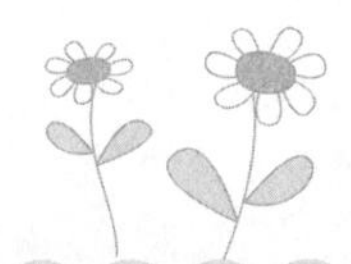

注重优质蛋白质摄取

优质蛋白是乳汁的重要成分，产后第2周以后，新妈妈可以多吃些鸡、鱼、瘦肉、动物肝脏等，适量喝些牛奶，一般每天摄取90克左右蛋白质即可保证乳汁质量。

蔬菜、水果不可少

蔬菜、水果并非如传统上认为的那样不能吃，反而是必须摄入，如果不够，易导致大便秘结，且容易引起维生素、矿物质和膳食纤维的缺乏，不利胃肠道功能恢复。

从可进食正常餐开始，新妈妈可以每天吃一两个水果，蔬菜每顿饭都应吃一些。

不可禁盐

产后，食物中应该适量放一些盐，一来可增加饭菜的滋味，二来也可避免出汗过多造成身体脱水，适当的盐对身体恢复及乳汁分泌都有好处。

每日饮食推荐

月子期，每天饮食一般应包括：

粮食400～600克。

蛋类200克（4个）。

肉类200～250克 。

豆制品50～100克 。

牛奶250克。

汤水1000～1500毫升。

蔬菜500克（其中绿叶菜不少于250克）。

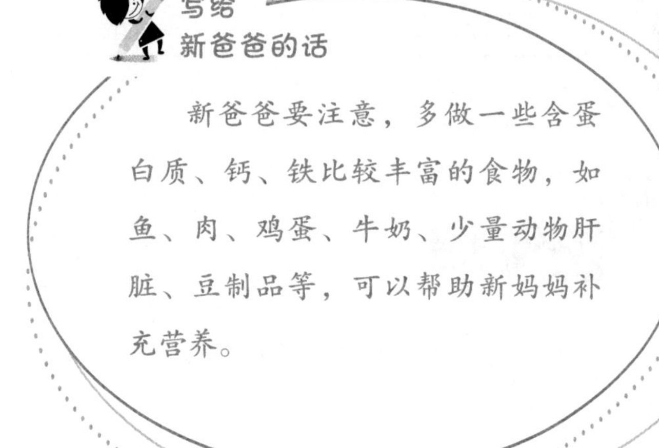

根据体质调整饮食

中医讲究按体质调养，准妈妈如果能按照体质调理身体，往往能起到事半功倍的作用。

体质	体质特性	饮食特征
寒性体质	面色苍白，怕冷或四肢冰冷，口淡不渴，大便稀软，频尿、量多、色淡，痰涎清，涕清稀，舌苔白，易感冒	①应吃较为温补的食物，如牛肉、核桃、黄芪、党参等，可吃麻油鸡、四物汤、四物鸡或十全大补汤 ②食物不能太油，以免引起腹泻
热性体质	面红目赤，怕热，四肢或手足心热，口干或口苦，大便干硬或便秘，痰涕黄稠，尿量少、色黄赤、味臭，舌苔黄或干，舌质红赤，易口破，皮肤易长痘疮	①饮食清淡多汁 ②少吃或不吃热性食物，如酒、姜、麻油等及大补的中药如人参 ③宜用食物进补，例如山药鸡、黑糯米、鱼汤、排骨汤等。蔬菜类可选丝瓜、冬瓜、莲藕等较为降火的食物。腰酸可用炒杜仲五钱煮猪腰汤喝，可避免上火
中性体质	不热不寒，口不干，无特殊常发作之疾病	饮食上较容易选择，大部分适合月子期间的食物都可食用

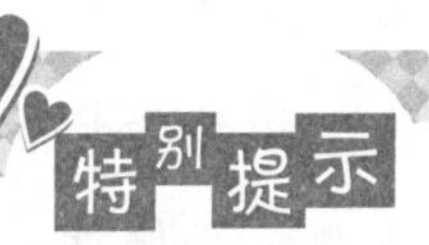

中性体质的新妈妈要注意控制好食物的量，否则有可能转化成热性体质或寒性体质。

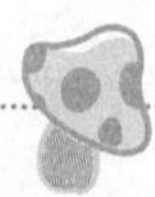

各阶段饮食推荐

坐月子的不同时间段，饮食调养的目的不同，开胃、补血、下乳等要一步一步来，新妈妈可参考下表进食。

时间	推荐饮食
第1天	生化汤、杜仲粉、小米粥、丸子汤、馄饨、酒酿蛋
第2天	肉末炖蛋、桂圆枸杞汤、猪肝线面、红豆汤
第3~7天	肉丝挂面汤、炒芹菜、蒸鸡蛋羹、红枣阿胶粥、鸡蛋炒菠菜、豆腐脑、白菜炖豆腐、紫菜虾皮汤、牛奶
第8~10天	羊肝汤、干贝炖蛋、鸡汤线面、猪血粥、豆苗炒牛肉、山药鸡汤、芒果牛奶露、鲑鱼奶酪卷
第11~14天	菠菜鱼片汤、糯米饭、木耳腰花、麻油鸡、山药芝麻羹、玉米炒鳕鱼、红枣奶香粥
第15~21天	薏仁饭、玉米红豆饭、红豆汤、花生猪蹄、鱼汤、炒胡萝卜、红枣莲藕汤
第22~30天	面包、牛奶鸡蛋、菠菜鸡蛋沙拉、豆浆小米粥、木瓜鲫鱼汤、鸡翅豆腐糯米饭、芒果木耳鸡、葡萄、哈密瓜、桃子
第30~40天	低脂酸奶、鸡蛋、生菜沙拉、米饭或糙米饭、凉拌竹笋、蒸黄鱼、芋头鸡丝、芦笋炒肉丝、青菜豆腐汤、山药排骨煲、菠菜玉米粥、香菇炒豆干、苹果、香蕉

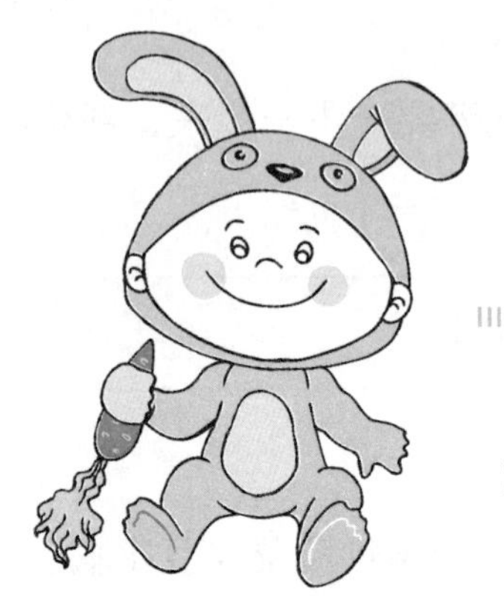

不可不知的饮食细节

月子里，新妈妈食量与孕期相同或稍增即可，每天餐次可达5～6次，在饮食上也有很多禁忌。

哪些食物月子期间不宜吃

科学坐月子需要注意规避那些不宜吃的食物。

生冷硬的食物

分娩后吃硬食容易伤害牙齿，吃生食容易引起感染，吃冷食则会刺激口腔和消化道，所以生冷硬的食物都不要吃。吃水果时，可以先用热水温一下。像黄瓜、西红柿、生菜、白萝卜这类可以生吃的蔬菜也要加热后再吃。

寒凉食物

由于产后身体气血亏虚，应多食用温补食物，以利气血恢复。若产后进食寒凉食物，会不利气血的充实，容易导致脾胃消化吸收功能障碍，并且不利于恶露的排出和瘀血的去除。

辛辣刺激性食物

辛辣食物如辣椒、胡椒等容易伤津耗气损血，加重气血虚弱，并容易上火，导致便秘，进入乳汁后对宝宝也不利。浓茶、咖啡、酒精等刺激性食物会影响睡眠及肠胃功能，亦对宝宝不利。

有回奶作用的食物

有些食物有回奶作用，如大麦、韭菜、麦乳精等，母乳喂养的新妈妈不能食用。

补血补气的中药不能乱吃

人参、桂圆、黄芪、党参、当归等补血补气的中药最好等产后恶露排出后再吃，否则可能会活血，增加产后出血。桂圆中含有抑制子宫收缩的物质，不利于产后子宫的收缩恢复，也不利于产后瘀血的排出。

月子汤太油腻怎么办

月子里喝汤比较多，尤其是肉汤，而肉汤往往很油腻，脂肪含量高，容易导致乳汁中脂肪也多，不易被宝宝吸收，还容易引起新生儿腹泻，该怎么办呢？

最好的办法是在熬制肉汤时不要过浓，或者在熬制好后动手去除过多的油脂，一般的去油方法有以下几种：

- 等汤烧开了，在沸腾的中心取汤。
- 等汤放温热，油凝固了，再把油捞出来弃去。
- 也可以在喝汤时直接用吸管，注意汤不能太烫，这样也可以避免油脂的摄入。

月子里怎样吃盐更健康

产后要控制盐分，但并不是说要禁止用盐。新妈妈的月子餐要酌量加盐调味，以诱发食欲，补充适当的营养成分，并均衡体内电解质，促进机体恢复和哺乳。

新妈妈每天吃多少盐

产后前三天，新妈妈每天摄入与常人等量的盐，即五六克，这有利于补充之前急速失去的盐分；三天后，每天摄入三四克即可，过量的盐分会使新妈妈体内产生水钠潴留，加重肾脏负担，引起水肿。

要引起注意的是，孕期患有妊娠高血压疾病的新妈妈，产后可能需要尽量控制盐分的摄入，以便尽快使血质恢复正常，改善水肿和蛋白尿现象。另外，肾脏病、妊娠毒血症、产后水肿持续不退等情况，为维护体内水分的正常代谢功能，也要严格控制盐分。

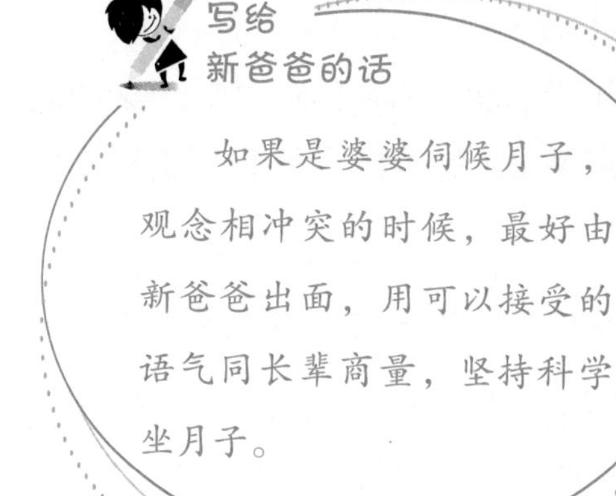

经常吃蔬菜、水果对新妈妈有益

传统习俗认为：产后妈妈脾胃虚弱，月子里不能吃蔬菜水果，生冷的蔬菜水果会影响肠胃，还可能伤了牙齿。其实，产后多吃蔬菜水果对妈妈更有益。

产后新妈妈为什么要吃蔬果

♣ 产后由于身体哺乳的需要，各种维生素的需要比平时增加1倍以上，其中维生素C每日需要150毫克。因为维生素C可以保持血管壁和结缔组织健康致密，减低脆性，并有止血和促进伤口愈合的作用。维生素C在新鲜蔬菜和水果中含量很丰富。

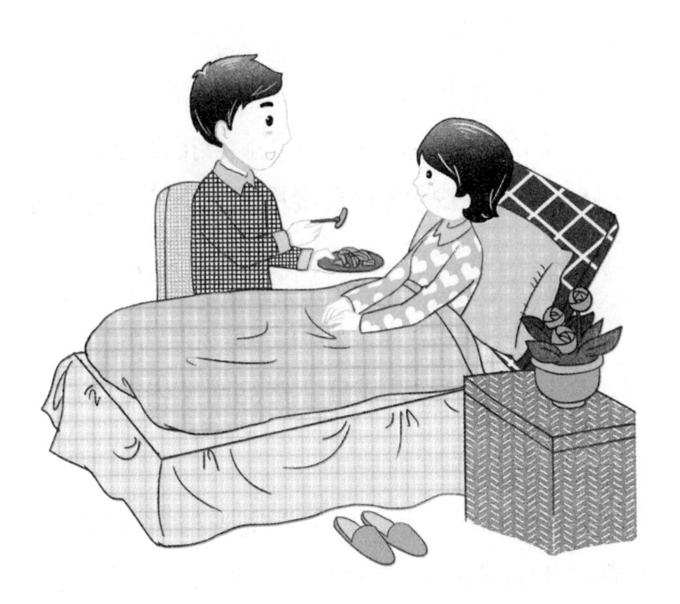

♣ 蔬菜和水果还含有较多的膳食纤维，膳食纤维不能被人体直接消化、吸收，但它吸水性强，在肠胃里体积增大，可促进肠胃蠕动，有利于排便通畅，并且能防止废物在肠道存留过久。

♣ 对于产后哺乳的新妈妈来说，身体恢复以及乳汁分泌除了需要维生素外，还需要很多矿物质，而蔬菜水果的矿物质含量相对丰富，尤其是钙和铁，其他矿物质如钾、镁、锌、碘也含量丰富。

产后吃蔬菜水果要注意的几点

♣ 采取循序渐进的方法，慢慢增加水果蔬菜的量。

♣ 不要吃过凉的蔬菜和水果。

♣ 注意清洁卫生，蔬菜要洗净，水果要去皮后食用。

♣ 水果和蔬菜有共同之处，又各有特点，两者不能互相替换。蔬菜是维生素和矿物质的主要来源，可以每餐食用；水果只可以作为一种辅助手段，每天或者隔天吃一些都是可以的。

产后要不要饮用生化汤

生化汤是一种传统的产后方，有去旧生新的功效，具有活血化瘀的作用，可以帮助恶露排出，但是饮用要恰当、不能过量，否则有可能增大出血量，不利于子宫修复。

不宜服用生化汤的情况

♣ 恶露排出无异常的新妈妈则没有必要服用生化汤，否则会导致恶露排出不净，不利于子宫的恢复。

♣ 当产后的恶露已经干净，没有血块时即可停止服用生化汤；新妈妈有感冒、发烧、乳腺炎等症状时也要停止服用。

♣ 分娩后，不宜立即服用生化汤，因为此时医生会开一些帮助子宫复原的药物，若同步饮用生化汤，会影响疗效或增加出血量。

什么情况下可以服用生化汤

如果新妈妈产后恶露不能排出或量少，或色紫暗夹有血块，或出现腹痛、发热等症，若经医生检查没有其他器官性病变，并经中医辨证属于血虚、血瘀夹寒引起的产后腹痛，恶露不断，可服用生化汤，服用期间还应在医生的指导下随证加减。

一般自然分娩的新妈妈可以在产后3天开始服用，连服7~10帖，剖宫产新妈妈则建议最好推到产后7天以后再服用。连续5~7帖，每天1帖，每帖平均分成3份，在早、中、晚三餐前，温热服用。不要擅自加量或延长服用时间。

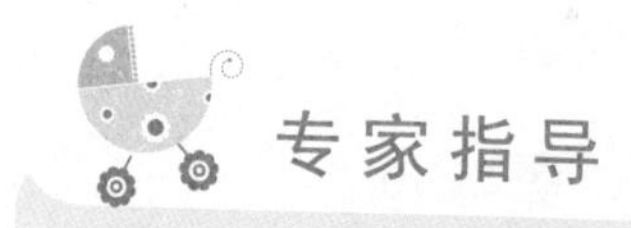

专家指导

熬制生化汤比较麻烦，如果没有时间和精力，可以不必自己动手配制，直接到中药房购买成品，拿回来每次服用前温热即可。

产后口渴怎么补充水分

口渴是身体缺水的自然生理提示，感觉口渴就应该适量饮水，不过月子里喝水不能太猛，要考虑到身体的适应情况。何时喝水、喝多少水，则取决于渴感。

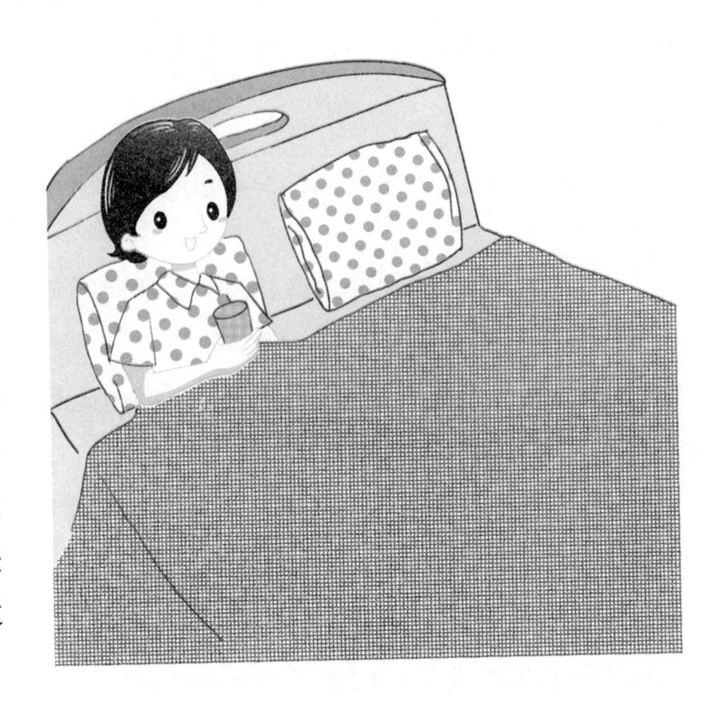

少量多次慢饮水

产后第1周，新妈妈不能一次喝太多水，以免给肠胃造成过量的负担。等到身体慢慢恢复正常，新妈妈可以每天喝6~10杯水，每杯250毫升，并注意保持“少量多次慢饮水”的原则。此外，新妈妈直接饮用的水最好是温白开水，这种水不需要经过消化就能直接被身体吸收利用，是最适合产后妈妈喝的水。

巧用饮食来改善口渴

用食物来改善口渴也是很好的方法，如喝小米粥，小米的营养价值很高，传统上认为有清热解渴、健胃除湿、和胃安眠等功效，内热者及脾胃虚弱者更适合食用。可以改善失眠、胃热反胃作呕等症状，并对产后口渴有良效。

新妈妈也可以吃苹果，因为苹果有生津止渴的功效，适量食用可以改善产后口渴症状。不过产后脾胃虚弱，不宜生吃苹果，最好蒸熟或煮熟了吃，也可榨汁后将其温热后饮用。

产后口渴比较严重且经久不愈的新妈妈，可以咨询医生调制中药药膳服用，以缓解口渴，口渴较严重时，可以试试含维生素C片，对于缓解口渴有一定效果。

食用红糖时间不宜太长

红糖中含有多种营养素，有益气补中、健脾暖胃、化食解疼之功，又有活血化瘀之效。产后喝红糖水有利于促进产后子宫的收缩、恶露的排出和乳汁的分泌，还有利尿的功能，有助于保持排尿通畅，防止尿路感染。

宜食用1周左右

红糖不能无限制地食用，一般说来，红糖宜食用1周左右，因为大部分新妈妈都是初次生产，产后子宫收缩一般是良好的，恶露的色和量均正常，血性恶露一般持续时间为7～10天。如果新妈妈吃红糖时间过长，如一个月以上时，阴道排出的液体多为鲜红血液，这样，新妈妈就会因为出血过多造成失血性贫血，还可影响子宫复原和身体康复。

食用红糖要适量

虽然红糖是月子里的必备食品，但是新妈妈每天食用红糖的量不宜过多，一次一大匙调水喝就可以，每天不超过3次。过多饮用红糖水会损坏牙齿。

特别提示

白糖性平，有润肺生津的功效，适用于一些伴有发热、汗多、手足心潮热、阴道流血淋漓不断、口渴咽干等症的妈妈，在炎热的夏季坐月子的新妈妈也比较适合饮用白糖水。

糖尿病妈妈不宜食用红糖

健康新妈妈在产褥期一般不忌糖，但患有某些疾病的新妈妈在产褥期内合理膳食的同时，要限量或忌用糖，比如糖尿病的新妈妈就不能在月子里喝红糖水，喝红糖水对糖尿病新妈妈来说会加重病情，糖尿病新妈妈除了加强营养，还要严格遵守饮食要求。

吃什么能促进恶露排出

产后第一周是排恶露的黄金期间，为避免恶露排不干净，第一周一定要慎食生冷、寒凉食物，生冷多伤胃，寒凉则血凝。产后妈妈胃肠功能的恢复需要一段时间，在这期间，如果吃了生冷、寒凉的食物，如从冰箱里刚取出的水果、蔬菜，很有可能就会引发恶露不下或不绝、产后腹痛、身痛等多种症状。

可在医生指导下适当选择中药食疗，如生化汤、三七麻油肝等。三七为理血药，它有止血不留瘀的特点，对于血崩、产后血多、恶露不下或恶露不净等病症都有调养功效，是治疗产后恶露不下不可多得的调理药物。

催乳不宜过早

奶水一般在产后三四天才开始增多，过早催奶，乳腺堵塞容易引起乳腺管发炎、结块，那时即便按摩发奶，也不能再给宝宝吃了。

产后第三天开始喝催乳汤比较合适

民间常在分娩后的第三天开始给产妇喝鲤鱼汤、猪蹄汤之类，这是有一定道理的。它既能为初乳过后分泌大量乳汁做好准备，又可使产妇根据下乳情况随时控制进汤量，乳汁少可多喝，乳汁多可少喝。因此产后第三天开始喝催乳汤是比较合适的。

不宜用催奶药代替催乳汤

有的新妈妈贪图方便而要求服催奶药来代替催乳汤，这是不恰当的。药免不了有些副作用，对母婴都不利，汤既无副作用又提供营养成分，还是以喝汤为佳。

除了传统的食疗催奶法外，新妈妈适当地调节精神状态也可以让奶水增加。奶水少的妈妈可以试下一边听音乐一边母乳喂养，效果会比较好。

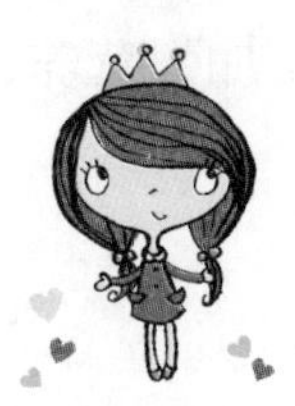

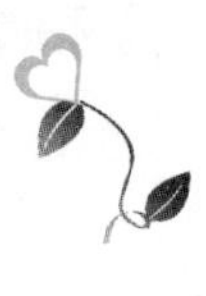

母乳少怎么吃

哺乳妈妈应注意营养均衡、饮食多样化，要注重补充水分和蛋白质，这两种营养素是乳汁分泌的重要物质基础，水分每天应摄取2700～3200毫升（主要是食物中的水，其次是饮用水），蛋白质每天需要90～100克。

催乳食物推荐表

食物	说明
鸡蛋	每天2个左右，分次食用，不仅有利于乳汁分泌，还益于妈妈产后身体调理
营养汤	鸡汤、猪蹄汤、鲫鱼汤、排骨汤等均有促进食欲及乳汁分泌的功效，可轮换食用
红糖	性温，补铁补血、促进乳汁分泌，产后10天左右开始食用。
黄花菜	有止血、下乳的功效。推荐食谱：黄花炖瘦猪肉
莴笋	莴笋性味苦寒，有通乳功效，用莴笋烧猪蹄，效果尤佳
豌豆	豌豆煮熟淡食或用豌豆苗捣烂榨汁服用，皆可通乳

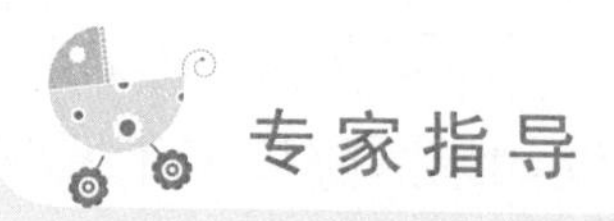

专家指导

韭菜、人参、生麦芽、麦茶、生冷食物等都有回奶功效，哺乳期的妈妈要避免食用。

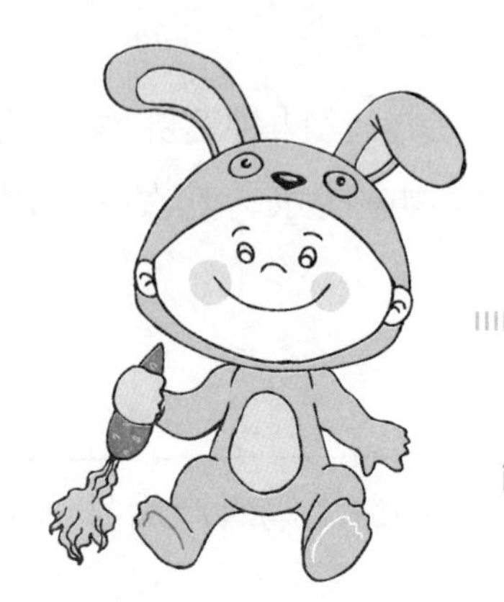

不可不懂的保健措施

产后新妈妈身体非常虚弱，一定要按照科学的方法加强护理，切不能遵照传统的一些不健康的护理方式。

产后什么时候可以下床行走

没有异常的新妈妈，在产后8小时左右就可以下地行走，做会阴切开术的新妈妈，在12小时后开始下地，有助于身体恢复。剖宫产术后的新妈妈身体恢复较慢，不能与阴道自然分娩者一样，需在产后24小时后方可起床活动。

第一次下床，可能因体位性低血压、贫血或空腹造成血糖下降而头晕，应让家人或护理人员协助及陪伴。下床动作要慢，先坐于床缘，无头晕再下床。下床时，可以使用腹带或用手支托伤口，以减轻伤口疼痛。

产后多久可以出院

什么时候出院，妈妈最好听从医生的建议，医生会根据具体情况决定你什么时候可以离开医院。当然，如果实在觉得医院的环境影响了你的正常休息和心情，可以跟医生商量出院时间。

如果是顺产的话，经过一两天的观察，确定母亲和孩子都没有什么问题，医生会允许妈妈带着宝宝出院了。但如果做了会阴切开或有阴道裂伤并做了缝合，就要等到伤口愈合后才能出院。

如果是剖宫产，则需要在医院住几天，现在剖宫产大多采取横切口，由于使用能吸收的线缝合，不需要拆线，术后3天就可以出院了。但建议如果医院病床不紧张的话，新妈妈最好一周以后出院，有什么问题可以及时得到医生护士的帮助，自己和家人都比较放心。如果提前回到家里，可能因为出现某些情况而担心，再找医生到家里出诊或者自己到医院去，都是比较麻烦的。

产后多久可以洗澡

传统认为女人坐月子期间不能吹风、洗澡、洗头，甚至连刷牙都免了。那是因为以前的条件有限，不那么容易有热水，洗头洗澡都是用井水或山水，新妈妈产后虚弱，洗冷水容易受风着凉而伤身体，也就是我们常说的“月子病”。

月子里可以洗澡

现在条件大大改善了，暖气、暖风、冷暖空调、浴霸什么都有了，洗澡的房间完全可以控制温度，坐月子洗澡发生月子病的可能大大降低，因此，月子里洗澡、洗头不必顾虑太多。

如果新妈妈住的房间带有洗浴间，室内温度也比较适宜，没有会阴切开或撕裂，也不是剖宫产，是非常顺利的自然分娩，也没有任何孕期和产后并发症，可以淋浴。

产后如何洗头洗澡

新妈妈完全不用采取传统的方法来洗澡。只要注意洗澡时将室温调好，以20℃为好，洗澡水温宜保持在37～40℃，并要讲究“冬防寒、夏防暑、春秋防风”，即在夏天，浴室温度保持常温即可，天冷时浴室宜暖和、避风。并且要注意浴后保暖，在擦干身体后尽快穿上御寒的衣服后再走出浴室，避免身体着凉或被风吹着。洗澡应选择淋浴，时间一定要短，5～10分钟就可以了。

专家指导

如果会阴伤口大或撕裂伤严重、腹部有刀口，须等伤口愈合再淋浴，可先做擦浴。如果自己感觉比较疲劳、体力恢复不是很好，在房间走几步就感觉有些头晕或其他不适，一定不要急着淋浴，让护士或家人帮你擦一擦容易出汗的部位就可以了。

坐月子可以吹电风扇、空调吗

传统观念认为，产后骨缝开了，吹电扇、开空调会影响产后恢复，这种说法并没有什么科学依据。刚生完孩子汗腺分泌会比较旺盛，容易出汗，如果感到热，是可以吹电扇、开空调的。

吹风扇、开空调的目的是为了适度降温。新妈妈要注意不要让电扇和空调直接对着自己吹，因为直吹容易受凉引发疾病。可以让风扇对着墙吹，让风反弹回来，这样风会柔和一些，也可以把风扇调到柔风那一档。开空调则要温度适宜，不要太凉也不要太热。每个人对温度的敏感性不太一样，所以自己身体感觉舒适就可以了。

另外，无论是开空调还是吹电扇，新妈妈都要将衣服穿好，尽量将所有部位遮住的情况下再吹，以防贪图凉快而受凉。在空调房里最好穿长衣长裤，在很热的情况下，也可以穿长裤短衣。

新妈妈最好使用产妇专用卫生巾

产后恶露排出期间要特别注意清洁卫生，还要勤换卫生巾，以免细菌滋生。新妈妈最好在分娩后第一时间就垫上产妇专用卫生巾。

产妇专用卫生巾一般在医院才能买到，新妈妈可以根据自己的需求购买备用。如果要到外面购买，一定要选择经过严格消毒的合格产品。顺产使阴部会有伤口，最好选择棉质的卫生巾，刺激比较小。

卫生巾要勤换，刚开始约1小时更换一次，之后每2～3小时更换即可。

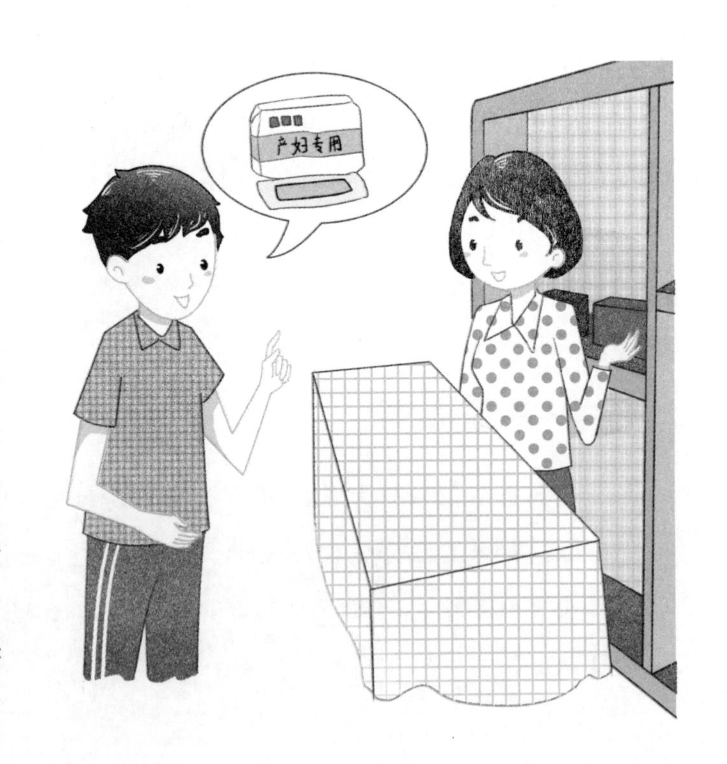

学会观察恶露并做好日常护理

恶露是指由子宫所排出的分泌物，产后恶露持续4～6周。期间如果发生血性恶露持续2周以上、量多或脓性、有臭味；恶露量太多(半个小时浸湿2片卫生垫)、血块太大或血流不止等情况时，建议新妈妈及时去医院就诊，以免发生危险。

正常的恶露排出分三阶段

♣ 血性恶露，产后1～3天的时候排出，量多、色鲜红，含有大量血液、黏液及坏死的内膜组织，有血腥味。

♣ 浆性恶露，产后4～10天排出，随着子宫内膜的修复，出血量逐渐减少，颜色转为暗红色或棕红色，子宫颈黏液相对增多，且含坏死蜕膜组织及阴道分泌物和细菌，无味。

♣ 白恶露，产后一两个星期排出，恶露转变为白色或淡黄色，量更少，早晨的排出量较晚上多，一般持续3周左右停止。

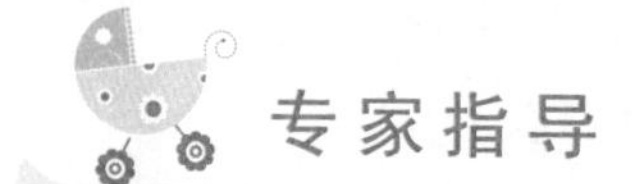

专家指导

大小便后用温水冲洗会阴，擦拭时务必由前往后擦拭或直接按压拭干，勿来回擦拭。冲洗时水流不可太强或过于用力，否则会造成保护膜破裂。

如何清理恶露

先将双手彻底洗净，再用消毒棉自尿道口向肛门口方向擦拭整个外阴部：先擦中间，再擦左右两边，而且消毒型清洁棉也要使用一次更换一次，以免感染产褥热或膀胱炎。清理恶露时，会阴部有缝合的人动作要小心轻柔，以免触痛伤口。剖宫产的恶露较容易清理，并不会比平常的生理期麻烦太多。恶露量如果变得和月经后期的量差不多，可以使用一般清洁棉去处理。

护理会阴侧切伤口

对于自然分娩的新妈妈来说，侧切应该是可以忍受的，但手术后的一两个星期是最难熬的。当然吃止痛片是最直接的止痛办法，但新妈妈最好少吃止痛药，可采取一些物理疗法让伤口尽快恢复。

帮助伤口恢复的小窍门

♣ 保持会阴卫生：自分娩第二天起，用10%的洁尔阴等洗液冲洗或擦洗外阴，每天2次。便后要冲洗外阴和肛门，如同用卫生纸擦拭一般，要由前往后冲洗，才能避免细菌感染。勤换卫生护垫，勤换内衣。

♣ 如厕、洗完澡后，要用面巾纸轻拍会阴部，保持伤口的干燥与清洁。

♣ 需保持大便通畅，上厕所排便的时候要用力适度，以避免缝补的伤口再裂开。排便时最好采用坐式，并尽量缩短时间。

♣ 最好不要过多地运动，也不宜做幅度较大的动作。

♣ 平时睡眠或卧床时，最好侧卧于无会阴伤口的一侧，以避免恶露流入会阴伤口造成感染。

♣ 肿痛可用优碘：裂伤较严重且伤口肿痛的新妈妈，可以在温水中加入有灭菌功效的优碘坐浴。

会阴刀口愈后有疤痕怎么办

有的新妈妈生完宝宝已经好几个月了，可刀口处却是隆起的，按压一下还挺疼，这可能是形成了疤痕疙瘩。一般情况，刀口的疤痕经过一段时间的修复会变小或消失。但有少数新妈妈天生属于疤痕体质，容易留疤。这个时候应尽快请医生仔细观察一下，确定刀口是否形成了疤痕疙瘩。如果的确形成疤痕疙瘩，可以在医生的建议下在局部外敷药膏，以减轻疤痕疙瘩及不适症状。

清洁与护理剖宫产伤口

剖宫产在手术刀口结疤两三周后，剖宫产疤痕才开始增生，增生期要持续3～6个月，纤维组织增生才逐渐停止，疤痕也逐渐变平变软，颜色呈暗褐色。所以，在伤口还没有结疤前，新妈妈要做好清洁和护理工作。

♣ 伤口要勤换药。产后前几天，护士会给你的伤口换药，并检查有无渗血及红肿的情况，一般情况下术后伤口要换药2次。

♣ 术后若新妈妈体温升高，而且伤口痛，要及时检查伤口，发现红肿可用95%的酒精纱布湿敷，每天2次。若敷后无好转，伤口红肿处有波动感，即确认有感染，要及时找医生处理。

♣ 休息时最好采取侧卧微屈体位，以减少腹壁张力。

♣ 可在医生指导下涂抹一些外用药，如去炎松、地塞米松等。

♣ 随时保持疤痕处清洁，及时擦去汗液，不要用热水烫洗。

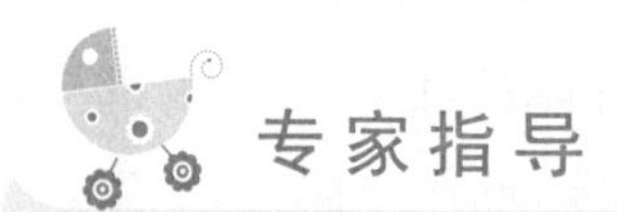

不要擅自使用市面上出售的消除疤痕的药物，可以咨询医生，让医生推荐一款最适合自己又不影响宝宝的外用药。

♣ 避免剧烈运动、身体过度伸展或侧屈。

♣ 注意饮食，多吃水果、鸡蛋、瘦肉、肉皮等富含维生素C、维生素E，以及富含氨基酸的食物。切忌吃辣椒、葱、蒜等刺激性食物。

剖宫产后多久可以洗澡

一般剖宫产后14天左右，在伤口完全愈合好，伤口无红肿、渗出的情况下，可以淋浴，但时间不要过长，最好不要超过20分钟，并保证室温在26℃左右、水温在37℃左右。注意一定不能盆浴或坐浴，洗浴时不要揉搓伤口，洗浴后可以用75％的酒精清洁伤口。浴后如果伤口出现红、肿、热、痛、渗血、渗液等情况一定要到医院去看一下。

产后出汗较多有问题吗

分娩后新妈妈会出很多的汗，尤其在饭后、活动后、睡觉时汗更多，被称为“褥汗”，遇到夏天甚至会大汗淋漓、湿透衣服。这完全是正常现象，新妈妈不必为此担心。

分娩后出汗多的原因

分娩后之所以出汗多，是因为女性怀孕后体内血容量增加，这其中大部分都是水分。分娩以后，身体的新陈代谢和内分泌活动降低，体内潴留的水分必须排出体外，才能减轻心脏负担以利于产后机体的康复。新妈妈排泄水分主要有两个途经，一是排尿，二是通过皮肤大量出汗。所以，新妈妈在产褥早期不仅尿量增多，而且皮肤排泄功能旺盛。同时你也会发现，你的体重在产后1周内迅速减轻。

怎样护理

褥汗虽然是一种正常的生理现象，一般于产后10天左右慢慢好转，但同时也应注意护理。主要护理细节包括以下几点：

♣ 室温不要过高，冬、春、秋季在20℃左右，夏季在28℃以下为好。

♣ 每天开窗通风，保持室内空气流通、新鲜，但新妈妈不要对着窗口吹凉风。

♣ 穿衣、盖被要合适，“捂”的做法完全是错误的。

♣ 出汗多时用毛巾随时擦干，内衣、内裤及时更换。

♣ 自然分娩的妈妈产后第2天即可淋浴，但每次不超过10分钟。剖宫产的妈妈应每天擦洗身体，等腹部切口完全愈合后再进行淋浴。

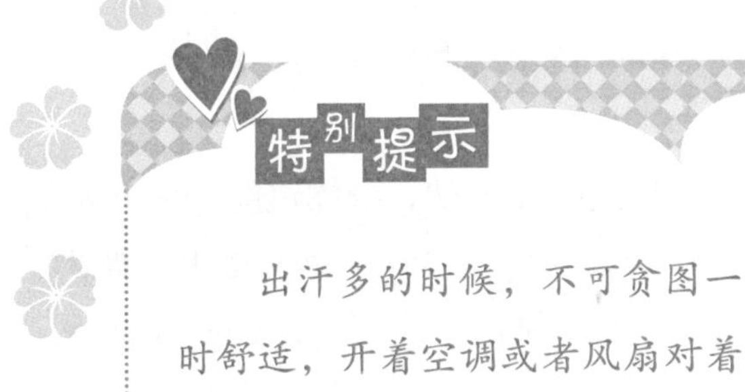

出汗多的时候，不可贪图一时舒适，开着空调或者风扇对着自己吹。

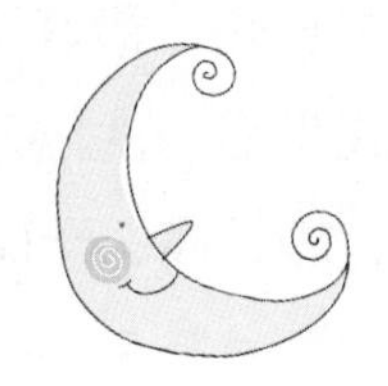

怎样哺乳不易使乳房变形

如果妈妈注意正确的哺乳方法及一些注意事项，可以防止乳房因为哺乳造成变形。

哺乳的正确方式

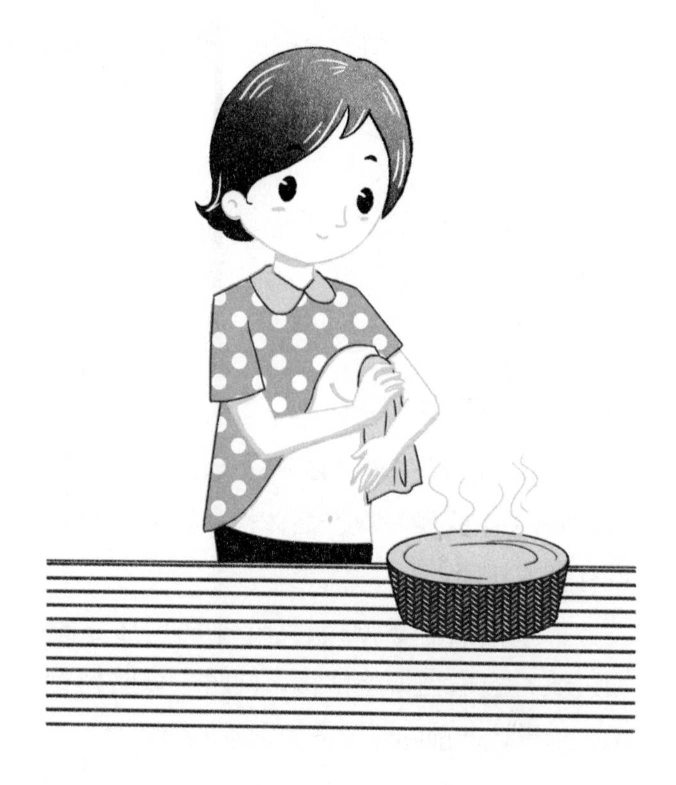

每次喂奶，先让宝宝吸一侧乳房，吸空后再吸另一侧，反复轮换。哺乳时不要让孩子过度牵拉乳头，每次哺乳后用手轻轻托起乳房按摩10分钟。这样，断乳后乳房仍旧能保持丰满，并能保持两边乳房一样大。

另外，新妈妈可以每日用温水洗浴乳房两次，忌用过冷或过热的浴水刺激乳房。清洁乳房的时候，不要用毛巾大力擦拭，可以用脱脂棉球蘸水或婴儿油轻柔擦乳房，避免使用碱性香皂。穿胸罩前最好能让乳房自然风干。清洗完之后可进行适当的按摩，能防止乳房下垂。

产后的睡姿以仰卧为佳，尽量不要长期向一个方向侧卧，这样不仅易挤压乳房，也容易引起双侧乳房发育不平衡。

哺乳期间需要带乳罩吗

新妈妈哺乳期间一定要戴乳罩，否则经过几个月的哺乳后，乳房就会有比较严重的松塌。除了影响美观外，还会影响乳房的血液循环，不利于乳汁的分泌。

哺乳期妈妈要选用尺寸合适的胸罩，胸罩的质地以全棉为佳，胸罩以胸前开合式样或者乳头前有开口者为方便。不过不要用过于紧身的胸罩。

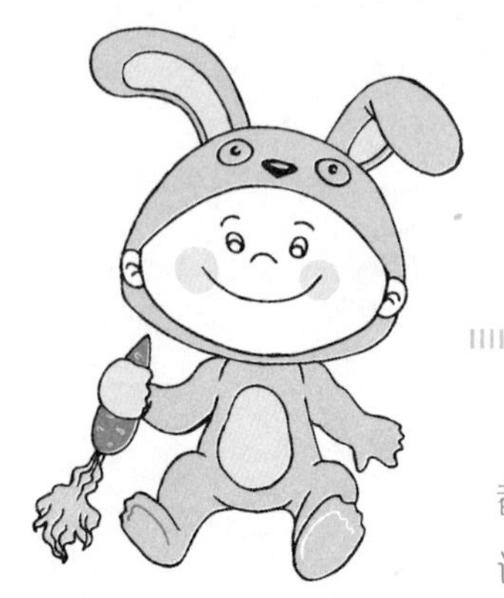

不可忽视的不适与疾病防治

经过长时间紧张激烈的分娩，产妇会消耗大量体力和气血，各器官都很疲劳，身体变得异常虚弱，因此容易引发各种不适与疾病，要注意调理并进行产后体检。

产后需要做哪些体检

新妈妈最好在产后42～56天(产后体检最佳时间)去医院做一次产后体检。主要检查项目有以下几项：

♣ 量体重。妈妈如果发现产后体重增加过快，应适当调整饮食，同时应该坚持锻炼。体重较产前降低过多的则应加强营养。

♣ 测血压。妈妈如果血压尚未恢复正常，应该及时查明原因，对症治疗。

♣ 妇产科检查。需要检查盆腔器官，看子宫是否恢复正常、阴道分泌物的量和颜色是否正常、子宫颈有无糜烂、会阴和阴道的裂伤或缝合是否愈合等。

如何防治产褥中暑

产褥中暑是指新妈妈在室内高温闷热的环境下，体内余热不能及时散发引起的中枢性体温调节功能障碍。

要避免产褥中暑，在日常起居中要多加注意。

♣ 保持室内通风。坐月子切不可将屋子里的窗户都关得死死的，要经常通风换气。

♣ 被褥不宜过厚。产后要注意被褥不宜过厚，衣着也要透气，以免捂得体温升高。

♣ 注意补水。除了产后第一周要少喝水外，新妈妈平时一定要多喝水，水可以帮助减低体温，并补充汗液流失的水分。

♣ 保持清洁卫生。勤换卫生巾，如厕后用温水冲洗会阴部，以减少感染发生。

产后恶露不净怎么办

正常的新妈妈恶露的排出一般需要两三周，通常不宜超过3周。但少数新妈妈则可能1个月后仍有少量的咖啡色恶露，则为恶露不净。为了配合治疗使病情迅速好转，新妈妈可在家中用些简便的饮食疗法：

- 赤豆煎汤作茶饮用。
- 红糖加茶叶少许作糖茶喝。
- 藕节煨母鸡汤，服汤吃肉。
- 山楂加红糖冲茶饮用。

如何防治乳腺炎

预防急性乳腺炎的关键在于防止乳汁淤积和保持乳头清洁，避免损伤。

♣ 保持乳房清洁、舒适。在哺乳前，仔细清洁乳房，尤其是乳头及乳晕部位。然后用毛巾对乳房热敷，这样可以帮助乳腺管畅通。同时不要佩戴有钢托的乳罩，以免钢托挤压乳房，造成局部乳腺乳汁淤积。

♣ 避免摄入过多油脂。产后不要无节制地进补高蛋白、高脂肪的食物，适当控制这些食物的摄入量，同时注意多喝水，保证乳汁的畅通，是预防乳腺炎的有效手段。

♣ 橘核有预防乳汁淤积的功效，可以把30克橘核用水煎服，可以预防妈妈产后乳汁淤积，在一定程度上也可预防产后乳腺炎的发生。

♣ 学会正确的哺乳方法。给宝宝哺乳时，让宝宝把乳头及整个乳晕都含住，要吸空一侧乳房再换另一侧；不让宝宝含着乳头睡觉，以免过度用力吮吸，使乳头皴裂，细菌入侵。宝宝如果吸不完妈妈的乳汁，在哺乳后，可以用吸奶器把残留的奶水吸干，避免淤积。

♣ 治疗乳腺炎的方式以口服抗生素为主，平时的居家护理只需以消毒过的棉花棒蘸生理盐水清洁乳头、乳晕、乳房即可。

如何防治子宫脱垂

月子里，子宫尚未复原时，妈妈要注意防治子宫脱垂：

♣ 产后下床劳动不可过早，避免过度体力劳动。

♣ 保持大便通畅，如有便秘，可早晚服蜂蜜1匙，以润肠通便。绝对禁止用力大便。

♣ 注意保暖防寒，防止感冒咳嗽。患有慢性咳嗽者应积极治疗。

♣ 加强盆底肌和提肛肌的收缩运动。如抬臀运动，让新妈妈仰卧屈腿，有节律地抬高臀部，使臀部离开床面，然后放下。每日2回，每回连做10~15次。

♣ 若已经发生子宫下垂，应绝对卧床休息，可适当食用补气升阳益血的药膳，如人参粥、人参山药乌鸡汤、人参肘子汤、黄羊肉汤等。

如何防治产后便秘

产后发生便秘的现象很常见，一旦出现了便秘可以通过相关的措施来缓解，直至彻底解决便秘。

♣ 养成定时排便的习惯。妈妈产后第二天不管有无便意，都要如厕，进行大便。

♣ 多吃含水分和纤维素多的食物，如水果、蔬菜、粗粮等。

♣ 多活动以促进肠道蠕动，并加速肌肉群力量的恢复。

♣ 便秘严重的新妈妈可将180克蜂蜜和30黑芝麻粉调和均匀，放在笼屉内蒸熟，每天食用2次。

如何防治产后痔疮

预防产后痔疮，要注意多喝水、多活动，增加肠道的蠕动，预防便秘；少食辛辣、精细食物，多食富含膳食纤维的食物；养成定时排便的习惯。

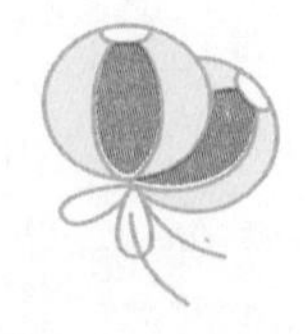

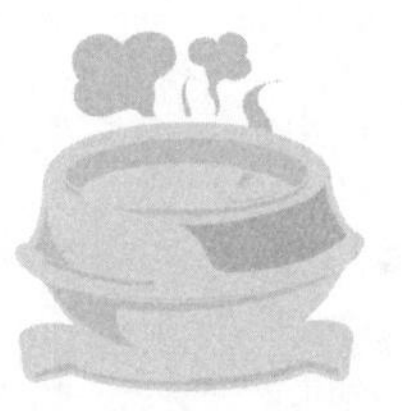

如何避免产后抑郁

通过以下自测题，妈妈可以及时发现自己是否患有产后忧郁症。测试方式很简单，只需答“是”或“否”即可：

- ♣ 入睡很困难，翻来覆去好不容易睡着了，往往一有响动就惊醒了。
- ♣ 每天的大多数时间都感觉没有精神，很容易疲倦。
- ♣ 食欲不振，吃不下东西或者吃一点儿东西就不想吃了。
- ♣ 以前根本不在乎的小事情，现在能让你一整天耿耿于怀。
- ♣ 认为孩子到来后，永远不可能再有属于自己的私人时间。
- ♣ 疑惑孩子如果没有自己照顾是不是会更好、更健康。
- ♣ 对自己缺乏足够的信心，担心丈夫对自己感到厌烦。
- ♣ 经常无缘无故地对丈夫和孩子发火，虽然事后也后悔，但就是克制不住自己的情绪，常常莫名其妙地发火。
- ♣ 总觉得别的妈妈都做得比自己好。
- ♣ 一点儿小事都会让自己哭好久。
- ♣ 好像对什么都提不起兴趣，以前非常感兴趣的事现在却感到很乏味。
- ♣ 自从生了孩子以后，和朋友、邻居都很淡漠，几乎没有交往过。
- ♣ 害怕离开家或独自在家。
- ♣ 每天都处于焦躁不安的状态中，不能安静地待一会儿。
- ♣ 精力总是不能集中，更别提一心一意地做一件事情。
- ♣ 觉得自己的婚姻还有其他不妥的地方。
- ♣ 担心目前的状况永远不会得到改善。

如果回答“是”的问题多于3个，那妈妈就有可能患上了产后抑郁症。

产后抑郁怎么办

对大多数妈妈来说，产后抑郁症只持续几天的时间，只要保持一颗乐观的心，很快会恢复到从前，重新怀着喜悦的心情对新的生活充满希望。若产后长期忧郁，应及时看心理医生。

图书在版编目（CIP）数据

孕产期营养、饮食、保健全程指导 / 赵天卫编著. —北京：中国轻工业出版社，2014.2

ISBN 978-7-5019-9539-4

Ⅰ. ①孕… Ⅱ. ①赵… Ⅲ. ①孕妇—营养卫生②产妇—营养卫生③孕妇—妇幼保健④产妇—妇幼保健 Ⅳ. ①R153.1 ②R715.3

中国版本图书馆CIP数据核字(2013)第306697号

责任编辑：付　佳　　王芙洁

策划编辑：龙志丹　　责任终审：唐是雯　　封面设计：胡晶爽

版式设计：张　洁　　责任监印：马金路

出版发行：中国轻工业出版社（北京东长安街6号，邮编：100740）

印　　刷：北京中创彩色印刷有限公司

经　　销：各地新华书店

版　　次：2014年2月第1版第1次印刷

开　　本：889×1194　1/20　印张：17.5

字　　数：350千字

书　　号：ISBN 978-7-5019-9539-4　　定价：39.80元

邮购电话：010-65241695　　传真：65128352

发行电话：010-85119835　85119793　　传真：85113293

网　　址：http://www.chlip.com.cn

Email：club@chlip.com.cn

如发现图书残缺请直接与我社邮购联系调换

130653S7X101ZBW